JN444206

신·구용어 및 약어, 해설 수록

의/학/용/어 핵심 문제집

최은미·김선희

청구문화사

머 리 말

Global 시대에 해외환자 유치를 자유롭게 할 수 있는 의료환경에서 정확한 의사소통을 구사해야 하는 의료인 및 건강관리 전문가의 역할이 중요해지는 시기를 맞이하여 광범위한 의학용어를 체계적으로 이해할 수 있도록 〈의학용어 핵심 문제집〉을 발간하게 되었다.

첫째, 의학용어의 신용어를 최대한 활용하였고, 출제 빈도가 높은 용어는 구용어 및 신용어를 혼용하였다.

둘째, 체계적으로 구성한 틀에 맞추어 유사한 문항을 반복해서 문제 유형별로 연습할 수 있도록 수록하였다.

셋째, 제1장 신체전체 및 구성요소에 관한 용어와 제3장 피부계 용어는 해설을 붙여 문제를 쉽게 이해할 수 있도록 구성하였다.

넷째, 문제의 문항줄기와 답가지의 예시를 통해서 각 장별 의학용어를 이해하고 스스로 익힐 수 있도록 구성하였다.

장별 체계적인 구성 틀은 다음과 같은 순으로 정리하였다.

1. 해부학 및 생리학 용어
2. 용어분석(어근, 접미사, 접두사)
3. 진단명 및 증상에 관한 용어
4. 검사 및 처치에 관한 용어
5. 약어

아무쪼록 이 문제집을 선택해서 풀어보는 보건 · 의료 전공학생들의 꿈이 원하는 대로 이루어지기를 기원해 본다.

문제집이 완성되기 까지 많은 도움을 주신 청구문화사 이상태 사장님을 비롯하여 임직원 여러분께 감사함을 전한다.

2017년 12월

저자 일동

Contents

01 신체전체 및 구성요소에 관한 용어

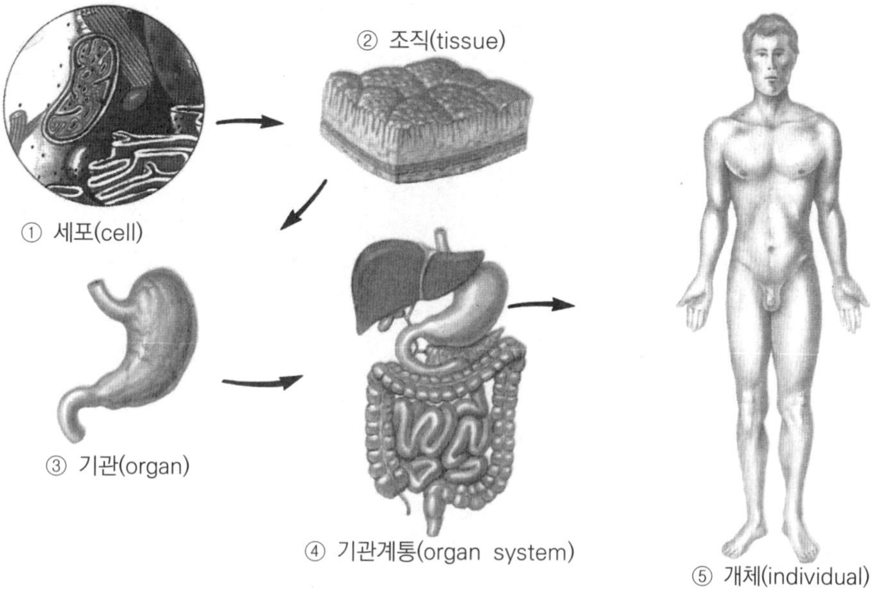

그림 1-1. 인체의 구성

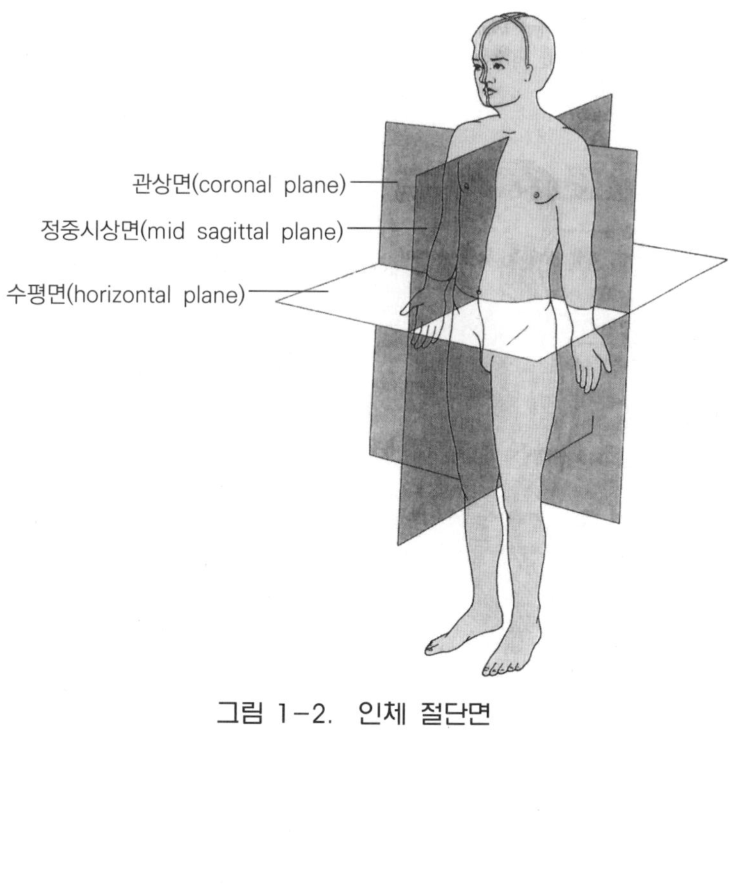

그림 1-2. 인체 절단면

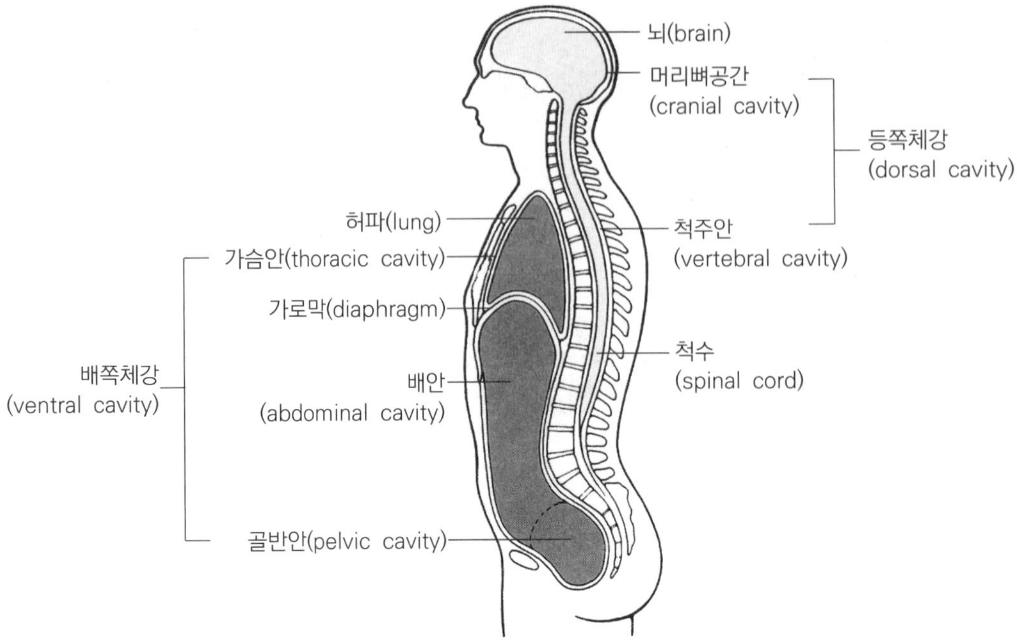

그림 1-3. 체강과 등쪽 주요장기

1. 접두사

1) 부정, 반대, 동일

a-, an-	~이 없는
in-, im-	~이 아닌
anti-, contra-	역행
co-, con-, com-, syn-, sym-	함께
hom/o-, is/o-	동일
heter/o-, anis/o-	~과 다른

2) 방향, 장소, 위치

ante-	앞(before)
pre-, pro-	앞(in front of)
post-, retro-	뒤
epi-, supra-	위
sub-	아래
inter-	~사이
intra-	~내의
meso-, medi-	중앙
en-, em-, endo-	안
ec-, ecto-, ex-	밖
extra-	밖에, 이외에, 덧붙여
peri-, para-, circum-	주위
unitas-, ambi-	주위에, 양쪽에
dextr/o-	오른쪽
sinistr/o-	왼쪽
trans-, dia-	횡
ad-	~에 가까이
ab-, apo-	~에서 밖으로

인체의 앞면 anterior 배쪽 ventral	인체의 뒷면 posterior 등쪽 dorsal
신체의 윗부분 superior 머리쪽 cranial	신체의 아랫부분 inferior 꼬리쪽 caudal
안쪽(중앙) medial 몸쪽 proximal 등을 대고 누운 supine	가쪽(옆) lateral 몸과 먼쪽 distal 배를 깔고 누운 prone

3) 시간, 속도

chron/o	시간
acut/us	날카로운
tachy	빠른
brady	느린
nyct/o, noct/i	밤, 어두운
cycl/o	원, 주기

4) 수, 수량, 정도

pan-	전체
semi-, hemi-	반
poly-, multi-	많은
oligo-	적은
hyper-	초과
hypo-	아래
nulli-	0
primi-	처음
uni-, mono-	하나
bi-	둘
tri-	셋
quadri-, tetra-	넷
macro-	긴, 큰
micro-	작은
dolicho-	긴
brachy	짧은

5) 색깔

leuk-, albino-	백색
erythro-, rubo-	적색
cyano-	청색
xantho-	황색
polio-	회색
melano-	흑색
purpuro-	자주색
chloro-	녹색

6) 인체의 기본단위

cyt/o	세포
kary/o	조직

7) 기타

eu-	정상
mal-	나쁜
dys-	어려운
xero-	건조
pan-	전부

pseud/o	거짓
scler/o, cirrh/o	경화, 굳은
malac/o	연화
necro	죽은
orth/o	곧은, 일직선
ne/o	새로운, 생소한
crypt/o	숨겨져 있는
therm/o	열
febr/o	발열
cibum	식(meal)
arche	시작
kal	칼륨(potassium)

2. 접미사

1) 병적상태를 나타내는 접미사

-emia	혈액
-ectasis	확장증
-itis	염증
-lithiasis	결석증
-oma	종양
-osis	증, 증가증
-pathy	병, 병증
-ptosis	하수, 처짐
-megaly	거대, 비대
-malacia	연화
-rrhexis	파열
-rrhagia	출혈
-cele	탈출증, 삐짐

2) 치료와 수술을 나타내는 접미사

-tomy	절개술, 절단술
-ectomy	절제술
-stomy	창냄술, 연결술
-plasty	성형술
-lithotomy	돌제거술
-lithotripsy	쇄석술, 돌깸술
-pexy	고정술
-desis	고정술
-lysis	박리술
-centesis	천자
-rrhaphy	봉합술, 꿰맴술
-scopy	경시술, 경검사
enema	관장술
centesis	세척술
intubation	삽관술
ostomy	문합술

3) 진단 및 검사방법을 나타내는 접미사

-gram	영상
-graphy	조영술, 촬영술
-scope	보는 기구
-scopy	보는 법
-meter	측정기
-metry	측정법
-opsy	조직검사

4) 증상 및 징후를 나타내는 접미사

-algia, -dynia	통증
-phobia	공포증
-plegia	마비
-paresis	불완전마비
-pnea	호흡
-rrhea	루, 흐름
-osis	증가증
-penia	감소증
-plasm, -plasia	형성, 발육
-trophy	영양
-emesis	구토
-stasis, -stasia	정지
-esthesia	감각
-phonia	소리
-phagia	식
-phasia	언어
-dipsia	갈증
-poiesis	형성

3. 투약 약어

a.c.	before meals : 식전
p.c.	after meals : 식후
q.h.	every hour : 매 시간
q.d.	once a day : 하루 한번
q.m.	every morning : 매일 아침

q.n.	every night : 매일 밤
bid	twice a day : 하루 두 번
tid	three times a day : 하루 세 번
qid	four times a day : 하루 네 번
h.s.	at bed time : 취침 시
I.M.	intramuscular : 근육으로
I.V.	intravenous : 정맥으로
I.D.	intradermal : 피내로
S.C.	subcutaneous : 피하로
N.P.O.	nothing by mouth : 금식
p.r.n.	at necessary : 필요시
P.O.	by mouth (per os) : 구강으로
sup	suppository : 좌약 (직장 내)
gtts	drop : 방울
garg	gargle : 가글

신체전체 및 구성요소에 관한 용어 문제

01 **생물의 기본단위 중 몇 종류의 조직이 모여서 일정한 형태를 갖추고 특수한 기능을 수행하는 신체의 부분은?**

① molecules ② cell ③ tissues ④ organs ⑤ systems

생물의 기본 단위는 원자(atoms) → 분자(molecules) → 세포(cell) → 조직(tissues) → 기관(organs) → 계(systems) → 개체(organism)이다.

02 **인체의 근육조직에 대한 구조와 기능 중 연결이 잘못된 것은?**

① 골격근 - 횡문근육(가로무늬근육) ② 심장근 - 내장근육 ③ 심장근 - 불수의근
④ 골격근 - 수의근 ⑤ 평활근 - 불수의근

골격근(skeletal muscle) : 가로무늬근육(striated muscle) + 수의근(voluntary muscle)
내장근(visceral muscle) : 민무늬근(smooth muscle) + 불수의근(involuntary muscle)
심장근(heart muscle) : 가로무늬근육(striated muscle) + 불수의근(invlountary muscle)

03 **상피조직(epithelial tissue)의 기능이 아닌 것은?**

① 흡수작용 ② 분비작용 ③ 감각기능 ④ 보호작용 ⑤ 수송작용

상피조직은 막으로 배열되어 있고, 그 주요 기능은 보호작용, 흡수작용, 분비작용, 감각기능 등이 있다.

04 **조직(tissue)을 뜻하는 어근은?**

① steato- ② sebo- ③ squamo- ④ histio- ⑤ cyto-

steato-(fat, 지방), sebo-(sebum, 피지), squamo-(scale, 비늘), histio-(tissue, 조직), cyto-(cell, 세포)

05 **인체의 구조적 단계가 맞게 조립된 것은?**

① 분자-원자-세포-조직-기관-계 ② 원자-분자-세포-조직-기관-계
③ 원자-분자-세포-기관-조직-계 ④ 분자-원자-세포-기관-조직-계
⑤ 원자-분자-세포-계-기관-조직

06 **paraplegia의 경우 신체를 어떻게 나누어 보는 것인가?**

① 좌·우 ② 상·하 ③ 전·후 ④ 내·외 ⑤ 구·원심

paraplegia(양측마비, 하반신마비) : 양측 하지의 마비를 말한다.
quadriplegia(사지마비) : 사지, 즉 양측 팔과 다리 모두 침범된 경우를 말한다.

07 **해부학 분류에서 주로 사용되는 복부(abdomen)의 9개의 부위 중 잘못된 것은?**

① epigastric region - 명치부위 ② lumbar region : 옆구리 부위
③ hypogastric - 배꼽부위 ④ inguinal region : 서혜부(샅굴부위)
⑤ hypochondriac region - 갈비 아래부위

1. ④ 2. ② 3. ⑤ 4. ④ 5. ② 6. ② 7. ③

08 **체강(body cavities)에 해당되는 것으로 조립된 것은?**

① 두개강-흉강-복두 개-골반강-척추강　② 두개강-흉강-복강-골반강-척수강
③ 경추강-흉추강-요추강-천추강-미추강　④ 경추강-흉막강-종격-복강-척수강
⑤ 두개강-흉막강-복강-골반강-척추강

> 체강의 5개의 종류는 Crainal(두개강, 머리안 : 뇌와 뇌하수체), Thoracic(흉강, 가슴안 : 폐, 심장, 식도, 기관, 가슴샘, 대동맥), Abdominal(복강, 배안 : 위, 작은 창자와 큰 창자, 비장, 간, 쓸개, 췌장 등), Pelvic(골반강, 골반안 : 방광, 요도, 요관, 여성의 자궁 및 질), Spinal(척수강 : 척수신경)이다.

09 **성인의 척주(vertebral column)를 구성하는 뼈의 종류와 그 숫자가 틀린 것은?**

① 경추(목뼈) - 7개　② 흉추(등뼈) - 12개　③ 요추(허리뼈) - 5개
④ 천추(엉치뼈) - 3개　⑤ 미추(꼬리뼈) - 1개

10 **복부를 임상적으로 4개의 부위로 구분한 것은?**

① RUQ-RLQ-LUQ-LLQ　② RLQ-RRQ-LLQ-LUQ　③ LUQ-RLQ-LLQ-LRQ
④ LLQ-LRQ-RRQ-LUQ　⑤ RUQ-LUQ-LLQ-RRQ

> 복부의 임상적 4분할은 임상에서 환자 검진시 주로 사용되며, 우상1/4분획(우상부 : RUQ), 좌상 1/4분획(좌상부 : LUQ), 우하1/4분획(우하부 : RLQ), 좌하1/4분획(좌하부 : LLQ)이다.

11 **세포(cell)의 주요 부분이 아닌 것은?**

① cell membrane　② muscle tissue　③ endoplasmic reticulum
④ nucleus　⑤ chromosomes

> 세포는 세포막(Cell membrane), 핵(Nucleus), 세포질(Cytoplasm)로 구성되고 있고, 특히, 세포질 내에는 미토콘드리아(Mitochondria), 세포질그물(Endoplasmic reticulum), 염색체(Chromosomes)가 있다.

12 **세포핵내 유전형질을 결정하는 유전자를 가지고 있는 것은?**

① chromosomes　② nucleus　③ cell membrane
④ mitochondria　⑤ endoplasmic reticulum

13 **세포질내 구조로 에너지를 내기 위하여 음식물이 연소되는 장소는?**

① 세포막　② 세포　③ 핵　④ 미토콘드리아　⑤ 세포질

14 **세포가 죽은 상태를 뜻하는 용어는?**

① necrosis　② gangrene　③ swelling　④ dystrophy　⑤ edema

> 괴사(necrosis) : 생체 안에서의 국소적 조직 또는 세포의 죽음
> 괴저(gangrene) : 혈액 공급이 되지 않거나 세균 때문에 비교적 큰 덩어리의 조직이 죽는 현상
> 부기, 종창(swelling) : 세포의 증식에 기인하지 않은 신체 일부분의 비정상적인 부피의 증가
> 퇴행위축, 영양장애, 이상증(dystrophy) : 섭취한 영양소가 몸 안에서 충분히 소화·흡수되지 아니하고 신진대사의 기능이 순조로이 진행되지 아니하는 상태
> 부기, 부종(edema) : 신체조직의 틈 사이에 조직액이 괸 상태

---

8. ②　9. ④　10. ①　11. ②　12. ①　13. ⑤　14. ①

15 **신체의 강(cavity)을 분류할 경우 장기와 연결이 잘못된 것은?**

① cranial-pituitary ② pelvic-bladder ③ thoracic-pleural
④ abdominal-mediastinum ⑤ spinal-spinal cord

16 **신체의 면(planes)이 맞게 조립된 것은?**

① frontal-sagittal-transverse ② coronal-longitudinal-transverse
③ coronal-sagittal-coccygeal ④ cervical-lumbar-coccygeal
⑤ transverse-longitudinal-lateral

관상면(Frontal ; Coronal plane) : 신체를 전 · 후부로 나누는 평면
시상면(Sagittal plane) : 신체의 정중면(median plane) 또는 시상봉합에 평행하게 주행하며 신체를 좌 · 우로 나누는 면
가로면(Transverse plane) : 신체를 상 · 하로 이분하는 평면

17 **mediastinum 내에 있는 장기는?**

① prostate gland ② stomach ③ heart ④ uterus ⑤ pancreas

18 **골반강내에 있는 장기가 아닌 것은?**

가. prostate gland	나. ovary	다. urinary bladder	라. gallbladder

① 가, 나, 다 ② 가, 다 ③ 나, 라 ④ 라 ⑤ 가, 나, 다, 라

19 **시상면에 수직인 면으로서 신체를 전·후 부분으로 나눠주는 수직면은?**

① sagittal plane ② transverse plane ③ midsagittal plane
④ horizontal plane ⑤ frontal plane

20 **시상면(sagittal plane)의 설명이 맞는 것은?**

① 신체 혹은 장기를 앞·뒤를 나누는 면이다. ② 일명 관상면(coronal plane)이라고 한다.
③ 정중면을 좌·우 대칭으로 나누는 면이다. ④ 땅과 수평이 되게 나누는 면이다.
⑤ 인체를 상·하부로 나누는 면이다.

21 **다음 용어 중에 동일이란 의미로 사용된 것은?**

가. autograft	나. ipsilateral	다. ambidextrous	라. homogenous

① 가, 나, 다 ② 가, 다 ③ 나, 라 ④ 라 ⑤ 가, 나, 다, 라

ambidextrous(양손잡이의), autograft(자가이식, 한몸내 이식), ipsilateral(같은 쪽의, 동측의), homogenous(동질의, 균일한)

22 **동일한 의미를 나타내는 구성요소로 연결이 바르지 못한 것은?**

① pneumo-aero ② reno-nephro ③ cervico-trachelo
④ laparo-abdomino ⑤ chiro-cheilo

cervico-trachelo(목, 경부), chiro(손)-cheilo(입술), laparo-abdomino(복부, 배), pneumo-aero(공기), reno-nephro(콩팥, 신장)

15.④ 16.① 17.③ 18.④ 19.⑤ 20.③ 21. ③ 22. ⑤

23 **동의어로 연결 되지 않은 것은?**

① hair-tricho, pilo ② nail-unguino, onycho ③ eye-ophthalmo, oculo
④ ear-oto, opto ⑤ eyelid-blepharo, palpebro

palpebral conjunctiva(눈꺼풀결막), optic aphasia(시각언어상실증)

24 **다음 중 예시된 용어들 중 동의어가 아닌 것은?**

① celiac ② abdomen ③ laparo ④ diaphragm ⑤ belly

diaphragm(유사어; phren) : 가로막, 횡격막

25 **동의어로 연결되지 않은 것은?**

① liver - hepato ② gallbladder - cholecysto ③ stomach - gastro
④ gum - gingive ⑤ saliva - uvulo

26 **같은 뜻으로 연결되지 않은 것은?**

① tear ; dacryo, lacrimo ② drug ; chemo, pharmaco
③ vertebra ; spondylo, lamino ④ mind ; psycho, phreno
⑤ chest ; thoraco, pectoro

27 **서로 상반되는 의미를 지닌 용어가 아닌 것은?**

① -osis — penia ② homo — hetero ③ tachy — brady
④ cephalo — caudal ⑤ poly — hyper

28 **다음 중 "반대"의 의미를 나타내는 접두사는?**

가. pseudo-	나. contra-	다. oligo-	라. anti-

① 가, 나, 다 ② 가, 다 ③ 나, 라 ④ 라 ⑤ 가, 나, 다, 라

anti-, contra-(against; 역행, 반대)

29 **반대의 뜻으로 짝지어지지 않은 것은?**

① hetero - homo ② tachy - brady ③ poly - oligo
④ sinistro - dextro ⑤ presby - ambly

amblopia(약시), presbyopia(노안, 노시안)

30 **다음은 서로 상반되는 의미를 지닌 용어끼리 연결로 옳지 않은 것은?**

① homo - hetero ② tachy - brady ③ poly - oligo
④ cephalo - medio ⑤ hyper - hypo

cephalo(머리, 두부), medial(안쪽의), median(정중의, 중앙의)

23. ④ 24. ④ 25. ⑤ 26. ③ 27. ⑤ 28.③ 29.⑤ 30.④

31 반대의 뜻으로 연결되지 않은 것은?

① afferent - efferent ② distal - proximal ③ supine - prone
④ lateral - medial ⑤ dorsal - caudal

afferent(들, 들신경, 구심성) - efferent(날, 날신경, 원심성), distal(먼쪽의, 원위) - proximal(몸쪽의, 근위)
dorsal(등쪽의) - caudal(꼬리의), lateral(가쪽의) - medial(안쪽의), supine(누운, 앙와위) - prone(엎드림)

32 어근의 뜻이 맞게 연결된 것은?

① colpo - vagina ② astro - moon ③ odonto - bone
④ balano - vas deferens ⑤ rhabdo - smooth

colpo/vagina(질) : colpohyperplasia(질점막증식), astro/star(별) : astrocytoma(별아교세포종), odonto/tooth(치아) : odontodynia(치통), balano(귀두) : balanitis(귀두염), vas deferens(수정관) : deferentectomy(정관절제술), rhabdo(횡문근; 가로무늬근) : rhabdomyosarcoma(횡문근육종), smooth muscle(민무늬근; 평활근)

33 횡문근(가로무늬근육)을 뜻하는 어근은?

① smooth- ② fascio- ③ musculo- ④ rhabdomyo- ⑤ leiomyo-

34 어근을 나타내는 구성 요소가 아닌 것은?

① adeno ② emia ③ dactylo ④ entero ⑤ cheilo

emia(blood condition; 혈액의 상태) : anemia(빈혈), hyperbilirubinemia(=jaundice, icterus; 고빌리루빈혈증)

35 A항의 접두어의 의미를 B항에서 고르시오.

A항	B항
① retro-	㉮ behind
② ex-	㉯ before
③ trans-	㉰ against
④ a, an-	㉱ out
⑤ endo-	㉲ across
⑥ infra-	㉳ within
⑦ peri-	㉴ no, not
	㉵ below
	㉶ front
	㉷ surrounding

36 어근과 그 뜻이 잘못 연결된 것은?

① thelo-nipple ② spondylo-vertebrae ③ ortho-straight
④ phlebo-vein ⑤ atrio-vessel

atrium(방, 심방) : 사람의 심장은 모두 네 개의 방으로 이루어져 있다. 그중 위쪽에 위치하는 두 개를 심방이라고 하고 아래쪽에 위치한 두 개의 방을 심실이라고 한다. → atrioventricular node(방실결절) : 특수화된 심근섬유의 현미경적 집합으로써 우심방의 심내막 밑에 있으며, 심방근섬유 및 방실속과 연결되어 있다.

31.⑤ 32.① 33. ④ 34. ② 35. ①-㉮, ②-㉱, ③-㉲, ④-㉴, ⑤-㉳, ⑥-㉵, ⑦-㉷ 36.⑤

37 **죽상경화증과 관련된 어근은?**

① cardi- ② corono- ③ ventriculo- ④ athero- ⑤ atrio-

atheroma(죽종) : 동맥 내막면의 잘 경계된 노란색의 부위 혹은 약간 튀어나온 것으로 내막의 지방축적이 원인이다. 혈관내벽의 섬유화와 지방축적, 혈장 단백, 콜레스테롤 틈새 및 지방을 탐식한 큰포식세포 등으로 구성되어 있다. → atherosclerosis(죽상경화증)

38 **어근의 뜻이 잘못 설명된 것은?**

① cryo - cold ② stetho - chest ③ sphygmo - pulse
④ gravido - labor ⑤ oophoro - ovary

gravido(임신; gravidity, graviditas, gestation, pregnancy) → ectopic pregnancy(딴곳 임신, 자궁외 임신) labor(진통, 산통) → induced labor(유도분만)

39 **자궁(uterus)을 뜻하는 어근으로 옳은 것은?**

가. masto	나. metro	다. colpo	라. hystero

① 가 ② 나, 라 ③ 다, 라 ④ 가, 나, 다 ⑤ 가, 나, 다, 라

metro/hystero(자궁) → metrocele(자궁탈출증, 자궁삐짐), hysteroscopy(자궁보개검사법)

40 **A항에 나열된 장기(organ)에 해당 하는 어근을 B에서 고르시오.**

A항	B항
① nose	㉮ nephro-
② tongue	㉯ cheilo-
③ kidney	㉰ peroneo-
④ lip	㉱ naso-
⑤ common bile duct	㉲ spondylo-
⑥ urinary bladder	㉳ carpal
⑦ fibula	㉴ vesico-
⑧ vertebra	㉵ pyelo-
	㉶ glosso-
	㉷ choledocho-

41 **어근의 뜻이 맞게 연결된 것은?**

① iatro-naturally ② rhino-throat ③ encephalo-head
④ gnose-chewing ⑤ podo-foot

podo/foot(발) → podalgia(발통증, 족통), iatro(의인, 의원) → iatrogenic(의인성) : 의사의 활동에 의하여 생기는 것이다. 본래는 의사의 검사 · 태도 및 토론 등에 입각한 환자자신의 암시에 의해 생기는 질환에 적용되었던 말이나, 현재는 의사의 치료 결과 야기되는 환자의 바람직하지 않은 상황에 적용되고 있다.

37. ④ 38. ④ 39. ② 40. ①-㉱, ②-㉶, ③-㉮, ④-㉯, ⑤-㉷, ⑥-㉴, ⑦-㉰, ⑧-㉲ 41. ⑤

42 **치아(tooth)를 뜻하는 어근으로 옳은 것은?**

가. oro	나. glosso	다. dento	라. odonto

① 가 ② 나, 라 ③ 다, 라 ④ 가, 나, 다 ⑤ 가, 나, 다, 라

dental prothesis(치과보철물, 유상의치), odontogenesis(치아발생, 치아형성)

43 **증상을 나타내는 구성요소가 아닌 것은?**

① scopy ② stasis ③ penia ④ lysis ⑤ algia

44 **다음 용어 구성을 분석한 것이다. 옳지 않은 것은?**

① xerotocia : xero/노랑 tocia/피부
② enteropathy : entero/소장 pathy/질환
③ hematoma : hemat/혈 oma/종
④ gynecology : gyneco/여성, 부인 logy/학문
⑤ ipsilateral : ipsi/동일한 lateral/측

xero(건조)/tocia(출산) : 건조출산

45 **숫자가 잘못 연결된 것은?**

① quadri - 4 ② tri - 3 ③ hemi - 1/2 ④ nulli - 0 ⑤ tetra - 5

nulli, nullus(none; 0), uni, mono(one; 1), bi, di, diplo(two; 2), tri(three; 3), quadri, tetra(four; 4)

46 **in(im)이 부정(not)의 뜻으로 사용된 용어는?**

① incision ② insomnia ③ infection ④ inhalation ⑤ impetigo

insomnia(불면증) → somnipathy(수면장애, 최면장애)
inhalation(흡입) → exhalation(내쉼, 호기)
impetigo(고름딱지증, 농가진) → impetigo contagiosa(전염 고름딱지증)

47 **다음 전문의들이다. 연결이 맞게 된 것은?**

가. psychiatrist - 정신과의	나. oncologist - 신생물학자
다. urologist - 비뇨기과의	라. obstetrician - 산과전문의

① 가, 나, 다 ② 가, 다 ③ 나, 라 ④ 라 ⑤ 가, 나, 다, 라

48 **pleomorphic에서 pleo의 의미는?**

① many ② monster ③ scanty ④ hidden ⑤ little

pleomorphic(다형태의, 다형의) → pleomorphic adenoma(여러형태샘종)

42. ③ 43.① 44. ① 45. ⑤ 46. ② 47. ⑤ 48. ①

49 **neoplasm의 neo-는 (　　)이고, -plasm은 (　　)이라는 뜻이다. 맞게 연결된 것은?**

가. backward	나. formation	다. change	라. new	마. monster

① 마, 다　② 가, 나　③ 라, 마
④ 라, 나　⑤ 가, 다

50 **rectocele에서 -cele의 뜻은?**

① hernia　② aspiration　③ removal
④ stopping　⑤ obstruction

51 **ante cibum에서 cibum의 뜻은?**

① meals　② sputum　③ lung
④ sweat　⑤ smell

a.c(ante cibum) : before meals(식전)
p.c(post cibum) : after meals(식후)
p.p(post prandial) : after meals(식후)

52 **한 쪽(one side)의 뜻을 가진 용어는?**

① bilateral　② ambilateral　③ biconcave
④ medial　⑤ unilateral

ambi/, amb/o = amphi(both, double; 양측의)

53 **증식을 뜻하는 것은?**

① metaplasia　② hypoplasia　③ atrophy
④ hyperplasia　⑤ hypertrophy

- atrophy(위축) : 한번 정상치의 크기에 도달했던 조직장기의 부피가 축소되는 것을 말한다.
- metaplasia(화생) : 정상으로는 일정한 형태와 기능을 가진 조직이 이상적인 원인 때문에 전혀 다른 형태와 기능을 가진 조직으로 비가역적으로 전환하는 현상이다.
- hypoplasia(형성저하증) : 장기의 불완전한 발달 때문에 성인의 크기에 도달하지 못한 상태이다.
- hyperplasia(과다형성, 증식증) : 어느 조직의 정상 구조내에서 정상세포의 수가 비정상적으로 증가하는 것이다. 또한, 비정상적으로 증식되거나 정상조직내에 있어서 정상배열된 세포가 증식되어 있는 것으로 조직이 두꺼워지거나 증대되는 것이다.
- hypertrophy(비대) : 장기 조직을 구성하고 있는 세포가 원래의 구조는 유지하면서 수적 변동없이 그 용적만 커진 상태이다.

54 **myelography란 (　　)부위의 X선 검사법이다. (　　)의 부위는?**

① 뇌실　② 골수　③ 흉골
④ 척수　⑤ 심실

myelography(척수조영술) : 척수강조영상을 형성하는 그 기술(방법)을 말한다.

49. ④　50. ①　51. ①　52. ⑤　53. ④　54. ④

55 **수막(meninges)은 두껍다(thick)는 뜻인 (①) meninges와, 얇다(thin)는 뜻인 (②) meninges로 구별할 수 있다. ①과 ②로 옳게 연결된 것은?**

가. phaco	나. lepto	다. phaso	라. myco	마. pachy

① 가, 나 ② 나, 라 ③ 나, 다 ④ 라, 마 ⑤ 나, 마

> pachy-(thickness 비후, 두꺼워짐) → pachyderma(피부비후증, 경피증)
> lepto-(thin 얇은) → leptomeninges(연수막) : 척수막은 크게 세 종류의 막으로 구성되어 있으며, 제일 바깥막은 뼈를 싸고 있는 막과도 연결되는 경질막이고, 그 다음이 거미막, 그리고 유막으로 구성되어 있다. 이중 거미막과 유막을 합쳐서 연질뇌척수막이라고 한다.

56 **hypochondriac region이란 ( ) 아랫부분을 뜻하고, hypochondriac person이란 ( ) 환자를 뜻한다. 옳게 연결된 것은?**

가. 늑골(갈비뼈)	나. 요추	다. 무릎
라. 불면증	마. 조증	바. 심기증(건강염려증)

① 가, 마 ② 가, 바 ③ 나, 마 ④ 다, 바 ⑤ 다, 라

> hypochondriac region(갈비아래부위) : 갈비연골 부근의 상외측 복부
> hypochondriac person → hypochondriasis(건강염려증) : 자신이 어떤 질병에 걸려 있다는 확신을 가지며 두려움을 수반하는 상태이다.

57 **emet(o)가 뜻하는 것은?**

① edema ② sweating ③ vomiting ④ inspiration ⑤ blood

> emesis(구토) → emesis gravidarum(임신구토, 입덧)

58 **동일한 의미를 가진 접두어로 연결된 것은?**

① ambi-, amphi- ② ampho-, ab- ③ circum-, con-
④ dia-, de ⑤ juxta-, sinistro-

> ambi-amphi(양쪽), juxta(곁의, 옆의), sinistro(왼쪽)

59 **다음 같은 의미의 접두어끼리 모은 것은?**

가. ec-, ex-	나. retro-, post-	다. anti-, contra-
라. ante-, pro-	마. sinster-, lateral	

① 가, 나, 다, 마 ② 가, 다 ③ 나, 라, 마 ④ 라, 마 ⑤ 가, 나, 다, 라

60 **같은 뜻의 접두어로 묶여진 것이 아닌 것은?**

① bi-, right- ② semi-, hemi- ③ leuko-, alba-
④ para-, peri ⑤ anti-, contra-

55. ⑤ 56. ② 57. ③ 58. ① 59. ⑤ 60. ①

61 **접두어의 뜻이 올바르게 연결된 것은?**

① de- ; outside　② sub- ; above　③ syn- ; together
④ ad- ; away from　⑤ dys- ; through

down(분리, 격리, 탈(脫))

62 **체온저하를 뜻하는 의미의 접두어는?**

① thermo-　② crypto-　③ hypo-　④ metro-　⑤ polio-

hypothermia(체온저하) : 저온, 특히 조직의 대사감소에 의하여 발생한 저체온 상태를 말하며 산소공급을 필요로 하는 것이다.

63 **fever, 열의 의미로 사용되는 접두어는?**

① pyro-　② kineso-　③ empyo-　④ karyo-　⑤ pyelo-

empyema(고름집, 가슴고름집), karyotype(핵형), kinesophobia(운동공포증, 멀미공포증), pyelography(깔대기조영술, 신우조영술), pyrolysis(열분해)

64 **노년(old age)을 뜻하는 접두어는?**

① presby-　② ambly-　③ ankylo-　④ terato-　⑤ epi-

65 **처음, 제일을 나타내는 접두어는?**

① pro-　② ante-　③ dia-　④ primi-　⑤ epi-

66 **against(역행, 반대)를 뜻하는 접두어로 짝 지어진 것은?**

① endo, anti　② ab, ad　③ con, contra　④ an, ana　⑤ contra, anti

67 **접두어의 뜻이 맞게 짝 지어진 것은?**

① meso-middle　② epi-below　③ micro-large
④ trans-behind　⑤ stheno-position

68 **sarcoma에서 sarco-의 뜻은?**

① flesh　② gland　③ skin　④ muscle　⑤ gum

sarcoma(육종) : 종양실질세포가 비상피성 조직에서 유래한 악성종양으로 그 조직형태에 따라 섬유육종, 평활근육종, 횡문근육종, 골육종, 연골육종, 지방육종 등 분화육종과 방추형 세포육종, 거세포육종 등의 미분화 육종이 있다.

69 **다음 접두어가 같은 의미로 연결된 것이 아닌 것은?**

가. ambi - both　나. cata - together
다. dys - bad　라. pseudo - truth

① 가, 나, 다　② 가, 다　③ 나, 라　④ 라　⑤ 가, 나, 다, 라

cata-(down, 아래 under, against), ana-(up, 위), togather(함께;co-,con-,syn-, sym-)

61. ③　62. ③　63. ①　64. ①　65. ④　66. ⑤　67. ①　68. ①　69. ③

70 정상(normal) 또는 좋다(good, well)는 뜻을 나타내는 접두어는?

① eu- ② en- ③ ec- ④ eti- ⑤ estro-

71 life, 생의 의미의 접두어는?

① carcino- ② rhino- ③ adeno- ④ bio- ⑤ lifo-

72 ~에서 밖으로의 뜻을 가진 접두사가 아닌 것은?

① ect/o ② ex/o ③ em/o ④ ec/o ⑤ ef/o

~에서 안으로(en-, em-, endo-; in, within)
efferent nerve(날신경, 원심성신경: 중추→말초), afferent(들신경, 구심성신경: 말초→중추)

73 함께를 의미하는 접두사로 틀린 것은?

① con- ② co- ③ com- ④ syn- ⑤ tri-

74 접두어의 뜻이 맞게 연결된 것은?

① epi-middle ② micro-large ③ trans-before
④ meso-outside ⑤ dynia-pain

mesothelium : 중피
mesothelioma(중피종) : 복막,흉막,심막 등의 중피조직 유래의 악성종양

75 다음 용어 중에 색깔을 나타내는 접두어가 아닌 것은?

가. poliomyelitis 나. xanthoma 다. leukocytosis 라. xerostomia

① 나, 다 ② 가, 다 ③ 나, 라 ④ 라 ⑤ 가, 나, 다, 라

cyan/o(blue; 푸른, 푸른색의), leuk/o,alba,albin/o(white; 흰, 백색의), melan/o(black; 흑색의), erythr/o, rub/o(red; 빨간, 적색의), poil/o(gray; 회색의), chlor/o(green; 녹색의), xanth/o, cirrh/o=flav/o, lute(yellow; 황색의), purpur/o(purple; 자주색의)

76 분비의 뜻으로 사용되는 접두어는?

① physio- ② crino- ③ leptop- ④ patho- ⑤ carcino-

crinin(키리닌) : 샘의 분비촉진물질

77 recto- 와 같은 뜻을 가진 어근은?

① pulmo- ② laparo- ③ teno- ④ procto- ⑤ colo-

recto/procto(곧창자, 직장) → rectovaginal fistula(곧창자질샛길, 직장질루), proctology(곧창자병학, 직장병학, 항문병학)

70. ① 71. ④ 72. ③ 73. ⑤ 74. ⑤ 75. ④ 76. ② 77. ④

78 **dextromanual의 dextro-는 (　　)이고, hypogastric의 hypo-는 (　　)이다.**

가. above	나. left	다. back	라. right	마. below

① 가, 나　② 나, 다　③ 라, 마　④ 라, 다　⑤ 나, 마

dextr/o, dexter(right; 우측), sinistr/o, sinister(left; 좌측)

79 **수면(sleep)을 뜻하는 것은?**

① hypno-　② aero-　③ entero-　④ somato-　⑤ idio-

hypn/o(수면, 최면) → hypnolepsy(발작수면, 기면증)
narc/o(마약, 마취) → narcotic analgesic(마약성진통제) : 대뇌겉질의 진통중추를 강하게 억제하여, 수면을 초래하는 일없이 현저한 진통작용을 보인다. → nacrolepsy(수면발작), somnolence(졸음,기면=drowsy,lethargy)

80 **지방(fat)을 뜻 하는 것은?**

① lipo-, steato-　② lipo-, amylo-　③ bili-, pyloro-
④ bucco-, celi-　⑤ azoto-, calio-

lipo/steato(지방) → lipomatosis(지방종증) : 지방종이 온 몸에 생기는 병.
steatorrhea(지방변증) : 대변 중에 과량의 지방이 존재하는 것. 흡수불량 증후군에서 볼 수 있다.

81 **gyneco-가 뜻하는 것은?**

① breast　② female　③ meddle　④ first　⑤ nucleus

gynecologist(부인과 전문의), gynecomastia(여성형 유방증)

82 **xerotocia에서 xero-의 뜻은?**

① habitual　② many　③ delayed　④ dry　⑤ easy

xerotocia(건조분만) → xerostomia(입안마름증, 구강 건조증)

83 **정맥(vein)을 뜻하는 것은?**

① vaso-, venule　② valvo-, angio-　③ arterio-, atrio-
④ veno-, phlebo-　⑤ angio-, vaso

venography(정맥조영술), phlebophlebostomy(정맥사이연결술)

84 **-desis란?**

① 확장(expansion)　② 봉합(suture)　③ 고정(fixation)
④ 절제(excision)　⑤ 경화(hardening)

-desis(fusion, binding 융합, 결합) → arthrodesis(관절고정술)

---

78. ③　79. ①　80. ①　81. ②　82. ④　83. ④　84. ③

85 **orthopnea에서 ortho-의 뜻은?**

① imperfect ② difficult ③ normal ④ straight ⑤ easy

orthopnea(앉아숨쉬기, 좌위호흡) : 호흡곤란 때문에 눕지 못하고 앉아 있지 않으면 호흡할 수 없는 상태이다.
심장성 천식이나 중증인 심장기능상실, 삼출성 심막염의 경우에는 누워서 호흡하기가 곤란하므로 앉거나 서서 상반신을 구부리고 호흡을 하게 된다.

86 **brachi-의 뜻은?**

① arm ② slow ③ foot ④ wide ⑤ ankle

brachi-(upper arm 위팔) → brachial plexus(팔신경얼기 : 상완신경총), brachial palsy(상완신경 마비)

87 **pyelo-가 뜻하는 것은?**

① pus ② bone marrow ③ renal pelvis ④ medulla ⑤ cortex

pyelo-(renal pelvis 깔대기, 신우) → pyelonephritis(깔대기콩팥염, 신우신장염) : 콩팥에서 요세관, 간질 및 깔대기의 병변을 일으키는 병이며, 가장 흔한 콩팥병의 하나로 급성과 만성으로 나누어진다.

88 **병적상태를 의미하는 접미사로 틀린 것은?**

① -osis ② -asis ③ -esis ④ -iasis ⑤ -ism

-ism(process:과정) : anabolism(ana-up, bol-to cast, ism-process : 동화작용)

89 **질병 및 병적상태의 접미사가 아닌 것은?**

① -osis ② -iasis ③ -ation ④ -sy ⑤ -pathy

-sy(disease, symptom : 질병, 증상), -osis, -asis, -esis, -iasis(morbid process; 병적상태), -pathy(disease : 병, 병변), -ation(동작, 결과, 상태)
ex) pleurisy : 늑막염

90 **menarche에서 -arche의 뜻은 (　　)이다.**

① pain ② beginning ③ discharge
④ circulation ⑤ flow

menarche(초경, 첫월경) → delayed menarche(지연초경), premature menarche(조기초경)

91 **접미어의 뜻이 잘못 연결된 것은?**

① -cide : killing ② -phylaxis : action ③ -mimetic : mimic
④ -stasis : stopping ⑤ -phoria : feeling

euporia(다행감, 다행증) : 실속없이 겉으로만 상쾌한 기분을 느끼는 상태를 말한다.
anaphylaxis(아나필락시스) : 항원항테반응으로 일어나는 생체의 과민반응이다. 면역조작에 의해 기대되는 방어작용(phylaxis : guardiny : 감염에 대한 방어)이 소실된다는 뜻으로 붙인 것이다.

85. ④ 86. ① 87. ③ 88. ⑤ 89. ③ 90. ② 91. ②

92 **접미어의 뜻이 잘못 설명 된 것은?**

① -ptosis : prolapse ② -pexy : fixation ③ -ectasis : widening
④ -plasia : formation ⑤ -phagia: spitting

93 **유전을 뜻하는 접미사로 옳은 것은?**

가. genic	나. genetic	다. genesis	라. gnosis

① 가 ② 나, 라 ③ 다, 라 ④ 가, 나, 다 ⑤ 가, 나, 다, 라

genic(유전자의), genetic(유전의, 발생의), genesis(발생), gnosis(인식, 인지)

94 **호흡(breathing)을 뜻하는 접미어는?**

① -ptosis ② -pnea ③ -ptysis ④ -phagia ⑤ -phasia

apnea(무호흡), dyspnea(호흡곤란), orthopnea(앉아숨쉬기, 좌위호흡), eupnea(정상호흡)

95 **증상에 관한 진단적 용어를 나타내는 접미사는?**

① -tomy ② -scopy ③ -ectasis ④ -tripsy ⑤ -plasty

-ectasis(ectasia) → dilatation, expansion(확장증) : bronchiectasis(기관지확장증)

96 **다음은 수술과 관계된 접미사들이다. 그 뜻이 맞는 것은?**

① -rrhaphy : 성형술 ② -lapaxy : 융합술 ③ -clasis : 외과적 골절
④ -tripsy : 고정술 ⑤ -desis : 분쇄술

-rrhaphy(suture; 봉합술), -lapaxy(crushing and removal; 분쇄 및 제거), -clasis(surgical fracture; 외과적 골절), -tripsy(crushing; 분쇄술, 파쇄술), -desis(fusion, binding; 융합, 결합), -pexy(fixation; 고정), -stomy(artificial opening; 연결술, 문합술), -centesis(puncture= tapping; 천자), -clysis(irrigation; 관장, 세정)

97 **다음 중 수술용어를 나타내는 접미사가 아닌 것은?**

① -cele ② -centesis ③ -ectomy ④ -pexy ⑤ -stomy

98 **파열(rupture)을 뜻하는 접미어는?**

① -rrhagia ② -stasis ③ -lysis ④ -rrhexis ⑤ -rrhea

-rrhea(flow, discharge; 유출, 누출), -rrhage(bursting forth; 출혈, 누출), -rrhexis(rupture; 파열), -stasis(stop, make stand; 정지), -lysis(destruction, separation; 용해, 분해), -plexy(stroke; 타격, 발작)

92. ⑤ 93. ④ 94. ② 95. ③ 96. ③ 97. ① 98. ④

99 **다음 접미사가 맞게 연결이 되지 않은 것은?**

① -trophy : 재생 ② -stomy : 문합술(연결술) ③ -genesis : 발생, 형성
④ -pexy : 고정 ⑤ -stasis : 정지

-trophy(nourishment, development : 영양, 발달), atrophy(위축), hypotrophy(무활력, 위축), hypertrophy(비대)

100 **puncture를 뜻하는 접미어는?**

① -genesis ② -lysis ③ -osmia ④ -poiesis ⑤ -centesis

101 **작은, 소의 뜻을 나타내는 접미어는?**

① -oid ② -ole ③ -ia ④ -osis ⑤ -ic

-ole, -ula, -ule, -icle(small; 작은, 소)
예 : artery → arteriole, vein → venule

102 **검사 및 수술과 관계 없는 접미어는?**

① -scopy ② -stomy ③ -graphy ④ -rrhaphy ⑤ -trophy

검사방법에 관한 용어 예는 다음과 같다.
-gram(record : 그림, 기록된 도표), -graph(instrument for recording : 기록하는 도구), -graphy(method for recording : 기록하는 방법), -scope(instrument for examing : 보는 기구), -scopy(method of examing : 보는 법, 검사법), -meter(instrument for measuring : 측정기, 계측기), -metry(method for measuring : 측정법, 계측법), -opsy(vision : 조직검사법), -tome(instrument for cutting : 절개도구)

103 **닮은, ~와 같은의 의미의 어미는?**

① -osis ② -genic ③ -iasis ④ -ia ⑤ -oid

104 **origin의 의미로 사용된 접미어는?**

① -penia ② -tomo ③ -rrhaphy ④ -genetic ⑤ -stasis

105 **염증(inflammation)을 뜻하는 접미어는?**

① -crine ② -itis ③ -meter ④ -blast ⑤ -physis

106 **다음 color를 의미하는 어근의 연결이 맞는 것은?**

① gray - leuko ② green - rube ③ black - cyano
④ yellow - xantho ⑤ white - amauro

107 **색깔을 나타내는 의미가 맞게 연결된 것은?**

① white - polio ② green - erythro ③ gray - alba
④ black - cyano ⑤ yellow - flavo

99. ① 100. ⑤ 101. ② 102. ⑤ 103. ⑤ 104. ④ 105. ② 106. ④ 107. ⑤

108 통증(pain)을 뜻하는 접미사로 옳은 것은?

가. lysis	나. dynia	다. pathy	라. algia

① 가 ② 나, 라 ③ 다, 라 ④ 가, 나, 다 ⑤ 가, 나, 다, 라

109 hematopoiesis에서 poiesis의 뜻은?

① 정지 ② 형성 ③ 영양 ④ 조정 ⑤ 변화

hematopoiesis(조혈) : 혈액속의 혈구가 만들어지는 과정

110 단어의 밑줄 친 부분이 대변(stool)을 뜻하는 것은?

① hemato<u>chezia</u> ② hem<u>optysis</u> ③ hemat<u>uria</u>
④ hemat<u>emesis</u> ⑤ ex<u>pectoration</u>

hematochezia(혈변배설) : 피가 섞인 대변을 배출하는 것
hemoptysis(객혈) : 기도에서의 출혈이 원인이 되어 입으로 혈액을 토하는 일
hematuria(혈뇨) : 오줌에 적혈구가 섞인 것
hematemesis(토혈, 혈액구토) : 소화관 내에서 대량으로 출혈하여 토하는 일
expectoration(객담배출, 가래배출) : 상기도에서 폐에 이르는 호흡기계 분비물

111 wrist bones(손목뼈)을 뜻하는 것은?

① costo- ② ilio- ③ carpal- ④ sterno- ⑤ olecrano-

wrist drop(손목 처짐), carpal tunnel syndrome(손목굴 증후군), carpometacarpal(손목 손허리뼈)

112 cryptorchism에서 crypt의 뜻은 ( )이고, 처치명은 ( )이다. 맞게 연결된 것은?

가. hidden	나. swelling	다. change
라. orchiectomy	마. orchiopexy	

① 가, 나 ② 나, 다 ③ 다, 라 ④ 라, 마 ⑤ 가, 마

cryptorchism=cryptorchidism(잠복고환증) : 정상적으로 음낭으로 내려와야 하는 고환이 내려오지 않고 계속해서 복강속에 머무는 것을 말한다. 이렇게 되어 오래동안 고환이 배안에 머물게 되면 배안의 높은 온도로 인하여 고환속의 정자를 만드는 생식세포가 죽게되어 정자를 생산하지 못하게 된다. 그래서 생후 3~4세가 되면 고환을 강제로 수술적 방법으로 음낭속을 끌어내리는 고환고정술을 시행한다.

113 질병의 상태를 나타내는 증상들의 증후군을 의미하는 단어는?

① prognosis ② prodrome ③ score ④ syndrome ⑤ sign

prodrome(전구증, 전구증상) : 병의 주증상이 발현되지 않은 상황에서 환자에 의하여 인식되는 신체적 또는 정신적 상태의 변화이다.
syndrome(증후군) : 한 가지 이상의 증상이나 징후가 한 개체에서 동시에 나타나는 것이다.

108. ② 109. ② 110. ① 111. ③ 112. ⑤ 113. ④

114 **위치와 방향을 나타내는 다음 용어 중 그 뜻이 맞게 풀이된 것은?**

① lateral : pertaining to the side
② supine : lying on the belly
③ afferent : conducting away from a structure
④ distal : near the surface
⑤ superficial : pertaining to the head

lateral(가쪽, 외측) : pertaining to the side(정중면에서 바깥쪽)
supine(앙와위, 바로눕기) : lying on the back(등을 대고 바로 누움)
afferent(들, 들신경, 구심성) : 몸의 중심으로 들어오는 ↔ efferent(날, 날신경, 원심성)
distal(먼쪽, 원위, 말단) : away the body
superficial(얕은, 표재, 표면) : on the surface(신체표면을 향하여)

115 **단어의 밑줄 친 부분의 뜻이 맞게 설명된 것은?**

① <u>electro</u>cauterization : cold
② <u>pleo</u>morphic : few
③ <u>scirrh</u>ous : hard
④ <u>onc</u>ology : poison
⑤ <u>hyper</u>thermia : cutaneous

electrocauterization(전기소작술, 전기지짐술), pleomorphic(다형의, 다형태의), scirrhous(굳은 암종의), oncology(종양학), hyperthermia(온열요법, 고열)

116 **움직임(movement)을 뜻하는 것은?**

① taxo-
② kinesio-
③ atel-
④ phaso-
⑤ etio-

kinesiology(운동학), kinesioneurosis(운동신경증, 운동실조증)

117 **poikilo-의 뜻은?**

① 변형
② 조성
③ 회색
④ 다양한
⑤ 다른

poikilocyte(변형적혈구) : 비정상적 변형을 나타낸 적혈구

118 **necropsy에서 necro-의 의미는?**

① life
② pain
③ sickness
④ burn
⑤ death

necrectomy(괴사조직절제술), necrology(사망통계학)
necropsy = autopsy : 부검

119 **정신(mind)을 뜻하는 단어끼리 연결된 것은?**

가. ment-	나. psych-	다. cycle-	라. somat-	마. -mania
바. phren-	사. -thymia	아. natr-	자. - physi	

① 나, 마, 사, 자
② 다, 라, 바, 자
③ 바, 사, 아, 자
④ 가, 나, 바, 사
⑤ 가, 나, 마, 바

mental retardation(정신지연) : 발달과정에서 일어난 뇌장애로 지적능력이 저해되어 신변처리, 사회적응이 곤란하여 의료를 위시한 특별한 양호나 훈련이 필요한 상태이다.
phrenic(가로막의, 정신의) → phrenoplegia(가로막마비, 정신마비)
psychosomatic(정신신체적)
dysthymia(기분저하증)

114. ① 115. ③ 116. ② 117. ① 118. ⑤ 119. ④

120 **원심성을 의미하는 용어는?**

① distal ② proximal ③ central ④ afferent ⑤ efferent

121 **place의 의미의 용어는?**

① -topic ② -tocia ③ -cyesis ④ -karyo ⑤ -cide

ectopic pregnancy(딴곳 임신, 자궁외 임신)

122 **phacoemulsification에서 phaco-의 의미는?**

① retina ② lens ③ iris
④ choroid membrane ⑤ uvea

phacoemulsification(수정체유화) : 초음파를 진동시켜 수정체를 파괴시킨 뒤에 적출하는 방법이다.
phakic eye(수정체안) : 자연적 수정체가 있는 눈을 의미한다.

123 **autopsy, postmortem을 의미하는 용어는?**

① acrodynia ② podiatry ③ microscope ④ syndesis ⑤ necropsy

autopsy(부검, 시체해부), postmortem inspection(검시, 검안)

124 **disease의 의미를 나타내는 것은?**

① psycho- ② patho- ③ physio- ④ gnoso- ⑤ photo-

pathological reflex(병적 반사), pathologic amenorrhea(병적무월경), pathophysiology(병태생리학)

125 **pharmacology에서 pharmaco-의 의미는?**

① therapy ② drug ③ diet ④ treatment ⑤ tissue

pharmacology(약리학) : 약을 다루는 모든 관련분야를 연구하는 학문이다.
pharmacokinetics(약동학) : 인체가 약에 대해서 어떻게 처리하는 가에 대해 연구하는 학문이다.
pharmacodynamics(약역학) : 약이 인체에 작용하는 효과를 연구하는 학문이다.

126 **biliary atresia에서 -tresia의 의미는?**

① 폐쇄(증) ② 협착 ③ 개방 ④ 확장 ⑤ 이완

atresia(폐쇄증) : 정상신체의 구멍 혹은 관모양 기관이 선천적으로 없는 것을 의미한다.
→ choanal atresia(뒤콧구멍폐쇄증), esophageal atresia(식도폐쇄증), rectal atresia(곧창자폐쇄증)

127 **hip 또는 hip Joint를 의미하는 것은?**

① dactyl ② gland ③ hallux ④ coxa ⑤ genu

coxa(엉덩관절, 넙다리뼈) : 엉덩관절과 그 바깥쪽의 몸부분
→ coxa magna(큰엉덩관절, 대고), coxa valga(펴진넙다리뼈, 외반고), coxa vara(굽은넙다리뼈, 내반고)

---

120. ⑤ 121. ① 122. ② 123. ⑤ 124. ② 125. ② 126. ③ 127. ④

128 **hypokalemia에서 kal-의 의미는?**

① cholesterol ② calcium ③ potassium ④ sodium ⑤ milk

potassium(칼륨) : 원소기호는 K, 원자번호는 39.10 이다. 알칼리 금속 원소의 하나로, 칼륨이온은 나트륨과 반대로 세포내액 중에 존재하며, 산·염기평형의 조절에 관여하고 있을 뿐 아니라 신경·근육의 흥분유지에 관여한다. 정상혈중치는 3.5~5.0 mEq/L 이다.
hypokalemia(저칼륨증)

129 **enterorrhexis의 의미는?**

① 장봉합 ② 장이식 ③ 장파열 ④ 장출혈 ⑤ 장문합

enterorrhexis(창자터짐, 장파열) : 창자가 터져서 창자벽의 연속성이 상실되는 것이다.

130 **부동, 부등(not same)의 의미로 사용된 것은?**

① propto- ② homo- ③ allo- ④ aniso- ⑤ idio-

anisocoria(동공부등), anisocytosis(적혈구부동증), anisometropic amblyopia(굴절부등약시)

131 **oncogenesis에서 밑줄 친 genesis의 의미는?**

① 형성 ② 종양 ③ 변화 ④ 퇴화 ⑤ 제거

oncogenesis(종양형성, 종양발생)
anaplagia(역형성, 거꿀형성, 퇴화)

132 **contraception에서 밑줄 친 ception의 의미는?**

① 임신 ② 유산 ③ 불임 ④ 분만 ⑤ 사산

contraception(피임) : 임신이 되는 것을 방지하는 것이다.
→ contraceptive pill(피임약) : 피임약, 먹는 피임제이다. 인위적으로 임신을 피하기 위하여 쓰는 약으로 난소에서 배란을 억제하는 경구피임제와 질 속에 넣어 정자의 기능을 잃게 하는 피임제 따위가 있다.

133 **enema의 의미는?**

① 조루술 ② 세척술 ③ 관장술 ④ 삽관술 ⑤ 문합술

enema(관장, 관장제) : 약물을 항문으로 넣어서 곧창자나 큰창자에 들어가게 하는 일이다. 대변을 보게 하는 것이 주목적이며, 병의 치료와 영양공급을 목적으로 하기도 한다.
→ barium enema(바륨 관장), soap enema(비눗물 관장)

134 **다음의 어근과 그 뜻이 옳게 연결된 것은?**

① orex - 식욕 ② dips - 호흡 ③ diaphor - 피지
④ hidro - 위생 ⑤ cheil - 손

diaphoresis(발한, 발한작용) : 땀을 흘리는 것이다.
hydrocele(물음낭종, 음낭수종) : 음낭내의 고환 주위의 막강 내에 무취의 담황색 액체가 괴는 질환이다.
dipsogenic(목마른, 구갈성의)

128. ③ 129. ③ 130. ③ 131. ① 132. ① 133. ③ 134. ①

135 해석이 맞게 연결된 것은?

① -ception : 질환 ② -cheilo : 머리 ③ -oma : 출혈
④ -orex : 식욕 ⑤ -centesis : 절개

anorexia(식욕부진, 입맛 없음) → anorexia nervosa(신경성 식욕부진)

136 남성 생식기계로 바르게 짝지어진 것은?

가. orchio	나. balano	다. testo	라. vestibulo

① 가 ② 나, 라 ③ 다, 라 ④ 가, 나, 다 ⑤ 가, 나, 다, 라

vestibular adenitis(전정샘염, 안뜰샘염) : 질의 안뜰샘에 생기는 염증

137 손(hand)에 관한 수술은?

① cheiloplasty ② chiroplasty ③ glossorrhaphy
④ staphylorrhaphy ⑤ pyloromyotomy

cheiloplasty(입술성형술), chiroplasty(손성형술), glossorrhaphy(혀성형술), staphylorrhaphy(목젖성형술, 구개수성형술), pyloromyotomy(날문근육절개술, 유문근층절개술)

138 용어의 철자가 맞게 쓰여진 것은?

① abdomine ② cartilage ③ anpnea ④ oligourean ⑤ ahidrosis

abdomen(배, 복부), cartilage(연골), apnea(무호흡), oliguria(소변감소증, 감뇨증), anhidrosis(땀없음증)

139 A항의 밑줄친 부분의 뜻을 B항에서 고르시오.

A항	B항
① <u>mono</u>cyte	㉮ fallopian tube
② poly<u>morph</u>onuclear	㉯ one
③ <u>salpingo</u>pharyngeal	㉰ tumor
④ <u>toxic</u>ology	㉱ poison
⑤ hypo<u>chromia</u>	㉲ shape
	㉳ color
	㉴ eustachian tube

140 쥐의 벼룩이 매개가 되는 감염성 질환은?

① plague ② anthrax ③ brucellosis ④ leptospirosis ⑤ amoebiasis

141 streptococcal septicemia는?

① 포도상구균에 의한 패혈증 ② 연쇄상구균성 패혈증 ③ 포도상구균성 수막염
④ 연쇄구균성 복막염 ⑤ 포도상구균에 의한 복막염

135. ④ 136. ④ 137. ② 138. ② 139. ①-㉯, ②-㉲, ③-㉴, ④-㉱, ⑤-㉳ 140. ① 141. ②

142 **바이러스성 질환이 아닌 것은?**

① herpes zoster ② chicken pox ③ measles ④ rubella ⑤ syphilis

143 **세균성 질환으로 볼 수 없는 것은?**

① whooping cough ② scarlet fever ③ rabies
④ diphtheria ⑤ tetanus neonatum

144 **기생충 질환의 해석이 잘못된 것은?**

① ascariasis - 회충증 ② enterobiasis - 요충증 ③ trichuriasis - 편충증
④ schistosomiasis - 선모충증 ⑤ taeniasis - 조충증

145 **용어의 해석이 잘못된 것은?**

① meningococcus - 수막구균 ② streptococcus - 포도상구균 ③ gonococcus - 임균
④ pneumococcus - 폐렴구균 ⑤ E.coli - 대장균

146 **면역(immune)에 대한 설명으로 틀린 것은?**

① 체액 항체(antibody) ② 세포성 면역의 성립
③ 외부인자에 대한 과민 반응 ④ 질환에 대한 저항력이 높아진 상태
⑤ 독소에 저항하는 신체적 능력

147 **다음중 동일한 의미끼리 연결된 것이 아닌 것은?**

① variola - large pox ② varicella - chicken pox ③ rubeola - measles
④ rebella - german measles

148 **염색체 이상으로 나타나는 정신박약 질환은?**

① cleft palate ② meningocele ③ Down syndrome
④ TOF ⑤ VSD

149 **서로 의미와 연결이 맞지 않은 것은?**

가. staxis - 출혈	나. pexy -고정
다. lysis - 분리	라. stasis - 문합

① 가, 나, 다 ② 가, 다 ③ 나, 라 ④ 라 ⑤ 가, 나, 다, 라

-stasis(stop) : 정지 → hemostasis(지혈)

150 **밑줄 친 부분의 의미가 잘못 풀이된 것은?**

① sub<u>lingual</u> - tongue ② sub<u>ungual</u> - hair ③ sub<u>cutaneous</u> - skin
④ sub<u>aural</u> - ear ⑤ sub<u>costal</u> - rib

subungal(손발톱밑의), subphrenic abscess(가로막밑고름집, 황격막하농양)

142. ⑤ 143. ③ 144. ④ 145. ② 146. ③ 147. ① 148. ③ 149. ④ 150. ②

151 **insomnia에서 -somn의 의미는?**

① feeling ② body ③ sleep ④ fatigue ⑤ emotion

insomnia(불면증), somnipathy(수면장애, 최면상태), somnifacient(수면제)

152 **hemorrhage와 같은 의미를 포함한 용어는?**

① colporrhaphy ② hemianopsia ③ epistaxsis ④ hemangioma ⑤ ischemia

epistaxsis(코피, 코출혈), hemianopsia(반맹; hemianopia)

153 **눈(eye)의 해부학적 부위에 해당하지 않는 것은?**

① palpebro- ② cyclo- ③ kerato- ④ myco- ⑤ retino-

palpebral raphe(눈꺼풀솔기) : 안검열의 외각에서 눈확 외측연까지 연장되는 얇은 수평의 결합 조직판이다.
cyclocoagulation(섬모체응고술) : 녹내장의 치료를 위하여 시행하는 섬모체를 응고시키는 것이다.
keratoconjunctivitis(각막결막염) : 각막과 결막의 염증
mycosis(진균증, 곰파이병) : 진균류에 의하여 일어나는 병
retinopexy(망막유착술) : 박리된 망막을 제자리에 고정시켜 복구하는 것

154 **보기(가)에 적절한 답을 보기 (나)에서 골라 (가)의 ______ 에 쓰시오(문제 154~155).**

(가)	(나)
_______ ① desis	a. morbid condition
_______ ② centesis	b. enlargement
_______ ③ ptosis	c. fixation
_______ ④ rhexis	d. falling down
_______ ⑤ malacia	e. flow, discharge
_______ ⑥ megaly	f. softening
_______ ⑦ ectasis	g. expansion
_______ ⑧ iasis	h. process of examining
_______ ⑨ scopy	i. puncture
_______ ⑩ rhea	j. rupture

155

(가)	(나)
_______ ① retro-	a. stop, controlling
_______ ② topo-	b. behind
_______ ③ peri-	c. surrounding
_______ ④ before meal	d. lip(s)
_______ ⑤ nati-	e. all
_______ ⑥ by mouth	f. at bed time
_______ ⑦ cheilo-	g. place
_______ ⑧ -stasis	h. p.o.
_______ ⑨ pan-	i. a.c.
_______ ⑩ h.s.	j. birth

151. ③ 152. ③ 153. ④ 154. ①-c, ②-i, ③-d, ④-j, ⑤-f, ⑥-b, ⑦-g, ⑧-a, ⑨-n, ⑩-e
155. ①-b, ②-g, ③-c, ④-i, ⑤-j, ⑥-h, ⑦-d, ⑧-a, ⑨-e, ⑩-f

156 귀(ear)의 해부학적 부위에 해당하지 않는 것은?

① myringo- ② corneo- ③ salpingo- ④ auri- ⑤ tympano-

myringotome(고막절개도), corneoblepharon(각막눈꺼풀유착), salpingopharyngeal muscle(이관인두근), auricle reflex(귓바퀴반사), tympanolabyrinthopexy(고실미로고정술)

157 연결된 부분의 뜻이 다른 것은?

① polydipsia - thirst
② androgen - male
③ somatotropin - mouth
④ gonadotropin - sex gland
⑤ oxytocin - labor

somato - body → somatotropin(성장호르몬), somatotype(몸형태, 체형)

158 연결된 단어의 밑줄친 부분의 설명이 틀린 것은?

① pyuria - pus
② nocturia - night
③ glucosuria - sugar
④ ketonuria - cast
⑤ albuminuria - protein

keton - ketone → ketone body(케톤체), ketogenesis(케톤체생성)

159 단어의 뜻이 잘못 연결된 것은?

① catabolism : 이화작용
② metabolism : 대사작용
③ anabolism : 동화작용
④ metastasis : 전이
⑤ metaplasia : 비후

mataplasia(화생) : 정상으로는 일정한 형태와 기능을 가진 조직이 이상적인 원인 때문에 전혀 다른 형태와 기능을 가진 조직으로 비가역적으로 전환하는 현상.

160 단어의 밑줄 친 부분의 뜻이 잘못 설명된 것은?

① scoliosis : bent
② rachischisis : vertebrae
③ kyphosis : humpback
④ myelopoiesis : spinal cord
⑤ leukocytosis : cell

myelopoiesis(골수혈구형성) : 골수의 형성 또는 그것으로 발생된 세포 → myeloproliferative(골수증식)
scoliosis(척주옆굽음증, 척주측만증), rachischisis(척추갈림증), kyphosis(척주뒤굽음증, 척주후만증)
leukocytosis(백혈구증가증)

161 임신(pregnancy) 및 출산(labor)과 관계 없는 것은?

① -tocia ② -cyesis ③ -para ④ puer- ⑤ gravido-

-tocia(labor, birth) : 출산, -cyesis(pregnancy) : 임신, -para(to bear, live birth) : 분만
gravido-(pregnancy) : 임신

156. ② 157. ③ 158. ④ 159. ⑤ 160. ④ 161. ④

162 **밑줄 친 부분의 뜻이 잘못 설명된 것은?**

① colo<u>stomy</u> : new opening ② arter<u>iole</u> : small ③ hydro<u>phobia</u> : fear
④ erythro<u>penia</u> : deficiency ⑤ osteo<u>malacia</u> : enlargement

> -malacia(softening) : 연화증 → osteomalacia(뼈연화증, 골연화증)

163 **검사법 중 밑줄 친 부분의 뜻이 잘못 설명된 것은?**

① <u>ultra</u>sonography : excess ② <u>echo</u>cardiography : sound
③ <u>tomo</u>graphy : voiding ④ <u>cineradio</u>graphy : movement
⑤ radio<u>isotope</u> : same

> tomography(단층촬영술) : 피사체의 한 단면을 영상으로서 묘사하기위한 촬영법.
> → computed tomography(전산화단층촬영술)
> cineradiography(영화방사선촬영술) : X선 촬영을 아주 짧은 간격을 계속해서 찍고, 다시 재구성하여 영화와 같이 움직이는 영상을 만드는 X선 촬영술.

164 **단어의 뜻이 잘못 설명된 것은?**

① poly - many ② oligo - scanty ③ pseudo - false
④ pan - all ⑤ macro - small

165 **뜻이 다르게 연결된 것은?**

① pexy - 고정 ② tripsy - 분쇄 ③ stenosis - 협착
④ plasia - 형성 ⑤ asthenia - 힘

> asthenia(무력증, 힘없음증)

166 **혈액을 나타내는 의미가 아닌 것은?**

① leukemia ② hematoma ③ anemia ④ hemangioma ⑤ bulimia

> bulimia(폭식증, 게걸증, 병적과시)

167 **glossorrhaphy에서 -rrhaphy의 뜻은?**

① 파열 ② 용해 ③ 봉합 ④ 과잉유출 ⑤ 하수

> glossorrhaphy(혀꿰맴술, 혀봉합술) : 혀 상처의 꿰맴술

168 **단어의 뜻이 잘못 연결된 것은?**

① dolicho - long ② brachy - short ③ squamo - scale
④ trachy - rough ⑤ mal - great

> grand mal seizure(대발작 간질) : 조짐이 선행되는 것이 많고 돌연히 의식을 상실한 후에 전신 경련이 계속되는 간질
> dolicho : 가늘고 긴, dolichocephalus(장두개)
> mal(ill) : malunion(부정유합), malformation(기형), malnutrition(영양실조)

---

162. ⑤ 163. ③ 164. ⑤ 165. ⑤ 166. ⑤ 167. ③ 168. ⑤

169 **a-, an-은 없다 또는 아니다 라는 의미이다. 아닌 것은?**

① apnea ② atrophy ③ anhidrosis ④ adenoma ⑤ aspermia

apnea(무호흡), atrophy(위축), anhidrosis(땀없음증), adenoma(샘종), aspermia(무정액증, 정액 없음증)

170 **가슴과 관련되는 의미로 사용된 것이 아닌 것은?**

가. expectoration	나. stethoscope
다. pectoralis	라. sthenia

① 가, 나, 다 ② 가, 다 ③ 나, 라 ④ 라 ⑤ 가, 나, 다, 라

expectoration(객담배출, 가래배출), stethoscope(청진기), pectoralis(가슴), sthenia(강장, 항진)

171 **유전성 질환이 아닌 것은?**

① 돌연변이(mutation) ② 백피증(albinism)
③ 신경섬유종증(neurofibromatosis) ④ 글리코겐 축적질환(glycogen storage disease)
⑤ 백선(dermatophytosis)

172 **다음 중 이식(graft)과 그 적용의 예가 틀린 것은?**

① autograft - 자가피부 ② isograft - 쌍생아 ③ allograft - 타인
④ heterograft - 소피부 ⑤ homo - 형제

173 **전, 앞이라는 의미로 사용되지 않은 것은?**

① antibiotics ② antepartum ③ premature ④ prognosis ⑤ anterior

antibiotics(항생제), antepartum(분만전), premature(미숙, 조숙), prognosis(예후, 예측), anterior(앞의, 전방의)

174 **유전자가 환경이나 약물로 변화를 일으켜 다른 형질을 자손에게 전하는 것은?**

① amylodosis ② congenital malfomations ③ mutation
④ immunological tolerance ⑤ Klinefelter's syndrome

175 **Bis in Die란 하루에 ( )번 이라는 뜻이다.**

① 1 ② 2 ③ 3 ④ 4 ⑤ 5

bid(two times a day) : 하루에 두 번, tid(ter in die; three times a day) : 하루에 세 번

176 **약 처방과 관계있는 용어 중 그 뜻이 잘못 설명된 것은?**

① gtts : drops ② IM : intramuscular ③ garg : gargle
④ q.d. : every other day ⑤ h.s : bedtime

qd(every day) : 매일, qid(four times a day) : 하루에 네 번, qod(every other day) : 이틀에 한 번

---

169. ④ 170. ④ 171. ⑤ 172. ④ 173. ① 174. ③ 175. ② 176. ④

177 **지시 사항중 기재된 NPO의 의미는?**

① 연식이 ② 무염식이 ③ 유동식 ④ 당뇨식이 ⑤ 금식

NPO(non per oral; nothing by mouth) : 금식

178 **다음 검사명의 약어가 잘못 풀이된 것은?**

① CEA : carcinoembryonic antigen
② AFB : antifast bacillus
③ ABGA : arterial blood gas analysis
④ BUN : blood urea nitrogen
⑤ ESR : erythrocyte sedimentation rate

AFB(acid fast bacillus(항산성간균) : 결핵균

179 **다음 검사명의 약어가 잘못 풀이된 것은?**

① IVC : intravenous cholangiogram
② SBS : septic bowel series
③ ERCP : endoscopic retrograde cholangiopancreaticogram
④ UGI : upper gastrointestinal
⑤ VCU : voiding cystourethrogram

SBS(small bowel series) : 소장연속검사, SBE(shortness of breath on exertion) : 운동시에 숨이 참
SBS(smooth breathing sound) : 원활한 호흡음

180 **p.r.n.(pro re nata)의 의미는?**

① 환자가 요구할 때마다 ② 열이 날때마다 ③ 즉시
④ 필요할 경우 ⑤ 절대안정

prn(as needed, as required) : 필요에 따라(처방), 환자의 사정에 따라

181 **t.i.d.에서 i의 의미는?**

① times ② three ③ 1/3 ④ every ⑤ day

182 **다음 약어에서 four times a day의 의미로 사용된 것은?**

① bid ② bd ③ qd ④ qid ⑤ tid

183 **예방주사인 MMR 및 TOPV와 관계없는 질병은?**

① 파상풍 ② 유행성 귀밑샘염 ③ 풍진
④ 홍역 ⑤ 회백수염(회색질척수염)

MMR(measles, mumps, rubella) : 홍역, 유행성 귀밑샘염(볼거리), 풍진 혼합백신
TOPV(trivalent oral poliomyellitis vaccine) : 삼가 구강 회색질척수염 백신

---

177. ⑤ 178. ② 179. ② 180. ④ 181. ① 182. ④ 183. ①

184 **F.U.O란?**

① 38℃ 이상의 원인불명의 열 ② 진단이 내려지기 전의 열 ③ 기생충 감염에 의한 열
④ 바이러스 성 열 ⑤ 식중독에 의한 열

183 **복부를 구분할 때 사용하는 용어는?**

가. ROM	나. RLQ	다. RLL	라. RUQ

① 가, 나, 다 ② 가, 다 ③ 나, 라 ④ 라 ⑤ 가, 나, 다, 라

184. ① 185. ③

02 근·골격계

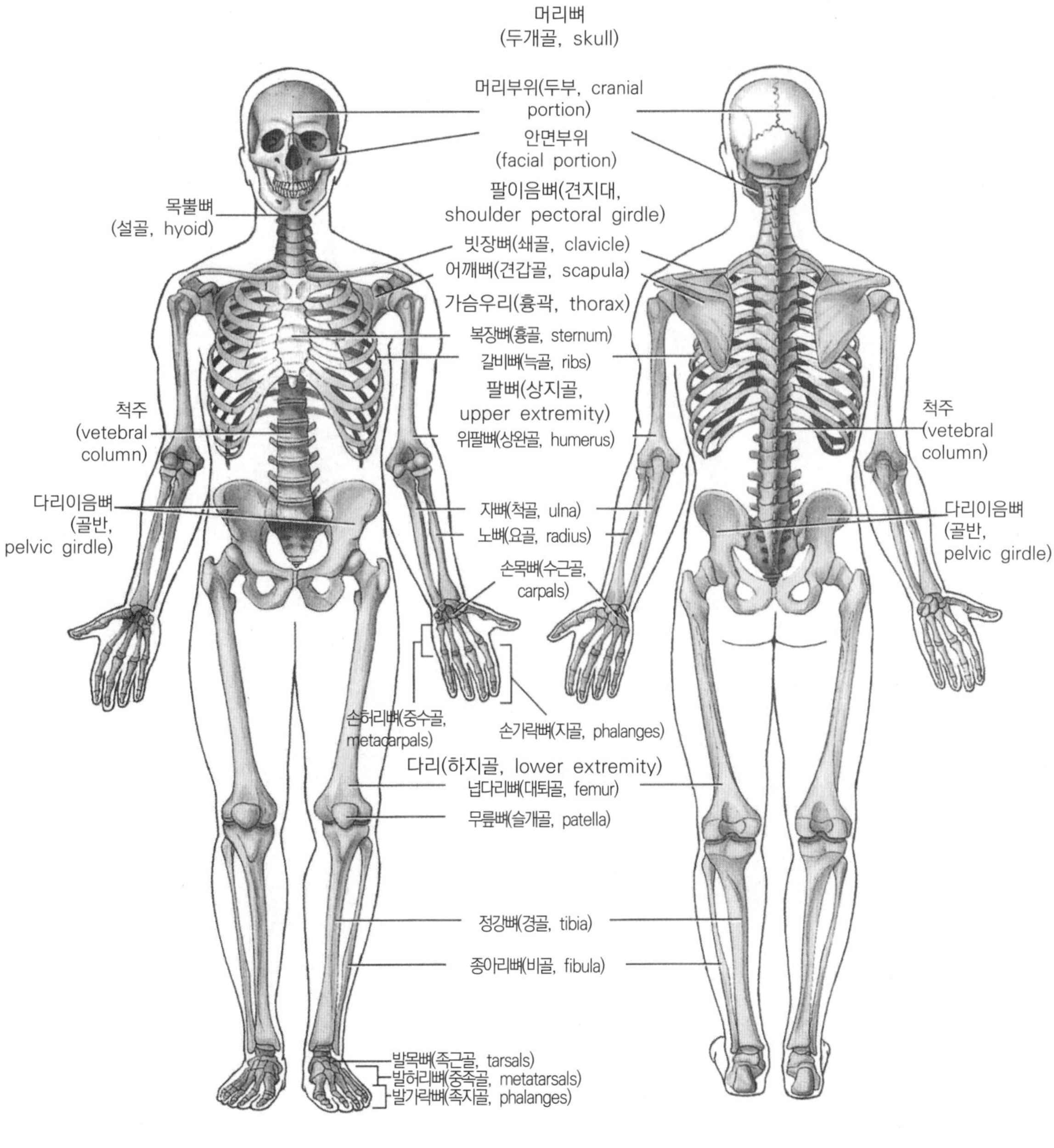

그림 2-1. 인체의 뼈대계통

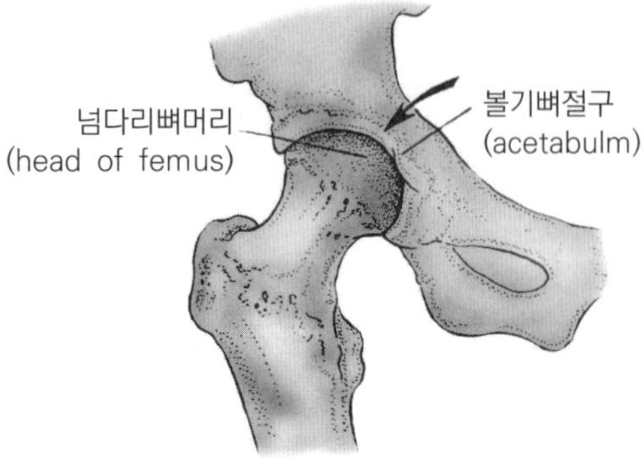

절구관절
Ball-and-socket joint

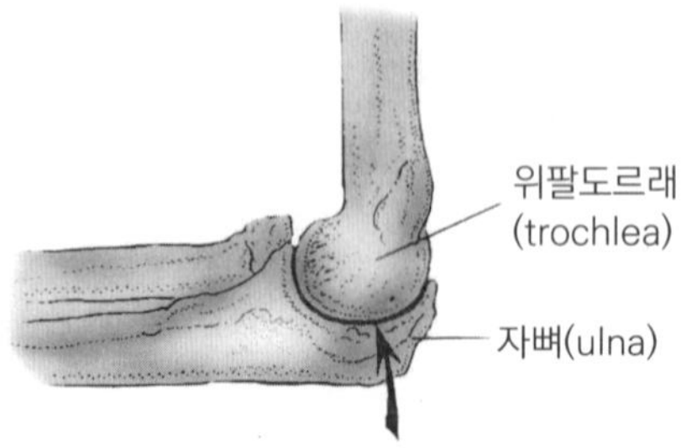

경첩관절
Hinage joint

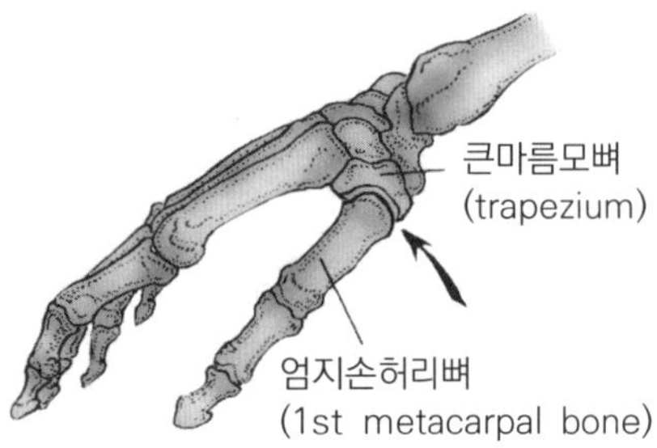

안장관절
Saddle joint

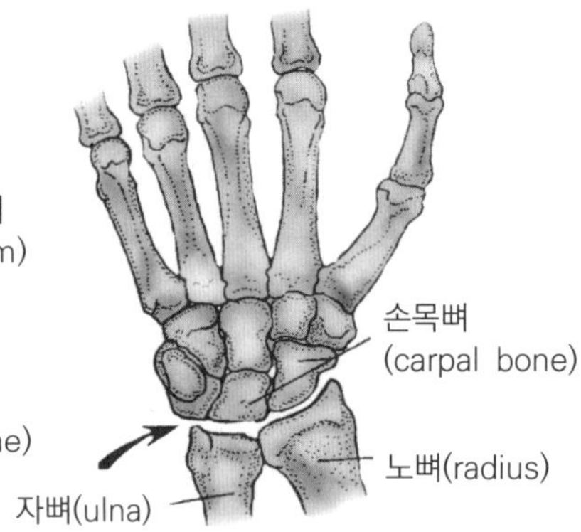

타원관절
Condylar joint

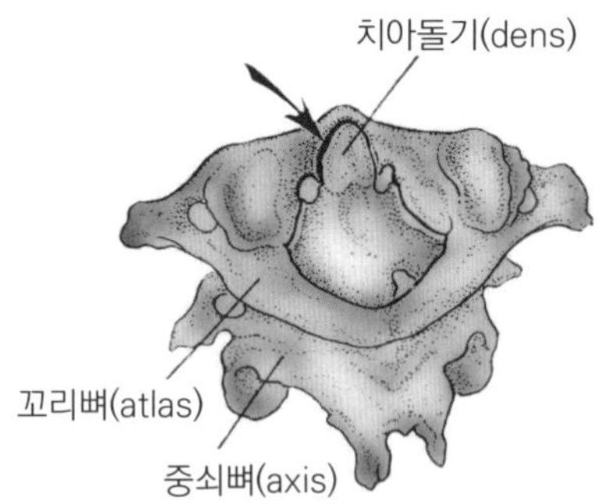

중쇠관절
Pivot joint

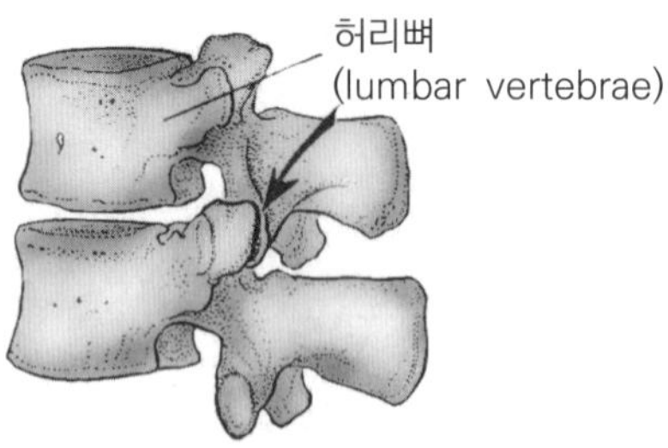

평면관절
Plane joint

그림 2-2. 관절의 종류

1. 근육의 종류

뼈대근육(skeletal muscle)	골격근(skeletal muscle), 횡문근(striated muscle)	수의근(voluntary muscle)
내장근(visceral muscle)	평활근(smooth muscle), 민무늬근(smooth muscle)	불수의근(involuntary muscle)
심근(cardiac muscle)	뼈대근육(skeletal muscle)	불수의근(involuntary muscle)

2. 해부학적 용어(Anatomic terms)

1) Bone

(1) cranial bones **머리통 뼈(두개골)**
- frontal bone 이마뼈(전두골)
- parietal bone 마루뼈(두정골)
- temporal bone 관자뼈(측두골)
- occipital bone 뒤통수뼈(후두골)
- sphenoid bone 나비뼈(접형골)
- ethmoid bone 벌집뼈(사골)

(2) facial bones **얼굴 뼈(안면골)**
- maxillary bones 위턱뼈(상악골)
- palatine bone 입천장뼈(구개골)
- mandibular bone 아래턱뼈(하악골)
- inferior conchal bone 코선반뼈
- zygomatic bones 광대뼈(관골)
- vomer 보습뼈(서골)
- nasal bones 코뼈(비근골)
- lacrimal bones 눈물뼈(누골)

(3) vertebral column and structure of vertebrae **척주와 척추구조**
- cervical vertebrae 목뼈(경추골)
- thoracic vertebrae 등뼈(흉추골)
- lumbar vertebrae 허리뼈(요추골)
- sacrum 엉치뼈(전골)
- coccyx 꼬리뼈(미골)
- intervertebral disk 척추사이원판

(4) bone of thorax **흉뼈**
- clavicle 빗장뼈(쇄골)
- scapula 어깨뼈(견갑골)
- sternum 복장뼈(흉골)
- ribs 늑골

(5) bone of the arm and hand **손, 팔뼈**
- humerus 위팔뼈(상완골)
- ulna 자뼈(척골)
- radius 노뼈(요골)
- carpals 손목뼈(수근골)
- metacarpals 손바닥뼈(중수골)
- phalanges 손가락뼈(지절골)

(6) bone of the pelvis **골반 뼈**
- hip bone 볼기 뼈(관골)
  = ilium 엉덩뼈(장골) + ischium 궁둥뼈(좌골) + pubis 두덩뼈(좌골)
- pelvis 골반
- sacrum 엉치뼈

(7) bone of the leg and foot **다리와 발뼈**
- femur 넙다리뼈(대퇴골)
- patella 무릎뼈(슬개골)
- tibia 정강뼈(경골)
- fibula 종아리뼈(비골)
- tarsals 발목뼈(족근골)
- metatarsals 발허리뼈(중족골)
- phalanges of the toes 발가락뼈(지절골)

2) joint 관절

- bursa 윤활주머니(관절낭)
- synovial membrane 윤활막(활막)
- synovial cavity 윤활강(활액강)
- synovial fluid 윤활액
- aponeurosis 널힘줄(건막)
- fascia 근막

3. 용어분석(Analysis of terms)

oste/o	뼈, 골
vertebr/o, spondyl/o	척추
spin/o, rachi/o	척주
myel/o	골수, 척수
cheir/o, man/o	손
brachi-	팔(arm)
ped/o, pod/o, plant/o, pes	발
digit/o, dactyl/o	손, 발가락
arthr/o, articul/o	관절

chondr/o	물렁뼈(연골)
ten/o, tend/o, tendin/o	힘줄(건)
desm/o, ligament/o	인대
synov/o	윤활막
my/o, myos/o	근육
leiomy/o	민무늬 근육
rhabdomy/o	가로무늬 근육, 횡문근
sarc/o	육(肉)
cephal/o	머리

근·골격계 문제

01 **긴뼈(long bone)에 해당하는 것은?**

① patella ② pelvic bone ③ rib ④ carpal bone ⑤ femur

02 **뼈가 성장한다는 것은 어느 부위의 연골세포가 자라는 것을 뜻하는 것인가?**

① diaphysis ② periosteum ③ Harversian canal
④ compact bone ⑤ epiphysial plate

03 **머리뼈(skull)에 해당하는 것은?**

① sphenoid bone ② lacrimal bone ③ maxillary bone
④ mandibular bone ⑤ nasal bone

04 **척추의 명칭과 그 숫자가 맞게 연결된 것은?**

① thoracic vertebra(가슴척추) - 11쌍 ② cervical vertebra(목척추) - 6쌍
③ lumbar vertebra(허리척추) - 5쌍 ④ sacrum(엉치척추) - 3쌍
⑤ coccyx(꼬리척추) - 3쌍

05 **골반(pelvic girdle)을 형성하는 뼈로 맞게 조립된 것은?**

가. ilium	나. ischium	다. pubis	라. acetabulum

① 가, 나, 다 ② 가, 다 ③ 나, 라 ④ 가, 나, 다, 라 ⑤ 라

06 **상지골(팔뼈)에 해당하는 것은?**

① femur ② fibula ③ tarsal ④ radius ⑤ tibia

07 **관계있는 것끼리 맞게 연결된 것은?**

가. straited muscle - visceral muscle
나. smooth muscle - voluntary muscle
다. involuntary muscle - skeletal muscle
라. skeletal muscle - voluntary muscle

① 가, 나, 다 ② 가, 다 ③ 나, 라 ④ 가, 나, 다, 라 ⑤ 라

08 **다음 뼈의 구조에 대한 설명으로 잘못된 것은?**

① 뼈의 이상상태와 질병을 치료하는 전문과는 orthopedic surgery(OS) 이다.
② 뼈는 뼈막으로 덮여 있다.
③ 뼈의 표면층은 단단한 치밀질, 심층은 해면질로 되고, 중심부를 골수강이라 한다.
④ 골수는 골단선 밖에 있다.
⑤ 뼈의 하버스관과 폴크만관은 혈관을 포함하고 있다.

1. ⑤ 2. ⑤ 3. ① 4. ③ 5. ① 6. ④ 7. ⑤ 8. ④

09 **팔, 다리를 절단 후 남아있는 부분을 무엇이라고 하는가?**

① amputation ② bone ③ exostosis ④ stump ⑤ tissue

10 **다음 갈비뼈(rib)를 구성하는 뼈의 설명으로 잘못된 것은?**

① 갈비뼈는 13쌍이다.
② 갈비뼈의 첫 7쌍은 갈비뼈연골이라고 부르는 연골부착을 통하여, 앞에서 갈비뼈(sternum)와 만난다.
③ 1~7번째는 진성갈비뼈(true rib)라고 한다.
④ 8~10번째를 가성갈비뼈(false ribs)라고 한다.
⑤ 11~12번째는 부유갈비뼈(floating ribs)라고 한다.

11 **근육과 뼈(bone)를 연결하는 섬유조직은?**

① ligament ② bursa ③ fascia ④ cartilage ⑤ tendon

12 **긴뼈(long bone)의 몸통(shaft)을 이루는 부분은?**

① epiphysis ② metaphysis ③ symphysis
④ epiphyseal line ⑤ diaphysis

13 **두개골(cranial bone)에 속하지 않는 것은?**

① frontal bone ② parietal bone ③ temporal bone
④ ethmoid bone ⑤ lacrimal bone

14 **pelvis를 구성하는 뼈가 아닌 것은?**

① ischium ② ilium ③ sacrum ④ coccyx ⑤ symphysis

15 **상지(upper extremities ; 팔뼈)를 구성하는 뼈가 아닌 것은?**

① metatarsal bones ② radius ③ humerus
④ carpal bones ⑤ ulna

16 **뼈와 뼈 사이를 연결시키는 결합 조직은?**

① ligament ② lamina ③ tendon ④ bursa ⑤ joint capsule

17 **근골격계를 설명 하는 내용 중 옳은 것은?**

① 엉덩관절은 경골두와 무릎뼈 사이에 형성되는 관절이다.
② 엉덩뼈(hip bone)은 엉덩뼈(ilium),궁둥뼈(ischium) 및 종아리뼈(fibula)이 융합된 것이다
③ 횡문근은 수의근 또는 내장근이라고 한다.
④ 머리뼈는 뇌두개와 안면두개로 나눌 수 있다.
⑤ 뼈의 외면을 덮고 있는 막은 Harversian system이다.

18 **골격근 섬유를 둘러싸고 있는 얇은 막인 근초(횡문근형질막)는?**

① neurilemmoma ② sarcolemma ③ aponeurosis
④ schwann cell ⑤ fibroma

---

9. ④ 10. ① 11. ⑤ 12. ⑤ 13. ⑤ 14. ⑤ 15. ① 16. ① 17. ④ 18. ②

19 **bone의 기능이 아닌 것은?**

① 지지작용 ② 보호작용 ③ 조혈작용
④ 무기질 저장작용 ⑤ 항상성 유지작용

20 **용어의 설명이 잘못된 것은?**

① bursa : 관절주위에 위치하고 있는 윤활낭
② tendon : 근육과 뼈를 연결시키는 결합조직
③ trochanter : 대퇴골 경부 아래쪽에 있는 커다란 돌기
④ xiphoid process : 협골과 관절을 이루고 있는 상악골의 돌기
⑤ olecranon : 팔꿈치를 형성하는 척골의 큰 돌기

21 **supernumerary rib에 해당하는 것은?**

① cervical rib ② true rib ③ false rib ④ floating rib ⑤ sternal rib

22 **femur의 무릎 쪽으로 Tibia와 연결되는 쪽을 Femur의 (　　)이라 한다.**

① posterior ② superior ③ distal ④ proximal ⑤ lateral

23 **근육조직의 특성이 아닌 것은?**

① conductivity ② excitability ③ contractability
④ extensibility ⑤ elasticity

24 **muscle에 관한 내용으로 맞는 것은?**

① 횡문근은 내장근이며, 불수의적 운동함. ② 근육의 기시부를 insertion이라고 함.
③ 심장근은 횡문이 있으며 수의적 운동함. ④ 근막은 근육을 싸고 있으며, 유리막이라 함.
⑤ 횡문근은 골격근이며 수의적 운동함.

25 **종자뼈(sesamoid bone)에 해당하는 것은?**

① ilium ② scapula ③ vertebra ④ rib ⑤ patella

26 **하지골(lower extremities; 다리뼈)을 구성하는 뼈가 아닌 것은?**

① tibia ② femur ③ fibula ④ tarsals ⑤ carpals

27 **신생아 출생시 머리뼈의 골화(ossification)가 이루어지지 않아 뼈가 없는 부분은?**

① suture ② fontanel ③ fossa
④ foramen magnum ⑤ gyrus

28 **뼈의 수강(髓腔)을 채우고 있는 세포와 혈관이 풍부한 부드러운 세망 조직은?**

① epiphysis ② diaphysis ③ endosteum
④ periosteum ⑤ bone marrow

29 **cruciate ligament는 (　　)부위의 인대이다.**

① 무릎 ② 발목 ③ 손목 ④ 팔꿈치 ⑤ 어깨

---

19. ⑤ 20. ④ 21. ① 22. ③ 23. ① 24. ⑤ 25. ⑤ 26. ⑤ 27. ② 28. ⑤ 29. ①

30 둘 이상의 뼈가 만나는 곳은?

① ligament ② bursa ③ tendon ④ articulation ⑤ fascia

31 발목 부위에 있는 강하고 두꺼운 tendon으로 일명 Calcaneal Tendon이라고 하는 것은?

① palmaris tendon ② Zinn tendon
③ Achilles tendon ④ flexor pollicis longus tendon
⑤ extensor pollicis longus tendon

32 두 골단과 관절 낭 사이에 형성된 공간은?

① synovial cavity ② epicondyle ③ joint
④ metaphysis ⑤ aponeurosis

33 척추뼈와 척추뼈 사이에 있는 섬유성 연골판은?

① spinous process ② axis ③ intervertebral disk
④ ligament ⑤ lamina

34 관자뼈(temporal bone; 측두골)의 돌기의 명칭은?

① infraorbital process ② alar process ③ zygomatic process
④ mastoid process ⑤ alveolar process

35 facial bone이 아닌 것은?

① vomer ② mandibular bone ③ zygomatic bone
④ lacrimal bone ⑤ sphenoid bone

36 골 돌기(bone process)에 해당하는 것은?

① fissure ② fossa ③ sulcus ④ sinus ⑤ tubercle

37 뼈의 함요(陷凹, depression)가 아닌 것은?

① fossa 오목, 와(窩) ② foramen 구멍, 공(孔) ③ sulcus 고랑, 구(溝)
④ notch 패임, 절흔(切痕) ⑤ crest 능(稜)

38 관절의 운동중 정중선(midline)을 향한 움직임은?

① abduction ② adduction ③ flexion
④ extension ⑤ rotation

39 뼈의 흡수에 관여하는 파골세포는?

① osteoblast ② osteoclast ③ osteocyte
④ osteolysis ⑤ osteodiastasis

40 관절운동 중 두개의 골 사이의 각도가 적어지는 것은?

① extension ② rotation ③ flexion
④ supination ⑤ adduction

---

30. ④ 31. ③ 32. ① 33. ③ 34. ④ 35. ⑤ 36. ⑤ 37. ⑤ 38. ② 39. ② 40. ③

41 운동의 종류를 설명하는 내용 중 옳은 것은?

① adduction : 정중면에서 멀어 지는 것
② pronation : 손바닥을 앞쪽으로 하는 전완의 운동
③ extention : 각을 이루며 굽히는 것
④ rotation : 장축을 중심으로 하여 도는 운동
⑤ dorsiflexion : 팔이나 손가락으로 원추를 그리는 운동

42 근골격계 질병과 관계없는 화학요소는?

① osteoporosis - estrogen
② myasthenia gravis - acetylcholine
③ osteitis fibrosa cystica - aldosterone
④ scurvy - vitamin C
⑤ gout - uric acid

43 뼈의 형성에 관여 하는 골아 세포는?

① osteocyte ② osteopenia ③ osteoblast ④ osteocele ⑤ osteoclast

44 관절의 운동으로 구성된 것은?

가. diarthrosis	나. synarthrosis	다. amphiarthrosis	라. hemarthrosis

① 가 ② 나, 라 ③ 다, 라 ④ 가, 나, 다 ⑤ 가, 나, 다, 라

45 근막의 조직은?

① 섬유조직 ② 결합조직 ③ 연골조직 ④ 골조직 ⑤ 지방조직

46 osteomyelitis를 일으키는 주요 원인균은?

① bacteria ② virus ③ fungus ④ helminth ⑤ rickettsia

47 rickets와 관계있는 vitamine은?

① vitamin A ② vitamin B ③ vitamin C ④ vitamin D ⑤ vitamin E

48 뼈의 돌기를 나타내는 용어가 아닌 것은?

① bone head ② tubercle ③ tuberosity ④ trochanter ⑤ sulcus

49 뼈의 돌기(process)를 뜻하는 것은?

① fossa ② condyle ③ fissure ④ sulcus ⑤ sinus

50 용어의 해석이 잘못된 것은?

① bacteremia - 균혈증
② immunization - 예방접종
③ septicemia - 패혈증
④ gas gangrene - 가스 괴저
⑤ actinomycosis - 급성 근위축증

51 joint의 또 다른 용어는?

① bursa ② meniscus ③ acetabulum ④ articulation ⑤ volar

41. ④ 42. ③ 43. ③ 44. ④ 45. ② 46. ① 47. ④ 48. ⑤ 49. ② 50. ⑤ 51. ④

52 **의학용어와 그 뜻이 맞게 연결된 것은?**

> 가. talipes valgus - 외반족(가쪽들린휜발증)
> 나. coxa vara - 내반고(안굽이엉덩관절)
> 다. genu valgum - 외반슬(밖굽이무릎)
> 라. hallux varus - 무지내반증(엄지발가락안쪽휨증)

① 가, 나, 다 ② 가, 다 ③ 나, 라 ④ 가, 나, 다, 라 ⑤ 라

53 **죽은 뼈(dead bone)를 의미하는 용어는?**

① ostalgia ② callus ③ osteopathy ④ sequestrum ⑤ extra bone

54 **용어와 그 뜻이 맞게 연결된 것끼리 조합된 것은?**

> 가. ligament - 힘줄 나. tendon - 인대
> 다. aponeurosis - 장간막 라. synovial cavity - 윤활액주머니
> 마. mesentery - 근막

① 가, 다 ② 나, 라 ③ 다, 라 ④ 라 ⑤ 마, 가

55 **다음 용어 설명 중 잘못된 것은?**

① periosteum - 뼈막 ② joint - 관절 ③ bone marrow - 골수
④ epiphysis - 골간 ⑤ articular cartilage - 관절연골

56 **관절의 명칭이 잘못된 것은?**

① elbow joint - 팔꿈치관절 ② hip joint - 엉덩관절 ③ knee joint - 무릎관절
④ symphysis pubis - 천장관절 ⑤ temporomandibular joint - 턱관절

57 **뼈의 명칭이 맞게 연결된 것은?**

① ulna - 노뼈 ② radius - 어깨뼈 ③ clavicle - 손목뼈
④ ilium - 엉덩뼈 ⑤ fibula - 정강뼈

58 **hunch back과 같은 용어는?**

① kyphosis ② lordosis ③ scoliosis ④ craniostosis ⑤ amelia

59 **이분척추(spina bifida : 척추갈림증)과 같은 의미는?**

① rachischisis ② spondylosis ③ scoliosis ④ lordosis ⑤ bifurcation

60 **동의어가 아닌 것은?**

① coxa vara - bow leg ② genu valgum - knock knew
③ sequestrum - extra bone ④ torticollis - wry neck
⑤ amyotrophic lateral sclerosis - Lou Gehrig disease

---

52. ④ 53. ④ 54. ④ 55. ④ 56. ④ 57. ④ 58. ① 59. ① 60. ①

61 spondylosyndesis와 동의어로 쓰이는 것은?

① spondylosis ② spondylopyosis ③ spondylolisthesis
④ spinal fusion ⑤ spondyloschisis

62 선천적으로 발의 기형인 Club foot와 동의어로 쓰이는 것은?

① podagra ② tremors ③ genu varum ④ talipes ⑤ hallux varus

63 가슴뼈의 비정상적으로 함몰 되어 있는 funnel chest와 동의어는?

① xiphoid process ② pectus excavatum ③ kyphosis
④ scoliosis ⑤ lordosis

64 extensor tendon(신근건)의 손상으로 인해 손가락원위부가 굴곡 변형되는 hammer finger와 동의어는?

① mallet finger ② clubbing of fingers ③ clawhand
④ talipomanus ⑤ phantom limb

65 목부분의 sternocleidomastoid의 muscle경직으로 머리가 한쪽으로 고정되는 목비뚤이(wryneck ; 사경)의 동의어는?

① Baker's cyst ② ganglion ③ Virchow's node
④ cervical rib ⑤ torticollis

66 동의어로 연결되지 않은 것은?

① hallux - great toe ② genu - knee ③ pes - foot
④ coxa - hip joint ⑤ talus - calf

67 stiffness와 같은 의미로 사용할 수 있는 용어는?

① cramp ② rigidity ③ hypotonia ④ tremor ⑤ contracture

68 funnel chest와 동의어는?

① pectus excavatum ② torticollis ③ true rib
④ false rib ⑤ floating rib

69 동의어끼리 연결된 것은?

① articulation - joint ② tendon - fascia ③ joint - ligament
④ bursa - articulation ⑤ tendon - ligament

70 발(foot)을 뜻하는 어근으로 옳은 것은?

가. ped	나. pod	다. pes	라. poros

① 가 ② 나, 라 ③ 다, 라 ④ 가, 나, 다 ⑤ 가, 나, 다, 라

61. ④ 62. ④ 63. ② 64. ① 65. ⑤ 66. ⑤ 67. ② 68. ① 69. ① 70. ④

71 **lordosis의 동의어는?**

① scoliosis ② hunchback ③ hollowback ④ kyphosis ⑤ hallux

72 **다음 어근의 해석이 잘못된 것은?**

① hallux - 엄지발가락 ② genu - 무릎 ③ valgus - 내측
④ coxa - 엉덩 관절 ⑤ talipes - 발바닥

73 **다음 중 연결된 어미의 뜻이 틀린 것은?**

① spondylo - vertebra ② osteo - bone ③ chiro - finger
④ podo - foot ⑤ myelo - bone marrow

74 **평활근(민무늬근)을 뜻하는 어근은?**

① phragm ② teno ③ rhabdomyo ④ leiomyo ⑤ myo

75 **일명 변형성 골염으로 노년층에 주로 발생하는 뼈의 만성 염증 질환은?**

① condensing osteitis ② osteogenesis imperfecta ③ Paget's disease
④ osteoporosis ⑤ osteitis fibrosa cystica

76 **혈관종이란?**

① lipoma ② liposarcoma ③ leiomyoma
④ leiomyosarcoma ⑤ hemangioma

77 **변형족(휜발) 중 외반족(가쪽들린휜발증)을 뜻하는 용어는?**

① talipes cavus ② talipes equinus ③ talipes valgus
④ talipes varus ⑤ talipes calcaneus

78 **외반고(펴진넙다리뼈)를 뜻하는 용어는?**

① coxa valga ② coxa vara ③ coxa plar
④ genu varum ⑤ genu valgum

79 **출혈성 관절증을 뜻하는 용어는?**

① arthralgia ② hemarthrosis ③ hydrarthrosis
④ pyarthrosis ⑤ tophus

80 **비후성 관절염을 뜻하는 용어는?**

① atrophic arthritis ② rheumatoid arthritis ③ gout
④ hypertrophic arthritis ⑤ ankylosing spondylitis

81 **파행(절뚝거림)을 뜻하는 용어는?**

① amyotrophia ② carpoptosis ③ claudication
④ contracture ⑤ atrophy

---

71. ③ 72.③, ⑤ 73. ③ 74. ④ 75. ③ 76. ⑤ 77. ③ 78. ① 79. ② 80. ④ 81. ③

82 **중증 근무력증을 뜻하는 용어는?**

① muscular dystrophy ② myasthenia gravis ③ disuse atrophy
④ muscular atrophy ⑤ hypotonia

83 **골의 구성용어 해석이 잘못된 것은?**

① meatus - 도, 관 ② spine - 구 ③ suture - 봉합
④ sinus - 동(굴) ⑤ process - 돌기

84 **( )은 탈구이고, ( )은 불완전 탈구를 뜻한다. 맞게 연결된 것은?**

가. subluxation	나. strain	다. crushing injury
라. malunion	마. dislocation	

① 가, 다 ② 나, 라 ③ 나, 마 ④ 마, 가 ⑤ 라, 가

85 **용어의 뜻이 잘못 설명된 것은?**

① bunion - 엄지건막류 ② hyperkinesia - 운동과잉증 ③ sciatica - 궁둥신경통
④ crepitation - 분리 ⑤ sequestrum - 부골(죽은뼈)

86 **용어의 뜻이 잘못 설명된 것은?**

① claudication - 파행 ② cramps - 경련 ③ contracture - 구축
④ tonic spasm - 긴장 경축 ⑤ flaccid paralysis - 진전마비

87 **골절의 명칭이 옳게 연결된 것은?**

① comminuted fracture - 분쇄골절 ② impacted fracture - 함몰골절
③ green stick fracture - 매복골절 ④ incomplete fracture - 완전골절
⑤ compression fracture - 복합골절

88 **genu varum을 뜻하는 것은?**

① 내반슬(안굽이무릎) ② 외반고(밖굽이엉덩관절) ③ 요척족(오그린휜발증)
④ 척추전만증(척주앞굽음증) ⑤ 척추측만증(척주옆굽음증)

89 **강직성 척추염을 뜻하는 것은?**

① hypertrophic spondylitis ② spondylolisthesis ③ spondyloschisis
④ spondylosyndesis ⑤ ankylosing spondylitis

90 **요통을 뜻하는 것으로 옳은 것은?**

가. myalgia	나. lumbago	다. rachialgia	라. lumbodynia

① 가 ② 나, 라 ③ 다, 라 ④ 가, 나, 다 ⑤ 가, 나, 다, 라

82. ② 83. ② 84. ④ 85. ④ 86. ⑤ 87. ① 88. ① 89. ⑤ 90. ②

91 **근육이상증을 뜻하는 것은?**

① muscular dystrophy
② amyotrophic lateral sclerosis
③ myositis ossificans
④ flaccid paralysis
⑤ carpoptosis

92 **용어의 뜻 풀이가 잘못된 것은?**

① traction-process of drawing or pulling - 견인
② flap-a mass of partially detached tissue used in plastic surgery - 피판
③ tenodesis-surgical fixation of a tendon to a bone - 건고정술
④ arthrocentesis-surgical puncture of the joint space with a needle - 관절 천자술
⑤ closed reduction-reduction of a fracture without incision - 관혈적 정복술

93 **가슴부위가 뒤로 만곡된 상태로 hump back이라고도 하는 것은?**

① lordosis ② kyphosis ③ myelopoiesis ④ scoliosis ⑤ osteogenesis

94 **뼈가 산산조각이 나거나 부서진 상태의 골절은?**

① compression Fx.
② greenstick Fx.
③ impacted Fx.
④ depressed Fx.
⑤ comminuted Fx.

95 **노뼈(요골) 하단의 골절을 뜻하는 것은?**

① colles' Fx.
② impacted Fx.
③ greenstick Fx.
④ Pott's Fx.
⑤ incomplete Fx.

96 **골절된 뼈 조각이 잘못 붙은 상태는?**

① malunion ② nonunion ③ delayed union ④ dysunion ⑤ synunion

97 **치료를 위해 일부러 골절시키는 것은?**

① rachiotomy ② osteoclasis ③ laminotomy ④ pobiotomy ⑤ scapulopexy

98 **체내 요산의 과잉축적이 원인으로 생기는 관절의 염증을 일으키는 질환명은?**

① osteoarthritis
② ankylosing arthritis
③ rheumatoid arthritis
④ gouty arthritis
⑤ ankylosis

99 **정중신경(median nerve)이 손목의 인대, 뼈, 힘줄을 지나갈 때 압박되는 상태는?**

① rheumatoid arthritis
② degenerative joint disease
③ capal tunnel syndrome
④ tenosynovitis
⑤ gouty arthritis

100 **관절에서 뼈가 빠져 나온 상태는?**

① herniation
② strain
③ sprain
④ dislocation
⑤ incomplete fracture

---

91. ① 92. ⑤ 93. ② 94. ⑤ 95. ① 96. ① 97. ② 98. ④ 99. ③ 100. ④

101 통증, 종창 및 인대의 손상을 동반한 관절의 외상은?

① strain ② subluxation ③ dislocation ④ sprain ⑤ edema

102 골수에 나타난 염증의 질환명은?

① osteitis ② osteomyelitis ③ periostitis ④ spondylitis ⑤ coxitis

103 척추의 결합이 완전히 이루어지지 않아 나타나는 척추의 선천적 기형은?

① spina bifida ② amelia ③ osteoporosis ④ rickets ⑤ scurvy

104 뼈의 한 부분이 내려 앉으면서 나타나는 머리뼈에서 흔히 볼 수 있는 골절은?

① depressed fracture ② compression fracture ③ impacted fracture
④ incomplete fracture ⑤ pathologic fracture

105 관절강(joint cavity)내에 혈액이 고인 상태는?

① arthralgia ② hemarthrosis ③ hydroarthrosis ④ pyarthrosis ⑤ tophus

106 Striated muscle에 생기는 육종은?

① leiomyoma ② rhabdomyosarcoma ③ leiomyosarcoma
④ myosarcoma ⑤ fibrosarcoma

107 radius 하단이 골절이 되어 나타난 질환의 명칭은?

① Pott's Fx. ② Colles' Fx. ③ pathologic Fx.
④ impacted Fx. ⑤ greenstick Fx.

108 관절염 중 대사 장애(metabolic disorder)로 인한 관절염은?

① psoriatic arthritis ② atrophic arthitis ③ gonorrheal arthritis
④ rheumatoid arthritis ⑤ gouty arthritis

109 가장 흔히 발생하는 긴뼈의 epiphysis 부위의 골육종은?

① giant cell tumor ② Pott's disease ③ Ewing's tumor
④ osteogenic sarcoma ⑤ osteitis fibrosa cystica

110 (　　)이란 인대 및 관절 부위가 손상된 상태로서 염좌라고 한다. (　　) 의미에 해당되는 용어는?

① strain ② subluxation ③ sprain ④ dislocation ⑤ crepitation

111 인대의 손상이 온 염좌를 뜻하는 용어는?

① sprain ② strain ③ ankylosis ④ spasm ⑤ cramp

112 척추가 완전히 닫히지 못한 선천적 기형은?

① rickets ② scurvy ③ osteoporosis ④ spina bifida ⑤ spondylitis

101. ④ 102. ② 103. ① 104. ① 105. ② 106. ② 107. ② 108. ⑤ 109. ④ 110. ③ 111. ① 112. ④

113 **근아세포의 증식에 의한 골격근의 악성 종양은?**

① leiomyosarcoma ② chondroma ③ Ewing's tumor
④ rhabdomyosarcoma ⑤ Krukenberg's tumor

114 **purine 대사장애로 나타나는 관절염은?**

① rheumatoid arthritis ② osteoarthritis ③ gouty arthritis
④ hypertrophic arthritis ⑤ arthritis

115 **골격근에 생긴 악성종양을 뜻하는 용어는?**

① chondroma ② Ewing's tumor ③ rhabdomyosarcoma
④ leiomyosarcoma ⑤ osteoma

116 **목 척추의 편타성(잡아 채거나 채찍에 의한) 손상은?**

① crushing injury ② Whiplash injury ③ sprain
④ dislocated injury ⑤ amputation

117 **척추의 위치가 제자리를 벗어나서 옮겨져 있는 척추전위증은?**

① spondylolysis ② spondylolisthesis ③ spondylopyosis
④ spondylosis ⑤ spondylosyndesis

118 **대퇴골두와 대퇴골간의 사이의 각도가 작아지는 상태는?**

① coxa vara - 내반(번)엉덩관절 ② talipes varus - 발바닥내반
③ coxa valga - 외반(번)엉덩관절 ④ hallux varus - 무지내반
⑤ genu valgum - 외반무릎관절

119 **근육을 무리하게 사용하여 발생한 타박상은?**

① sprain ② injury ③ strain ④ concussion ⑤ contusion

120 **질환의 상태가 악화되는 의미의 단어는?**

① recurrence ② exacerbation ③ remission ④ recover ⑤ evolution

121 **일명 오십견으로 내인성 또는 외인성 어깨관절 기능 장애는?**

① frozen shoulder ② whiplash injury ③ myositis ossificans
④ Boxer's fracture ⑤ tennis elbow

122 **두개골의 조기 골화(ossification)를 뜻하는 것은?**

① craniometry ② microcephalus ③ hydrocephalus
④ craniopathy ⑤ craniostosis

123 **만성 혈액성 골수염으로 볼 수있는 것은?**

① Brodie's abscess ② pyogenic arthritis ③ osteoperiostitis
④ Pott's disease ⑤ metaphysitis

---

113. ④ 114. ③ 115. ③ 116. ② 117. ② 118. ① 119. ③ 120. ② 121. ① 122. ⑤ 123. ①

124 구루병 등을 앓고 있는 유아의 경우에 나타나는 두개골의 연화증은?

① craniotabes ② craniosclerosis ③ calvaria
④ craniocele ⑤ cranioschisis

125 골절된 부위가 원래의 위치와 다르게 붙은 부정유합(틀린붙음)은?

① malpractice ② malunion ③ malocclusion
④ delayed union ⑤ malfunction

126 힘줄 또는 힘줄막에서 유래하며 주로 손등에 발생하는 결절종을 뜻하는 것은?

① bunion ② bursitis ③ spur ④ ganglion ⑤ tenesmus

127 척추결핵으로 일명 척추 caries라고 하는 것은?

① Pott's disease ② multiple myeloma ③ plica syndrome
④ bunion ⑤ Legg-Calve-Perthes' disease

128 척추관절의 강직현상을 뜻하는 용어는?

① osteoarthritis ② ankylosing spondylitis ③ arthralgia
④ synarthrosis ⑤ diarthrosis

129 한 쪽의 손가락 또는 발가락이 6개 이상인 선천적 기형은?

① syndactly ② polydactly ③ polydysplasia ④ synechia ⑤ synostosis

130 골절된 골편이 붙지 않는 경우는?

① malunion ② nonunion ③ delayed union ④ amputation ⑤ reduction

131 골절된 뼈의 양끝이 서로 부딪치면서 나는 소리는?

① crepitation ② lumbago ③ sequestrum
④ callus ⑤ supernumerary bone

132 건과 활막에 생긴 염증은?

① chondritis ② bursitis ③ synovitis ④ tenosynovitis ⑤ arthritis

133 비정상적으로 뼈 안에 비어있는 공간에 생기는 것은?

① osteitis ② periostitis ③ osteoporosis ④ rachitis ⑤ scurvy

134 척추의 염증을 의미하는 질환명은?

① periosteitis ② osteitis ③ coxitis ④ osteomyelitis ⑤ spondylitis

135 staphylococcus aureus에 의한 혈행성 골수염은?

① pyogenic arthritis ② hematogenous osteomyelitis ③ osteoperiostitis
④ brucellar osteomyelitis ⑤ gonococcal osteomyelitis

---

124. ① 125. ② 126. ④ 127. ① 128. ② 129. ② 130. ② 131. ① 132. ④ 133. ③ 134. ⑤ 135. ②

136 **손가락, 발가락이 서로 붙은 상태를 뜻하는 용어는?**

① hammer toe ② syndactylia ③ amelia ④ kyphosis ⑤ talipes

137 **태아기의 척색잔재(척삭종)에서 기원한 종양은?**

① fibrosarcoma ② multiple myeloma ③ chordoma
④ fibroma ⑤ lipoma

138 **엄지발가락이 외측을 향한 외반무지(엄지발가락쪽휨증)는?**

① hallus valgus ② hallus varus ③ genu valgum
④ genu varum ⑤ coxa valga

139 **근육의 움직임이 비정상적으로 증가되어 있는 상태를 뜻하는 용어는?**

① hyperkinesia ② hypertrophy ③ hypertonia
④ hyperesthesia ⑤ hyperosteosis

140 **giant cell tumor of bone을 뜻하는 것은?**

① osteosarcoma ② osteoclastoma
③ parosteal sarcoma ④ chondrosarcoma ⑤ osteoid osteoma

141 **5~15세 사이에 장골에 잘 발생하는 악성 골종양은?**

① Ewing's sarcoma ② multiple myeloma ③ fibroma
④ osteoma ⑤ osteoid osteoma

142 **통증을 동반한 근 수축현상은?**

① tremor ② spasm ③ rigidity ④ hypotonia ⑤ cramp

143 **화농성균이 관절 내에 침입하여 일으킨 관절염은?**

① gonococcal arthritis ② Pott's disease ③ pyogenic arthritis
④ metaphysitis ⑤ hematogenous osteomyelitis

144 **퇴행성 관절염(degenerative arthritis)이라고도 부르는 만성 관절염은?**

① hemophilic arthritis ② gout ③ rheumatoid arthritis
④ osteoarthritis ⑤ charcot joint

145 **관절이 비정상적인 완화 또는 이완증은?**

① arthroclisis ② arthrokleisis ③ arthrolith
④ arthrochalasis ⑤ hydrarthrosis

146 **rhythmical movement of muscle은?**

① tremor ② cramp ③ rigidity
④ claudication ⑤ hyperkinesia

---

136. ② 137. ③ 38. ① 139. ① 140. ② 141. ① 142. ⑤ 143. ③ 144. ④ 145. ④ 146. ①

147 뻣뻣하여 구부리지 못할 정도로 근육이 뻣뻣한 것은?

① rigidity ② tremor ③ hypotonia ④ claudication ⑤ cramp

148 다음 용어의 내용이 틀린 것은?

① aponeurosis(널힘줄 ; 건막)은 근육과 근육을 연결하는 조직이다.
② tendon(힘줄 ; 건)은 근육과 뼈를 연결시키는 결합조직이다.
③ ligament(인대)는 뼈와 뼈사이를 연결시키는 결합조직이다.
④ articulation(관절)은 둘 이상의 뼈가 만나는 곳이다.
⑤ lamina(판)는 추골과 추골사이에 있는 섬유성 연골판이다.

149 발의 앞 끝이 땅에 닿아서 발끝으로 걷는 증상은?

① equinus ② planus ③ valgus ④ varus ⑤ calcaneus

150 왜소증의 가장 많은 형태인 연골 무형성증은?

① achondroplasia ② osteopetrosis ③ amelia
④ osteopoikilosis ⑤ chondroectodermal dysplasia

151 internal derangement of knee와 관계 없는 부위는?

① anterior cruciate ligament ② medial meniscus ③ acetabular ligament
④ capsular ligament ⑤ medial collateral ligament

152 외측 반달연골(lateral meniscus)파열시 손상 부위는?

① elbow ② knee ③ ankle ④ foot ⑤ shoulder

153 pertrochanteric fracture의 부위는?

① humerus ② clavicle ③ femur ④ radius ⑤ ulnar

154 blow-out fracture의 부위는?

① ilium ② femur ③ finger
④ orbit ⑤ cervical vertebra

155 Legg-Calve-Perthes' disease와 관계있는 부위는?

① femur ② patella ③ olecranon ④ finger ⑤ cervical spine

156 acute myelogenous leukemia의 원발 부위는?

① 골수 ② 혈액 ③ 신장 ④ 혈관 ⑤ 근육

157 뼈의 치밀도 감소로 인해 약해진 상태로 폐경기 이후 에스트로겐 호르몬의 결핍으로 발생하는 질환은?

① osteomyelitis ② osteoporosis ③ osteochondroma
④ osteogenesis ⑤ ostalgia

---

147. ① 148. ⑤ 149. ① 150. ① 151. ③ 152. ② 153. ③ 154. ④ 155. ① 156. ① 157. ②

158 **악성 골종양으로 어린아이에게 나타나는 질환은?**

① exostosis ② bunion ③ Ewing's sarcoma
④ osteochondroma ⑤ osteomalacia

159 **coxarthrosis란 (A)부위의 관절증이고, gonarthrosis란 (B)부위의 관절증이다. A와 B에 해당하는 것은?**

가. wrist	나. ankle	다. hip
라. knee	마. elbow	바. neck

① 가, 나 ② 가, 라 ③ 다, 라 ④ 다, 바 ⑤ 나, 마

160 **소변에서 Bence-Jones protein이 특징적으로 검출되는 질환은?**

① Ewing's sarcoma ② multiple myeloma ③ fibrosarcoma
④ osteoma ⑤ osteogenic sarcoma

161 **신경으로부터 근육세포로의 신경흥분전달이 이루어지지 않아서 근육의 힘이 상실되는 질환은?**

① myasthenia gravis ② polymyositis ③ claudication
④ pseudohypertrophy ⑤ myoseism

162 **유전적 질환군으로 신경계의 침범없이 진행성 쇠약과 근섬유의 퇴행이 특징으로 지방이 기능성 근육세포를 대체하여 퇴행되거나 위축되는 질환은?**

① polymyositis ② muscular dystrophy ③ hypotonia
④ myositis ⑤ volkmann's contracture

163 **pathologic fracture를 일으키는 원인이 아닌 것은?**

① osteoma ② osteomalacia ③ osteoporosis ④ craniostosis ⑤ osteomyelitis

164 **pathologic fracture의 원인과 관계가 적은 것은?**

① osteogenic sarcoma ② syphilis ③ mumps
④ osteomyelitis ⑤ osteomalacia

165 **추간 원판 탈출증이 가장 흔하게 발생하는 부위는?**

① T11-T12와 L1-L2사이 ② C5-C6와 T9-T10사이 ③ L4-L5와 L5-S1사이
④ C4-C5와 L2-L3사이 ⑤ T1-T2와 T12-L1사이

166 **상완이두근(위팔두갈래근) 및 주위조직을 침범하는 퇴행성 변화의 결과로서, 통증과 경직 및 운동장애를 일으키는 질환으로 adhesive capsulitis라고도 부르는 질환은?**

① doropathy ② frozen shoulder ③ acromion
④ spur ⑤ arthropathy

158. ③ 159. ③ 160. ② 161. ① 162. ② 163. ④ 164. ③ 165. ③ 166. ②

167 **피부 외상을 동반하는 골절은?**

① simple(closed) fracture - 단순(폐쇄성)골절
② compound(open) fracture - 복합(개방성)골절
③ pathological fracture - 병적 골절
④ impacted fracture - 매복골절
⑤ compression fracture - 압박골절

168 **phantom limb pain에 대한 설명 중 맞는 것은?**

① 뼈의 출혈시에 느끼는 통증이다.
② 사지절단 후에 없어진 부위를 있는 것으로 느끼는 통증이다.
③ 섬유성 덩어리에 발육한 망상구조에서 느끼는 통증이다.
④ 골절시에 느끼는 통증이다.
⑤ 유합과정에서 느끼는 통증이다.

169 **Osteitis fibrosa cystica란 (A)호르몬의 (B)분비로 인해 발생한 뼈의 섬유성 변형 및 염증성 질환이다. A와 B에 해당하는 것은?**

가. thyroid	나. pituitary	다. parathyroid	라. 과잉	마. 과소

① 가, 라　② 나, 마　③ 다, 라　④ 다, 마　⑤ 가, 마

170 **myasthenia gravis는 근신경 연접부위의 전달물질인 (A)의 부족이나 (B)의 과잉으로 인한 중증성 근무력증이다. A와 B에 해당하는 것은?**

가. acetylcholine	나. cholinesterase	다. transaminase
라. creatine	마. sodium	바. c-reactive protein

① 가, 나　② 가, 라　③ 나, 마　④ 다, 바　⑤ 마, 바

171 **급성 구획증후군(acute compartment syndrome)을 설명하는 내용 중 틀린 것은?**

① 동맥혈관의 경축이나 심한부종, 외부압박등에 의해 발생한다.
② 뼈, 건막 구획내의 조직압 증가에 의한 미세순환 장애이다.
③ 매우 심한 통증을 유발시킨다.
④ 고요산혈증과 관계가 있는 질환이다.
⑤ 치료방법으로는 근막절개와 교감신경 차단술 등이 있다.

172 **rheumatoid arthritis를 설명하는 내용 중 옳은 것은?**

① 고요산혈증이 주요원인이다.
② 화농성균에 의한 관절의 급성감염이다.
③ 퇴행성 관절염으로 중년, 노년층에 주로 발생 한다.
④ 항생제 투여를 우선적으로 실시한다.
⑤ 원인은 불명이나 morning stiffness가 특징이다.

167. ②　168. ②　169. ③　170. ①　171. ④　172. ⑤

173 **선천성 질환이 아닌 것은?**

① spina bifida ② polydactyly ③ webbed toes
④ supernumerary rib ⑤ rickets

174 **척추에만 발생하는 질환으로 조합된 것은?**

가. kyphosis	나. lordosis	다. scoliosis	라. osteoporosis

① 가 ② 나, 라 ③ 다, 라 ④ 가, 나, 다 ⑤ 가, 나, 다, 라

175 **Volkmann's contracture를 설명한 것은?**

① 근 신경 연접 부위의 전달 물질 부족으로 인한 근무력증이다.
② 유전적질환의 하나로 근육세포가 지방세포로 대체되면서 근위축이 일어나는 질병이다.
③ 류마티스성 관절염으로 인한 다발성 근육통이다.
④ 척수신경의 퇴화로 인한 근 무력증으로 보행장애를 일으킨다.
⑤ splint나 지혈대의 압박 또는 골절로 인한 혈액 순환 장애로 오는 허혈성 근 연축 질환이다.

176 **다발성 골수종(multiple myeloma)을 잘못 설명한 것은?**

① 골수의 양성 종양이다. ② hyperglobulinemia 소견을 보인다.
③ 여자보다 남자에게 더 많이 발생한다. ④ 일명 plasma cell myeloma라고도 한다.
⑤ 중년 이상의 연령층에서 많이 발생한다.

177 **multiple myeloma에 대한 설명이 잘못된 것은?**

① 조직학적으로 비정상적 형질세포모양을 띤다. ② 중년 이상의 연령층에서 많이 발생한다.
③ Bence-Jones 단백뇨를 보인다. ④ 척추에서 호발한다.
⑤ 어린이에게 나타난다.

178 **syndactylism에 대한 설명 중 옳은 것은?**

① 손가락의 개수가 6개인 기형 ② 손가락이 휘어진 기형
③ 손가락이 두개 이상 붙어 있는 기형 ④ 손가락 관절의 굴곡기형
⑤ 손가락의 비대현상

179 **뼈의 양성 종양에 해당 하는 것은?**

가. osteoma	나. giant cell tumor
다. osteochondroma	라. multiple myeloma

① 가 ② 나, 라 ③ 가, 다 ④ 가, 나, 다 ⑤ 가, 나, 다, 라

180 **vit.C 의 결핍으로 생기는 질환은?**

① osteomalacia ② osteoporosis ③ scurvy
④ osteosclerosis ⑤ Pott's disease

173. ⑤ 174. ④ 175. ⑤ 176. ① 177. ⑤ 178. ③ 179. ④ 180. ③

181 **palmar fascia contracture로 인한 손가락의 flexion deformity는?**

① Volkmann's contracture ② functional contracture
③ Dupuytren's contracture ④ tetanic contracture
⑤ physiological contracture

182 **Colles' Fx. 를 설명한 내용은?**

① 종아리뼈 하단 부위의 골절로 종아리뼈 관절의 심한 손상이 수반되기도 한다.
② 눈에 타격을 받아 안와 부위가 골절된 것이다.
③ Duverney's Fx. 라고도 하며 엉덩이뼈 부위가 골절된 것이다.
④ 노뼈 하단 부위의 골절로 밑의 골편이 후방으로 전위한다.
⑤ 개방성 골절로서 머리뼈가 함몰되어 골절 된 것이다.

183 **악성 종양이 아닌 것은?**

① lipoma ② Ewing's tumor ③ osteosarcoma
④ fibrosarcoma ⑤ mutiple myeloma

184 **질병과 원인 물질을 연결시킨 것 중 맞지 않는 것은?**

① osteoporosis - estrogen ② rickets - Vit D ③ scurvy - Vit C
④ gout - uric acid ⑤ myasthenia gravis - adrenaline

185 **wrist drop과 동의어는?**

① claudication ② carpoptosis ③ contracture
④ dystrophy ⑤ myasthenia gravis

186 **knock knee와 동의어는?**

① coxa valga ② coxa vara ③ coxa plana
④ genu varum ⑤ genu valgum

187 **tenis elbow라고도 부르는 질병은?**

① humeral lateral epicondylitis ② adhesive capsulitis
③ synovitis ④ gout
⑤ osteoarthritis

188 **simple Fx.와 같은 의미의 용어는?**

① compound Fx. ② open Fx. ③ impacted Fx.
④ closed Fx. ⑤ incomplete Fx.

189 **compound Fx.와 같은 의미의 용어는?**

① simple Fx. ② open Fx. ③ impacted Fx.
④ closed Fx. ⑤ complete Fx.

181. ③ 182. ④ 183. ① 184. ⑤ 185. ② 186. ⑤ 187. ① 188. ④ 189. ②

190 **치료법의 명칭이 잘못된 것은?**

① plaster cast - 소석고 붕대 ② splint - 부목 ③ fixation - 고정술
④ traction - 견찰법 ⑤ sling - 삼각건

191 **관절 천자술에 다른 의미의 시술 명칭은?**

① arthrodesis ② arthrocentesis ③ arthroscopy
④ arthrography ⑤ arthroplasty

192 **gnathoplasty란 (　　) 성형술 이라고 한다. (　　) 의미에 해당되는 용어는?**

① 주름살 ② 혀 ③ 턱 ④ 흉터 ⑤ 다리

193 **질병과 수술명이 잘못 연결된 것은?**

① depressed skull fracture - cranioplasty
② avascular necrosis of hip - total hip replacement
③ carpal tunnel syndrome - decompression of nerve
④ Baker's cyst - opponen's plasty
⑤ traumatic amputation of finger - reattachment

194 **외골증(뼈돌출증)의 치료를 위한 수술은?**

① costectomy ② carpectomy ③ exostectomy ④ rachiotomy ⑤ spondylodesis

195 **강직된 관절을 외과적으로 제거하는 용어는?**

① arthrocentesis ② arthrectomy ③ arthrolysis
④ arthroclasia ⑤ arthrotomy

196 **관절내에 농이 생긴 경우 치료를 위한 수술은?**

① bunionectomy ② bursectomy ③ bursotomy
④ capsulotomy ⑤ arthrotomy

197 **윤활막(활액막)을 절제하는 것은?**

① arthrotomy ② arthrolysis ③ bursotomy
④ synovectomy ⑤ synosteotomy

198 **근막을 골격에 붙여주는 봉합술은?**

① fasciectomy ② fasciodesis ③ fascioplasty
④ fasciorrhaphy ⑤ fasciotomy

199 **외사근(배바깥빗근)의 섬유조직을 따라 복부를 절개하는 방법은?**

① Bevani's incision ② McBurney's incision ③ midline incision
④ myotomy ⑤ fasciotomy

200 **관절 해리술은?**

① arthrectomy ② arthrotomy ③ osteoclasis ④ arthrodesis ⑤ arthrolysis

---

190. ④ 191. ② 192. ③ 193. ④ 194. ③ 195. ④ 196. ⑤ 197. ④ 198. ② 199. ② 200. ⑤

201 근육을 신장시키는 수술은?

① myorrhaphy ② myotasis ③ myotomy ④ myoplasty ⑤ fasciectomy

202 전기자극으로 근육의 수축력을 측정하는 검사법은?

① electrocardiography ② electrophoresis ③ electroanalysis
④ electroencephalography ⑤ electromyography

203 질병과 연결된 검사방법 중 틀린 것은?

① typhoid fever - widal test ② syphilis - FTA-ABS
③ rheumatoid arthritis - tuning fork test ④ diabetes mellitus - glucose tolerance test
⑤ allergic dermatitis - patch test

204 질병과 연결된 검사방법 중 틀린 것은?

① meniscus tear - arthroscopy ② Ewing's tumor - bone scan
③ skull fracture - brain CT scan ④ mallet finger - lateral X-ray
⑤ herniated lumbar disc - 4 vessel angiogram

205 손가락의 분리수술이 필요한 경우는?

① polydactyly ② macrodactyly ③ camptodactyly
④ syndactyly ⑤ clinodactyly

206 추간 원판탈출증시 시행하게 되는 시술이 맞게 조립된 것은?

가. laminectomy	나. discectomy
다. chemonucleolysis	라. arthrodesis

① 가, 나, 다 ② 가, 다 ③ 나, 라 ④ 라 ⑤ 가, 나, 다, 라

207 추간판 탈출증시 주사바늘로 천자하여 chymopapain이라는 약물로 disk를 녹이는 치료는?

① chemonucleolysis ② laminectomy ③ diskectomy
④ osteoclasis ⑤ ostectomy

208 추간원판 탈출증의 치료 방법은?

① laminectomy, chemonucleolysis ② tendon transfer, bunionectomy
③ internal fixation, sequestrumectomy ④ myorrhaphy, neurorrhaphy
⑤ total hip replacement, plica removal

209 골절부위의 피부를 절개하고 뼈를 정상 위치로 회복시켜 주는 수술 방법은?

① open reduction ② immobilization ③ closed reduction
④ external fixation ⑤ traction

201. ② 202. ⑤ 203. ③ 204. ⑤ 205. ④ 206. ① 207. ① 208. ① 209. ①

210 절개하지 않고 골절을 복원시키는 방법은?

① closed reduction ② open reduction ③ grafting reduction
④ radical reduction ⑤ osteoclasis

211 연골 성형술은?

① arthroplasty ② chondroplasty ③ bunionectomy
④ chondrectomy ⑤ fusion

212 환자 자신의 fibula를 이용하여 뼈이식 시술을 의미하는 용어는?

① bone graft ② heteroplastic graft ③ homogenous graft
④ transplantation graft ⑤ autogenous graft

213 autogenous bone graft시 흔히 이용되는 채취 부위가 아닌 것은?

① ilium ② tibia ③ rib ④ calvarium ⑤ ischium

214 인대(ligament)와 관련된 시술명칭은?

① bursectomy ② syndesmoplasty ③ arthrectomy
④ osteoclast ⑤ tenorrhaphy

215 진단명과 처치명이 다른 것은?

① amelia - osteoclasis ② tenorrhexis - tenorrhaphy
③ fracture - reduction ④ bunion - bunionectomy
⑤ sequestrum - sequestrumectomy

216 골절치료시 내 고정술(internal fixation)에 사용되지 않는 것은?

① pin ② brace ③ screw ④ rod ⑤ plate

217 관절이 뻣뻣해지고 움직일 수 없게 되는 굳음 현상은?

① fibrosis ② athrosis ③ ankylosis ④ necrosis ⑤ arthrodesis

218 관절을 절단선으로 분리하는 관절이단술은?

① disarticulation ② arthrotomy ③ arthrolysis
④ arthrectomy ⑤ synarthrosis

219 약어의 정식명칭이 잘못된 것은?

① DTR : Deflection Trans Reaction ② IM : Intra Muscular
③ RA : Rheumatoid Arthritis ④ ROM : Range Of Motion
⑤ CTS : Carpal Tunnel Syndrome

220 약어의 설명이 잘못된 것은?

① Fx : 골절 ② LOM : 운동범위 ③ EMG : 근전도
④ AK : above knee ⑤ DIP : distal interphalangeal joint

---

210. ① 211. ② 212. ⑤ 213. ⑤ 214. ② 215. ① 216. ② 217. ③ 218. ① 219. ① 220. ②

221 **HLD 약어의 해설이 옳은 것은?**

① herniated lumbar disc
② hernia lumbar disease
③ herniated loin disc
④ hemorrhage lumbar disease
⑤ hemorrhage lumbar disc

222 **약어의 해설이 틀린 것은?**

① Rh factor : rheumatoid factor
② DTR : Deep Tendon Reflex
③ EMG : Electromyography
④ HNP : herniation of nucleus pulposus
⑤ KJ : Knee Joint

223 **HIVD의 설명이다. 잘못된 것은?**

① 추간원판탈출증의 약어이다.
② 통증은 없고 부종만 동반한다.
③ 신경에 손상이 올 수도 있다.
④ 치료를 위해 laminectomy를 하기도 한다.
⑤ 추간원판 수핵이 척추관으로 이탈되어 나타난다.

224 **ROM이란?**

① right of muscle
② range of motion
③ right myography
④ right metacarpus
⑤ rheumatic osteomyelitis

225 **정형외과 의사를 뜻하는 것은?**

① orthopedics ② orthodontist ③ orthoptics ④ orthopedist ⑤ orthogenics

---

221. ① 222. ⑤ 223. ② 224. ② 225. ④

03 피부계

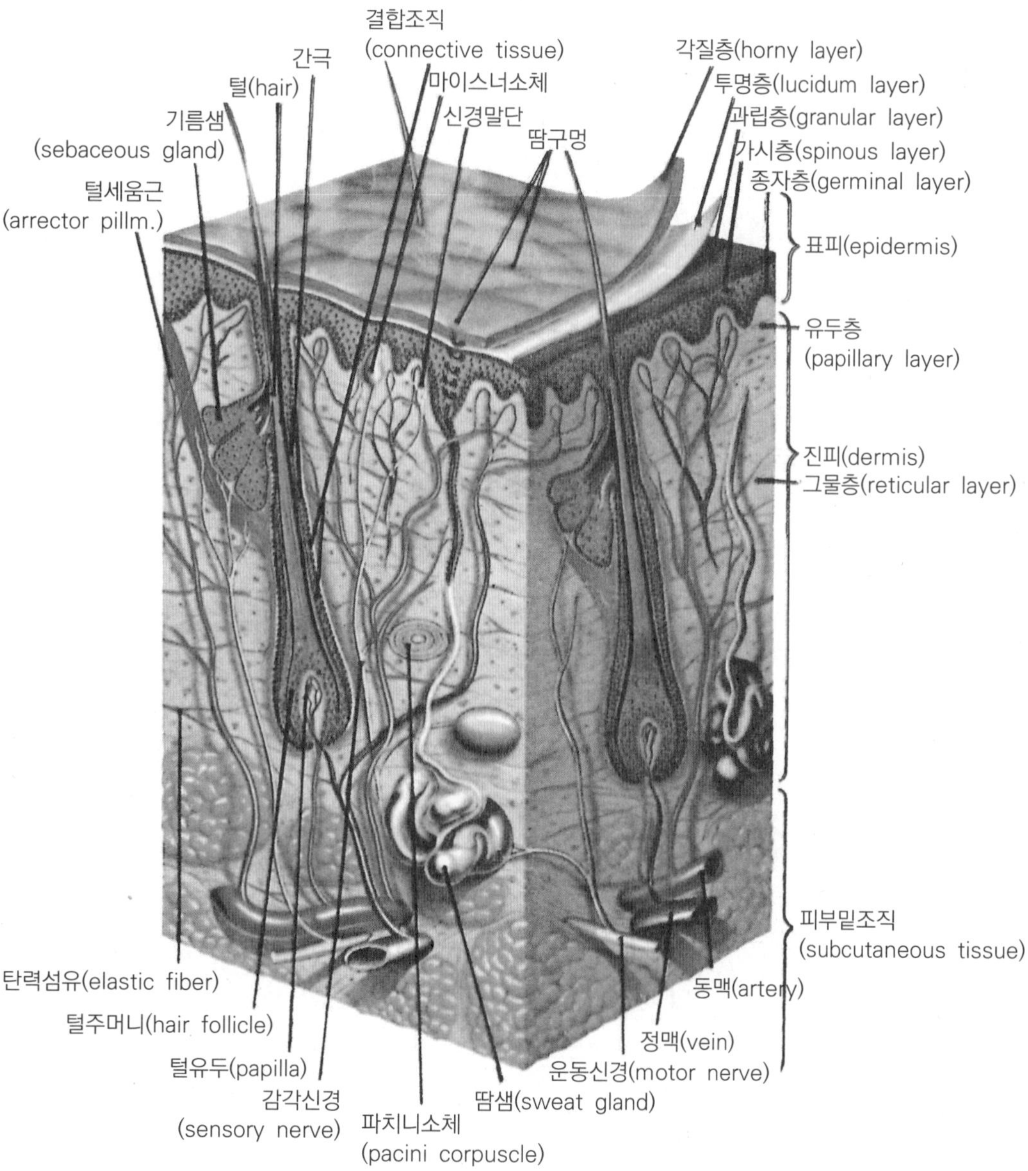

그림 3-1. 피부의 구조

1. 해부학적 용어(Anatomic terms)

1) 피부의 구조

(1) Epidermis 표피

- stratum corneum 각질층
- stratum lucidum 투명층
- stratum granulosum 과립층
- stratum spinosum 유극층
- stratum germinativm 배아층(=basal layer 기저층)

(2) Corium(=dermis) 진피

- blood vessel 혈관
- lymphatic vessel 림프관
- nerve fiber 신경섬유
- hair follicle 모낭
- sweat gland 땀샘
- sebaceous gland 피지샘
- connective tissue 결합조직

(3) Subcutaneous layer 피하조직

- lipocytes 지방세포
- 열 절연체
- 영양소 저장

2) 유방의 구조

- mammary gland 유선
- papilla mammae 유두
- lactiferous duct 유관
- areola 유륜

2. 용어분석(Analysis of terms)

derm/o, dermat/o, cutane/o, sarc/o	피부
melan/o	검은
leuk/o, albin/o, alb/o	하얀
kerat/o, corn/o, horny	각질
hidr/o	땀
trich/o, pil/o	털
onych/o, ungu/o, eponychium	손톱, 발톱
adip/o, lip/o, steat/o	지방
xanth/o	노란
rhytido-	주름
mamm/o, mast/o	유방
thel/o	유두

피부계 문제

01 **다음 중 피부의 기능으로 짝지워진 것은?**

> 가. 신체 전체를 덮어 신체를 보호한다.
> 나. 통증, 압각, 체온 등의 감각수용기 역할을 한다.
> 다. 신체의 체온유지를 돕는다.
> 라. 눈물, 땀 등의 물질을 분비하는 분비샘을 갖고 있다.

① 가, 나, 다　② 가, 다　③ 나, 라　④ 라　⑤ 가, 나, 다, 라

02 **다음 중 피부의 부속 기관에 속하지 않는 것은?**

① hair　② sebaceous gland　③ nail
④ sweat gland　⑤ lacrimal gland

03 **진피의 설명에 대해 옳은 것으로 짝지워진 것은?**

> 가. 진피에는 혈관, 신경섬유와 부속기관(털주머니, 땀샘, 피지샘)이 있다.
> 나. 멜라닌을 분비하는 멜라닌세포가 있다.
> 다. 진피의 섬유는 주로 질기고 유연한 교원질섬유로 이루어져 있다.
> 라. 딱딱한 단백질인 케라틴으로 차 있는 각질세포가 있다.

① 가, 나, 다　② 가, 다　③ 나, 라　④ 라　⑤ 가, 나, 다, 라

04 **혈관과 모관을 포함하고 있는 곳은?**

① epithelium　② corium　③ epidermis　④ integument　⑤ stratum

05 **손(발)톱 기저부분에 있는 반달 모양의 흰 부분을 뜻하는 것은?**

① corium　② cuticle　③ hair follicle　④ nail plate　⑤ lunula

06 **대식세포(macrophage)의 한 종류로 소성 결합조직(loose connective tissue)에 위치하고 있는 것은?**

① histiocyte　② lipocyte　③ fibroblast　④ epithelium　⑤ horny cell

07 **표피층(epidermis layer)에 있는 것은?**

① nerve　② stratum corneum　③ hair root
④ sweat gland　⑤ blood vessels

08 **표피의 가장 바깥층은?**

① basal layer　② subcutaneous tissue　③ sebaceous gland
④ squamous epithelium　⑤ stratum corneum

---

1. ①　2. ⑤　3. ②　4. ②　5. ⑤　6. ①　7. ②　8. ⑤

09 **표피는 4개의 층으로 되어 있다. 맞게 연결된 것은?**

① epidermis - stratum granulosum - stratum germinativum - stratum lucidum
② stratum germinativum - stratum corneum - subcutaneous tissue - stratum granulosum
③ stratum corneum - stratum lucidum - stratum granulosum - stratum germinativum
④ stratum corneum - subcutaneous tissue - stratum granulosum - stratum germinativum
⑤ stratum corneum - corium - subcutaneous tissue - stratum granulosum

10 **표피(epidermis)의 가장 안쪽 층으로서 melanocytes를 함유하고 있는 층은?**

① 유극층 ② 각화층 ③ 기저층 ④ 담명층 ⑤ 과립층

11 **진피층에 존재하지 않는 것은?**

① mast cells ② sweat glands ③ fibroblasts
④ sebaceous glands ⑤ lipocytes

12 **유두 주위에 색소 침착이 환 형태로 된 유륜(젖꽃판)을 뜻하는 것은?**

① areola ② lactiferous ducts ③ mammary papilla
④ glandular tissue ⑤ ampulla

13 **피부의 부속기관에 해당 하지 않는 것은?**

① hair ② nails ③ sebaceous gland
④ sweet gland ⑤ lipocytes

14 **피부는 3개의 층으로 되어 있다. 이에 대한 연결이 맞는 것은?**

① dermis - subdermis - stratum lucidum
② epidermis - corium - stratum lucidum
③ stratum lucidum - dermis - subcutaneous tissue
④ epidermis - subdermis - subcutaneous tissue
⑤ epidermis - corium - subcutaneous tissue

15 **반점을 뜻하는 것은?**

① papule ② erythema ③ vesicle
④ macula ⑤ pustule

papule(구진, 솟음) : 살갗에 돋아나는 발진. 크기는 바늘 대가리만 한 것부터 완두콩만한 것까지 일정하지 않고 모양도 일정하지 않은데, 색은 붉거나 희며 진물이 나는 것과 그렇지 않은 것이 있다.
erythema(홍반) : 울혈 · 염증 · 상피박리 등의 원인으로 피부나 점막에 오는 여러 가지 모양의 적색 반점.
vesicle(소포, 잔물집) : 직경 0.5 cm 미만의 맑은 액체가 포함된 물집이다. 작은 수포는 각각 불규칙하게 분포하기도 하나 대상포진에서는 군집을 이루며, 덩굴 옻나무 피부염(poison ivy dermatitis)에서는 선모양배열을 한다.
macula(황반, 각막반, 반점) → macular eruption(반점발진) : 점상으로 생기는 피진. 출혈, 울혈, 증강 또는 감소되는 색소침착 등에 의한다.
pustule(고름물집, 농포) : 고름을 포함한 피부의 작은 융기로 모양은 수포와 비슷하며 단일 또는 군집으로 생긴다. 이들은 처음부터 고름물집으로 생기기도 하나 구진과 수포로부터 생기기도 한다.

9. ③ 10. ③ 11. ⑤ 12. ① 13. ⑤ 14. ⑤ 15. ④

16 **papule이 뜻하는 것은?**

① 반점 ② 농포 ③ 수포(물집) ④ 자색반 ⑤ 구진(솟음)

반점(mucula) → 반(macule) : 피부 표면에 융기나 함몰없이 색조의 변화가 있는 것.
농포, 고름물집(pustule) → 농포증(pustulosis)
자색반, 자색반병(purpura) : 피부내의 출혈로 인하여, 피부 표피를 통하여 쉽게 보이는 자홍색 혹은 적갈색 반점을 특징으로 하는 일련의 질환을 총칭하는 용어이다.
수포, 물집(blister, bulla, vesicle)
→ 물집(blister) : 피부에 생기는 병터로 살가죽이 부르터 올라 그 속에 물이 찬 것이다. 그 크기가 잔물집(vesicle)보다 큰 것을 말한다.
물집, 큰공기집, 융기(bulla) : 피부의 표피내 또는 표피하에 형성되는 단백성분을 갖는 적은 양의 액체저류.
작은물집, 큰물집으로 구별되며, 또한 부위에 의하여 표피내물집, 표피하물집 등으로 부른다.
잔물집, 소포(vesicle) : 직경 0.5cm 미만의 맑은 액체가 포함된 물질이다. 그러나 장액 물질 또는 혈액을 포함하여 황색 또는 적색으로 나타나며 검붉은색의 유륜을 보이기도 한다.
1cm 이상의 큰 수포를 blister 라고 한다.
구진, 솟음(papule) → papulovesicular(구진물집의, 솟음물집의) : 구진과 잔물집으로 구성된 발진을 의미한다.

17 **피지선에서 분비하는 유성 물질(oil substance)은?**

① sweat ② sebum ③ nail ④ collagen ⑤ melanin

18 **표피, 머리카락, 손톱에서 발견되는 단단한 단백질의 물질은?**

① keratin ② lunula ③ heparin ④ collagen ⑤ histamine

19 **진피층(corium)의 mast cell에서 분비되는 항응고 물질은?**

① histiocytes ② collagen ③ histamine ④ heparin ⑤ fibroblast

20 **sebaceous gland에서 분비되는 지방성 분비물은?**

① chloasma ② comedo ③ sebum ④ pigment ⑤ dandruff

21 **같은 뜻을 갖는 결합형으로 짝지어지지 않은 것은?**

① derm/o, cutane/o ② albin/o, leuk/o ③ onych/o, ungu/o
④ pil/o, trich/o ⑤ hidr/o, steat/o

derm/o, dermat/o, cutane/o : 피부(skin), albin/o, leuk/o, alb/o : 하얀(white), onych/o, ungu/o : 손톱, 발톱(nail), pil/o, trich/o : 털(hair), steat/o, adip/o, lip/o : 지방(fat)

22 **어근의 의미가 잘못 연결된 것은?**

① mammo-breast ② hidro-sweat ③ kerato-horny ④ ichthy-scaly ⑤ erythro-blue

mammo : 유방(breast), hidro : 땀(sweat), kerato : 각질(horny), ichthy : 비늘(scaly), erythro : 붉은(red)

23 **integument의 의미는?**

① covering ② releasing ③ protecting ④ freckle ⑤ keloid

16. ⑤ 17. ② 18. ① 19. ④ 20. ③ 21. ⑤ 22. ⑤ 23. ①

24 **진피를 나타내는 용어는?**

① epidermis ② epithelium ③ subcutaneous ④ corium ⑤ cuticle

> epidermis(표피) : 피부의 가장 바깥층으로서 외배엽에서 기원하며 각질이라는 구조 단백질을 생산하는 기능을 가진다.
> epithelium(상피) : 신체의 표면, 소화관 등의 속이 빈 기관의 관강면, 체강, 그리고 각 기관의 외표면과 내강면을 덮고 있는 막성 조직을 말한다.
> subcutaneous(피부밑의, 피하의) → subcutaneous emphysema(피부밑공기증, 피하공기증) : 피하조직내에 공기가 침입하여 저류된 상태를 말한다.
> corium(진피) : 피부의 한 층을 이루는 조직. 피부는 크게 표피, 진피, 피하조직의 세 부분으로 되어 있다.
> cuticle(껍질) : 피부의 표피 혹은 바깥층. 상피세포의 자유면을 덮고 있는 고형물질로 된 층.

25 **피부과 의사를 뜻하는 용어는?**

① ophthalmologist ② orthopedist ③ dermatologist
④ otolaryngologist ⑤ psychiatrist

> ophthalmologist(안과의사), orthopedist(정형외과의사), dermatologist(피부과의사), otolaryngologist(이비인후과의사), psychiatrist(정신과의사)

26 **epidermis란?**

① 표피 ② 진피 ③ 착색된 피부 ④ 증식 ⑤ 피하조직

> skin - epidermis(표피), dermis or corium(진피), subcutaneous layer(피하조직)

27 **mole, hemangioma와 같이 유전적 기원에서 온다고 보는 모반은?**

① neuroma ② acne ③ cyst ④ bulla ⑤ nevus

28 **mole을 뜻하는 것은?**

① melanoma ② skin ulcer ③ hemangioma
④ benign melanoma ⑤ steatoma

29 **기미(갈색반)를 의미하는 용어는?**

① chloasma ② leukoderma ③ petechia ④ macule ⑤ wart

> chloasma(기미) : 얼굴, 특히 눈 밑이나 이마에 발생하는 갈색의 색소침착현상. 1~수cm에 이르 갈색반점이 뺨, 관자놀이, 이마에 나타나는 상태.
> leukoderma(백색피부증) : 피부에 정상으로 있는 멜라닌색소가 후천적 원인으로 국소적으로 소실이 되는 것.
> petechia(점출혈) : 피내 또는 점막하의 출혈에 의하여 생기는 직경 1mm이하의 약간 돋아 오른 원형의 자적색의 출혈로 대개 모세혈관의 파열에 의한다.
> wart(사마귀) : 볼록하게 피부의 융기된 양성종양. 이것은 HPV(human papilloma virus)라는 바이러스의 감염으로 일어나며, 증상은 없는 경우가 많으나 아픔을 호소하기도 한다. → verruca(사마귀, 우종)

30 **체부백선(몸피부 곰팡이증)을 뜻하는 것은?**

① tinea pedis ② tinea barbae ③ tinea capitis
④ tinea corporis ⑤ tinea unguis

> tinea barbae(수염백선증), tinea capitis(머리백선증), tinea corporis(몸백선증), tinea pedis(발백선증, 무좀), tinea unguis(손발톱백선증 ; 손발피부곰파이증)

---

24. ④ 25. ③ 26. ① 27. ⑤ 28. ④ 29. ① 30. ④

31 심한 가려움증을 나타내는 용어는?

① pruritus ② eczema ③ urticaria ④ psoriasis ⑤ petechia

pruritus(가려움증) : 피부를 긁거나 비비지 않고는 견디지 못하는 불쾌한 피부감각. → cholestatic pruritus(담즙정체가려움증)
eczema(습진) : 표재성 염증이며 주로 표피를 침범한다. 발적, 가려움, 삼출, 딱지 등의 증상을 가진다. → xerotic eczema(건조습진), follicular eczema(털주머니 습진)
urticaria(두드러기, 담마진) : 평탄하거나 다소 팽윤된 발진을 일시적으로 나타내는 피부의 혈관성 반응. → contact urticaria(접촉두드러기), papular urticaria(구진두드러기)
psoriasis(건선, 마른비늘증) : 은백색의 비늘로 덮여 있고, 경계가 뚜렷하여 크기가 다양한 홍반성 구진 및 판을 형성하며 조직학적으로 상피의 증식을 특징으로하는 만성염증성 피부질환.

32 모반을 뜻하는 용어는?

① wart ② nevus ③ keloid ④ verruca ⑤ callus

nevus(모반, 점) : 선천성으로 나타나는 피부의 점.
keloid(흉터종, 켈로이드) : 피부의 결합 조직이 이상 증식하여 단단하게 융기한 것.
callus(굳은살, 가골, 애벌뼈) :
1. 굳은살 ; 지속적인 피부의 압박이나 마찰로 인해서 그 부분의 피부가 두터워진 것.
2. 애벌뼈 ; 뼈가 부러졌을 때 뼈의 결손부에 메워지는 새로생긴 불완전한 뼈 조직.

33 옴을 뜻하는 용어는?

① myiasis ② scabies ③ pediculosis
④ parasistic disease ⑤ ascariasis

34 털(모발) 진균증을 나타내는 용어는?

① trichomycosis ② ichthyosis ③ onychomyosis
④ tinea capitis ⑤ dermatomycosis

trichomycosis(털진균증) : 곰팡이감염에 의한 털의 병.
ichthyosis(비늘증) : 건조하고 거친 물고기 비늘과 같은 모양을 특징으로 하는 만성 피부병.
onychomyosis(손발톱곰팡이증, 손발톱진균증) : Candida albicans 에 의해서 생기는 손톱·발톱의 질환. 특히, 손톱·발톱이 불투명한 백색으로되며, 비후되고 약해져서 부서지기 쉽다.

35 출혈의 결과로 피부에 생기는 작은 반점의 점상 출혈은?

① purpura ② eruption ③ ecchymosis ④ petechia ⑤ chloasm

36 용어의 풀이가 틀린 것은?

① psoriasis - 건선 ② keratosis - 각화증
③ mycosis fungoides - 균상식육종 ④ erythema - 홍반
⑤ onychophagia - 조사상균증

keratosis(각화증) : 피부 표피의 최상층에 있는 각질층이 증식·변화하여 까칠까칠해지거나 굳어지는 피부병.
mycosis fungoides(균상식육종) : 말초 CD4 양성 T-세포 기원이며 피부를 주로 침습하여 전식육 종기 혹은 홍반기, 판상기를 거쳐 종양기로 진행된다.
onychophagia(손톱물기, 교조증) : 손톱씹기증. 손톱·발톱을 씹는 버릇.

30. ④ 31. ① 32. ② 33. ② 34. ① 35. ④ 36. ⑤

37 **miliaria의 뜻은?**

① 땀띠 ② 백선증 ③ 무좀 ④ 사마귀 ⑤ 백색증

> miliaria(땀띠) → miliaria rubra(적색땀띠), miliaria pustulosa(고름물집땀띠, 농포땀띠)
> linea alba(백색선, 白線) : 전복벽에서 배곧은근 사이의 정중선에 위치한 힘줄로 된 선.
> ringworm(백선증, tinea) : 피부사상균에 의해 발생하는 피부질환으로 둥근색소반위에 소수포 혹 은 인설이 덮여 있다.
> tinea pedis(무좀, 발백선증, 발피부곰팡이증) : 발, 특히 발가락 사이와 발바닥의 만성 표재성 진균증으로 물집이 잡히고 부스럼이 돋으며, 피부껍질이 벗겨지기도하고 몹시 가려운 것이 특징이다.
> wart, verruca(사마귀)
> albinism(백색증, 백피증) : 선천적인 멜라닌(피부, 머리카락, 눈의 색을 나타내는 인간의 색소) 결핍으로 인하여 머리카락, 피부 혹은 눈에 색깔이 없어 희게 보이게 되는 병.

38 **ringwarm의 뜻은?**

① 습진 ② 백선증 ③ 종기(부스럼) ④ 농가진(고름딱지증) ⑤ 땀띠

> eczema(습진), ringworm(백선증),
> furuncle(종기, 부스럼) : 진피와 피하조직의 화농성 염증에 의하여 형성되는 경계가 명확한 피부의 결절로, 통증이 수반된다.
> impetigo(농가진, 고름딱지증) : 농포·수포와 딱지를 주증으로 하는 피부병.
> miliaria(땀띠; 한진 → prickly heat)

39 **반흔이 병적으로 과잉하게 비대된 것은?**

① scar ② cicatrix ③ wart ④ wheal ⑤ keloid

40 **열(heat)의 접촉으로 인한 피부의 상해를 뜻하는 것은?**

① acne ② gangrene ③ burn ④ anhidrosis ⑤ cicatrix

41 **압력이나 마찰로 인하여 표피 각화층의 세포성장이 증가하는 것으로 손, 발바닥에 주로 생기는 굳은살은?**

① keloid ② scar ③ cicatrix ④ callus ⑤ keratosis

42 **지방세포로 형성된 양성종양은?**

① scleroderma ② steatoma ③ dermatofibroma
④ leukoderma ⑤ xeroderma

43 **땀 분비 능력이 없는 상태를 나타내는 용어는?**

① petechia ② diaphoresis ③ anhidrosis
④ alopecia ⑤ hyperkeratosis

44 **고름이 들어 있는 상태에서 융기를 나타내는 용어는?**

① pustule ② papule ③ macule ④ ulcer ⑤ vesicle

45 **손발톱 주위에 생긴 염증을 나타내는 용어는?**

① furuncle ② pemphigus ③ psoriasis ④ paronychia ⑤ gangrene

---

37. ① 38. ② 39. ⑤ 40. ③ 41. ④ 42. ② 43. ③ 44. ① 45. ④

46 음식물 알레르기 등의 원인으로 신체에 반상출혈이나 점상출혈이 넓게 번지는 것은?

① pruritus ② wheal ③ purpura
④ lacrimal gland ⑤ sebum

47 유두의 염증을 뜻하는 것은?

① amastia ② anhidrosis ③ thelitis ④ cicatrix ⑤ onychia

48 곤충에 물리거나 두드러기에서 볼 수 있는 가려움증이 동반된 국부적 팽진을 뜻하는 것은?

① purpura ② scabies ③ psoriasis ④ wheal ⑤ impetigo

49 맑은 액체가 있는 작은 물집은?

① vesicle ② pustule ③ bulla ④ ulcer ⑤ polyp

50 교원질의 과다생성으로 인해 수술이나 외상 후 흉터가 비정상적으로 융기되고 자라나는 해족종은?

① cicatrix ② scar ③ pimple ④ freckle ⑤ keloid

51 지방조직의 양성 종양은?

① myoma ② adenoma ③ lipoma ④ papilloma ⑤ lymphoma

52 태어날 때부터 착색된 세포가 피부 표면에 보이는 것은?

① hemangioma ② nevus ③ myoma ④ lipoma ⑤ melanoma

53 athelia란 (   )이 결여된 상태이다.

① 유선 ② 지방조직 ③ 유관 ④ 젖꼭지, 유두 ⑤ 젖꽃판, 유륜

54 표피에 장액이 차 있어 융기된 상태는?

① patch ② macule ③ vesicle ④ nodule ⑤ wheal

55 혀와 뺨의 점막조직에 희고 두꺼운 반점을 형성하는 전암성 병변(precancerous lesion)은?

① vitiligo ② leukoplakia ③ nervus
④ albinism ⑤ xanthoma

56 혈액공급의 손실과 관련이 있는 조직괴사는?

① decubitus ulcer ② gangrene ③ anhidrosis
④ keratosis ⑤ seborrhea

57 진균에 의한 감염 질환은?

① ascariasis ② syphus ③ shigellosis
④ actinomycosis ⑤ scabies

---

46. ③ 47. ③ 48. ④ 49. ① 50. ⑤ 51. ③ 52. ② 53. ④ 54. ③ 55. ② 56. ② 57. ④

58 **다음 설명 중 맞는 것은?**

① ecchymosis란 petechiae보다 피하 출혈의 크기가 작은 것으로 반상 출혈이라고 한다.
② vitiligo란 피부가 부분적으로 탈색되어 우유빛의 반점이 생기는 것으로 백반이라고 한다.
③ eczema란 일종의 급성 또는 만성적 피부 염증으로 심상성 좌창이라고 한다.
④ scabies란 virus에 의한 피부의 전염성 질환으로 개선이라고 한다.
⑤ pemphigus란 bacteria에 의한 전염성 질환으로 피부에 수초, 농포가 형성되며 천포창이라고 한다.

59 **상처가 치유된 후에 일반적으로 남는 흔적은?**

① cicatrix ② anhidrosis ③ alopecia ④ comedo ⑤ ecchymosis

60 **한냉(cold)으로 인해 피부조직이 손상되는 동창을 뜻하는 것은?**

① hemangioma ② milia ③ frostbite ④ gangrene ⑤ granulation

61 **hyperhidrosis란 (   )이 과잉 분비 되는 증상이다.**

① hormone ② sweat ③ tear ④ gastric juice ⑤ saliva

62 **독액성(A) 곤충 또는 동물에 의해 발생한 물림(B)에서 A와 B에 해당하는 것은?**

가. venomous	나. superficial	다. nonvenomous	라. nonthermal
마. bites	바. avulsion	사. abrasion	아. blister

① 다, 바 ② 다, 사 ③ 가, 아 ④ 라, 마 ⑤ 가, 마

63 **표피에 국한 되는 화농성 병변으로 물집들이 농으로 차며 접촉되면 새로운 발진이 생기고, 후에는 Contagiosa crust를 형성 하는 것은?**

① pyoderma faciale ② pemphigus ③ psoriasis
④ impetigo contagiosa ⑤ exanthema

64 **병변이 주위 조직보다 함몰(depression)되어 있는 것은?**

① polyp ② bulla ③ vesicle ④ fissure ⑤ papule

65 **sacral area에 형성 되는 모소낭포를 뜻하는 것은?**

① retention cyst ② pilonidal cyst ③ fillicular cyst
④ radicular cyst ⑤ branchial cyst

66 **candida albicans의 감염에 의해 혀, 구강 점막에 백색 반점이 나타나는 질병은?**

① thrush ② shingles ③ erysipelas ④ kuru ⑤ cellulitis

67 **Streptococcus pyogenes 의 감염으로 피부와 피하 조직에 발생하는 급성 염증성 질환은?**

① tetanus ② erythema ③ erysipelas ④ brucellosis ⑤ cellulitis

68 **피부내 모세혈관의 울혈에 의한 피부의 홍반은?**

① leprosy ② petechiae ③ erythema ④ brucellosis ⑤ leprosy

---

58. ② 59. ① 60. ③ 61. ② 62. ⑤ 63. ④ 64. ④ 65. ② 66. ① 67. ③ 68. ③

69 **전암(前癌) 단계의 병변으로 구강 또는 혀에 비후성의 흰 반점이 생기는 것은?**

① leukorrhea ② leukolysis ③ leukoplakia
④ leukopenia ⑤ leukoderma

70 **나균이 병원체인 육아성 병변은?**

① rabies ② Hansen's disease ③ cholera
④ herpes ⑤ erysipelas

71 **땀 악취증(osmidrosis acillae)과 연관되는 gland는?**

① Bartholin's gland ② Cowper's gland ③ apocrine gland
④ mammary gland ⑤ lacrimal gland

72 **skin redness는?**

① purpura ② vesicle ③ urticaria ④ erythema ⑤ petechia

73 **1cm 이하의 융기된 단단한 덩어리를 무엇이라 하는가?**

① cyst ② bulla ③ wheal ④ nodule ⑤ tumor

74 **입가에 수포를 형성하는 바이러스 감염은?**

① varicella ② herpes simplex ③ herpes zoaster
④ rubeola ⑤ pemphigus

75 **긁어서 생기는 표피박리(줄까짐)는?**

① crust ② scar ③ cicatrix ④ bulla ⑤ excoriation

excoriation(줄까짐, 표피박리) : 기계적 자극, 특히 긁어서 생기는 피부의 결손을 말한다.

76 **피부가 어류의 비늘처럼 각화 현상을 보이는 증상의 용어는?**

① ichthyosis ② keratosis follicularis ③ albinism
④ impetigo ⑤ baldness

77 **피내, 피하 출혈에 의해 작은 점들이 융기를 동반하지 않고 멍과 같이 나타나는 것은?**

① ecchymosis ② eruption ③ rash ④ edema ⑤ erythema

78 **papule에 대한 설명으로 맞는 것은?**

① 피부표면에 색깔의 변화가 온 것이다.
② 부종으로 인해 융기된 상태로 가렵다.
③ 표피가 융기되어 그 속에 장액성 액체가 있다.
④ 둥글고 단단하게 돌출된 직경 1cm 미만의 병변이다.
⑤ 융기된 피부 내에 농이 차 있다.

---

69. ③ 70. ② 71. ③ 72. ④ 73. ④ 74. ② 75. ⑤ 76. ① 77. ① 78. ④

79 **scar-tissue tumor는?**

① steatoma ② keloid ③ dermatofibroma
④ melanoma ⑤ basal cell carcinoma

80 **선천성 색소 결핍증인 백피증은?**

① lunula ② albinism ③ xeroderma ④ xanthoderma ⑤ ichthyosis

81 **피지로 인하여 모공이 막혀서 세균감염 있는 경우 발생하는 피부질환은?**

① dermatitis ② steastoma ③ acne ④ wart ⑤ onychia

82 **피부의 비정상적 상태를 표현한 용어가 아닌 것은?**

① papule ② wheal ③ dermis ④ cyst ⑤ pustule

83 **상처가 치유되는 과정에서 형성되는 세포는?**

① nodule ② scar ③ necrosis ④ pustule ⑤ granulation

> 새로운 세포가 형성되는 경우 육아조직이라 한다.

84 **herpes simplex와 관련된 용어는?**

① vesicle ② bacteria ③ furuncle ④ keloid ⑤ crust

> 단순포진의 특징은 입술, 뺨, 생식기 주위에 작은 수포(vesicle)를 형성하는 것으로 herpes virus가 원인이다.

85 **장기간 정지한 위치로 누워있는 환자의 압박부위에 발생하는 궤양은?**

① acne ② onychia ③ gangrene
④ burn ⑤ decubitus ulcer

86 **농과 딱지가 생기는 것이 특징으로 세균성 염증성 피부질환을 나타내는 것은?**

① eczema ② impetigo ③ scabies ④ psoriasis ⑤ tinea

87 **피지의 분비가 정상보다 많고 가려움증, 홍반, 인설을 동반하는 피부염은?**

① seborrheic dermatitis ② contact dermatitis ③ atopic dermatitis
④ actinic dermatitis ⑤ allergic dermatitis

88 **뺨과 코에 나비 모양의 홍반이 생기는 질환은?**

① systemic lupus erythematosus ② Hansen's disease
③ caruncle ④ herpes zoster
⑤ atopic dermatitis

89 **진드기에 의한 피부감염으로 격렬한 가려움이 동반되는 피부질환은?**

① impetigo ② scabies ③ urticaria ④ psoriasis ⑤ tinea

---

79. ② 80. ② 81. ③ 82. ③ 83. ⑤ 84. ① 85. ⑤ 86. ② 87. ① 88. ① 89. ②

90 virus에 의한 전염성 피부질환에 속하는 것으로 짝지워진 것은?

가. scabies	나. varicella	다. leprosy	라. measles

① 가, 나, 다 ② 가, 다 ③ 나, 라 ④ 라 ⑤ 가, 나, 다, 라

91 단순성 herpes virus에 의해 감염되며, 구순이나 음순부에 소수포를 형성하는 질환은?

① Herpes simplex ② varicella ③ pemphigus
④ syphilis ⑤ herpes zoster

92 진균이 원인인 피부감염으로 ringworm이라고도 하는 것은?

① wart ② scabies ③ tinea ④ eczema ⑤ psoriasis

93 화장품이나 옻칠 등 자극인자의 접촉으로 인한 피부염은?

① contact dermatitis ② actinic dermatitis ③ atopic dermatitis
④ seborrheic dermatitis ⑤ exfoliative dermatitis

94 표피의 기저부위에 기원하며 얼굴 상부와 코 근처에 잘 발생하는 악성 피부암은?

① dermatofibroma ② malignant melanoma ③ leukoderma
④ basal cell carcinoma ⑤ squamous cell carcinoma

95 피부의 각질층 비대를 특징으로 하는 질환은?

① hyperkeratosis ② onychomycosis ③ scleroderma
④ wart ⑤ xeroderma

96 나균에 의해 피부, 점막, 말초신경계에 과립성 병변을 형성하는 만성 전염성 질환은?

① pemphigus ② scabies ③ leprosy ④ herpes zoster ⑤ furuncle

97 virus균 감염에 의한 질환이 아닌 것은?

① rubeola ② rubella ③ varicella ④ variola ⑤ impetigo

98 전염성 질병은?

① scleroderma ② psoriasis ③ vitiligo ④ ecchymosis ⑤ scabies

99 fungus에 의한 피부병은?

① lupus ② acne ③ pemphigus ④ scabies ⑤ tinea

100 Kopilk's spots가 특징인 질환은?

① varicella ② variola ③ rebella ④ rubeola ⑤ rabies

101 진균성 질환이 아닌 것은?

① dermatophytosis ② candidiasis ③ histoplasmosis
④ measles ⑤ blastomycosis

90. ③ 91. ① 92. ③ 93. ① 94. ② 95. ① 96. ③ 97. ⑤ 98. ⑤ 99. ⑤ 100. ④ 101. ④

102 tinea에 관한 설명 중 틀린 것은?

① 진균에 감염되어 발생한다.
② 일명 ringwarm 이라 한다.
③ tinea capitis란 서혜부에 생긴 두선이다.
④ onychomycosis란 두선이 손, 발톱에 생긴 것이다.
⑤ tinea pedis 란 일명 Athlete's foot이라고도 한다.

103 impetigo contagiosa에 대한 설명중 잘못된 것은?

① 전염되지 않는다.
② 세균이 감염원이다.
③ vesicle, pustules을 형성한다.
④ 수포가 터지면서 crust를 형성한다.
⑤ 홍반성 발진이 나타난다.

전염성 농가진은 전염질환이다. 수포와 농포를 형성하여 터지면서 번져나간다.

104 Hansen's disease에 대한 설명이 아닌 것은?

① leprosy라고도 한다.
② 나균에 의한 나병이다.
③ 점막과 말초신경계 피부에 병변을 보인다.
④ 만성 전염성 질환이다.
⑤ 자가 면역질환으로 유전된다.

105 scabies에서 보이는 특징적 증상은?

① erythematos ② vesicle ③ itching ④ wheal ⑤ eruption

옴(scabies)은 기생충성 질환으로 피부에 굴을 뚫어 알을 낳는다. 그 알이 부화되면서 심한 가려움증을 보인다.

106 은백색의 인설로 덮인 구진을 특징으로 하는 만성 재발성 피부질환은?

① impetigo ② erythema ③ cellulitis ④ psoriasis ⑤ acne

107 피부와 모발, 눈에 생기는 선천적인 색소결핍은?

① erythema
② leukoplakia
③ xanthoma
④ albinism
⑤ dermatomycosis

108 만성 피부염으로 피부 박리 현상이 나타나는 탈락성 피부염은?

① exfoliative dermatitis
② actinic dermatitis
③ atopic dermatitis
④ seborrheic dermatitis
⑤ contact dermatitis

109 burn을 설명한 내용 중 옳지 않은 것은?

① scalding burn은 전기에 의한 burn을 뜻한다.
② 1도 burn은 표피에 일부분만이 손상을 입은 상태이다.
③ 2도 burn은 표피의 대부분이 손상을 입은 상태이다.
④ 3도 burn은 표피와 진피가 손상을 입은 상태이다.
⑤ burn 환자의 치료 기준으로 rule of nines을 적용한다.

---

102. ③ 103. ① 104. ⑤ 105. ③ 106. ④ 107. ④ 108. ① 109. ①

110 **수포성 발진(vesicular rash) 증상이 없는 질병은?**

① chickenpox ② hand-foot-mouth disease
③ herpes simplex ④ insect bites
⑤ idiopathic thrombocytopenic purpura

111 **피부에 생긴 표재성 진균 감염은?**

① leukoplakia ② tinea ③ scabies ④ herpes ⑤ rabies

112 **피부, 모발 및 눈의 선천적 색소 결손으로 멜라닌 전구물질의 결여는?**

① neurofibromatosis ② amyloidosis ③ albinism
④ dermatomyositis ⑤ melanoma

113 **scarlatina에 관한 설명 중 틀린 것은?**

① 주로 소아에게 발병한다. ② 예후는 양호한 편이다.
③ 급성 전염성 질병이다. ④ 원인균은 Epstein-Barr virus이다.
⑤ 주요 증상으로 srawberry tongue과 fever를 들 수 있다.

114 **피부 종양(skin tumor)에 속하지 않는 것은?**

① melanoma ② squamous cell carcinoma
③ basal cell carcinoma ④ pigmented nevus
⑤ islet cell carcinoma

115 **herpes zoster에 대한 설명 중 옳은 것은?**

① coxsackie virus가 원인이다.
② 뇌 신경절 및 척수 후근의 급성 염증성 질환으로 신경을 따라 소수포가 형성된다.
③ 주로 입주위에 소수포가 형성된다.
④ 일종의 성병으로 단순초진이라고 한다.
⑤ 자가면역 질환의 일종이다.

116 **macule을 설명한 것은?**

① discolored flat lesion ② solid elevation of the skin
③ circumscribed collection of clear fluid ④ small pinpoint hemorrhage
⑤ scar left by healed wound

117 **ulcer를 설명한 것은?**

① a closed sac containing fluid or semisolid material
② baldness
③ purplish macular patch
④ circumscribed collection of pus
⑤ an open sore or erosion of the skin or mucous membrane

---

110. ④ 111. ② 112. ③ 113. ④ 114. ⑤ 115. ② 116. ① 117. ⑤

118 피부의 melanin 색소 결핍을 뜻하는 용어는?

① acne ② chloasma ③ jaundice ④ albinism ⑤ alopecia

백피증(albinism)은 피부의 멜라닌 색소의 전체 혹은 부분적 결핍으로 피부가 하얗게 되는 증상이다.

119 psoriasis와 관계 없는 것은?

① 건선이다.
② 무릎, 팔꿈치, 두피에 호발한다.
③ 만성이다.
④ 표피에 물집이 형성된다.
⑤ 접촉이나 감염성이 아니다.

psoriasis(건선진) : 만성 염증질환으로 빠른 표피 증식과 교체가 나타난다. 원인은 확실히 모르나 두피, 무릎, 팔꿈치에 많으며 여름에 많다.

120 여러 개의 furuncle로 된 감염질환은?

① cellulitis ② warts ③ keratosis ④ carbuncle ⑤ ulcer

furuncle(종기)이 여러 개 모인 것이 carbuncle(절종)이다.

121 fungus 포자를 포함한 먼지를 흡입함으로서 감염되는 질환명은?

① histoplasmosis ② pediculosis ③ keratosis
④ decubitus ulcer ⑤ actinic keratosis

히스토플라스마증 : Histoplasma capsulatum포자의 흡입으로 나타나는 감염증으로 전 세계에 널리 분포되어 있으며 특히 미국 중서부에 많다. 폐, 수막, 복막 순으로 침범한다.

122 광선에 과잉 노출되어서 발생될 수 있는 피부질환은?

① contact dermatitis ② actinic dermatitis ③ nevus
④ exfoliative dermatitis ⑤ topical dermatitis

방사선성 피부염은 햇빛 X-ray 등이 원인이 된다.

123 cellulitis는?

① 결합조직의 확산성, 화농성, 세균감염
② 피부의 건피까지 선상 분열
③ 부분적으로 농양형성
④ 표피의 광범위한 손실과 조직괴사
⑤ 표면과 같이 평편하면서 붉은 색을 띄고 있다.

봉와직염 : 확산성, 화농성 염증으로 여러 종류의 박테리아에 의해 피부병소에 감염되어 나타난다.

124 담마진, 즉 약간의 흰색을 띤 구진이 피부표면에 나타나 심한 가려움을 수반하는 상태는?

① acne ② comedo ③ purpura ④ urticaria ⑤ nodule

acne : 여드름, comedo=black head, comedo : 면포, purpura : 자반, nodule : 소결절

118. ④ 119. ④ 120. ④ 121. ① 122. ② 123. ① 124. ④

125 화상 환자의 피부가 진피까지 손상되고 물집(blister)이 형성된 정도를 나타내는 것은?

① 1도 화상 ② 2도 화상 ③ 3도 화상 ④ 4도 화상 ⑤ 괴저

126 burn의 eschar 형성은?

① 1도 ② 2도 ③ 3도 ④ 4도 ⑤ 5도

127 홍반을 동반한 화상은?

① 1도 ② 2도 ③ 3도 ④ 2~3도 ⑤ 알 수 없다.

1도 화상 : 홍반, 압박 시 피부가 희게 됨, 건조한 피부, 얇은 껍질의 작은 수포.
2도 화상 : 두꺼운 껍질의 대수포가 광범위하게 나타남, 부종 표피는 파괴되고 붉은 색의 얼룩반점이 생김, 환부의 표면은 습하고 반짝거리며 물방울이 들어있는 듯 함.
3도 화상 : 환부는 붉거나 검거나 희거나 갈색 등 여러 가지로 다양하게 나타남, 건조함, 부종, 지방이 노출됨, 조직은 붕괴됨.

128 표피와 진피까지 침범된 화상의 정도(grade)는?

① 1도 ② 2도 ③ 3도 ④ 4도 ⑤ 5도

2도 화상에서는 표피와 진피까지 침범하여 수포(blister)를 형성한다.

129 1도 화상과 관계 없는 용어는?

① blister ② erythema ③ hyperesthesia ④ pain ⑤ epidermis

1도 화상에서 수포(blister)는 없고, 표피(epidermis)에 국한된다.

130 3도 화상의 특징에 대한 설명이 아닌 것은?

① 표피, 진피 및 피하조직까지 침범한다.
② 부종이 심하다.
③ 조직의 괴사도 일어난다.
④ 동통이 심하다.
⑤ 의식에 변화가 올수도 있다.

3도 화상은 오히려 동통이 거의 없다.

131 이(lice)가 원인이 되어 발생하는 피부 질환명은?

① erysipelas ② pediculosis ③ carbuncle ④ furuncle ⑤ keloid

슬증(pediculosis)이란 머리, 음부, 겨드랑이의 털에 이가 기생하여 생기는 가려움증이다.

132 epidermis의 바깥부분이 각질화 된 상태를 하는 것은?

① sore ② ulcer ③ scar ④ scale ⑤ bleb

인설이라고 한다.

125. ② 126. ③ 127. ① 128. ② 129. ① 130. ④ 131. ② 132. ④

133 eczema에 대한 설명이 잘못된 것은?

① 기생충성 염증 질환이다.
② 홍반(erythema), 구진(papule)을 형성한다.
③ 수포(vesicle)가 생기기도 한다.
④ 소양증(itching)이 심하다.
⑤ 표피의 질환이다.

습진은 만성염증질환이다.

134 leukoderma에 대한 설명 중 맞는 것은?

① 자가 면역질환이다.
② 멜라닌 색소의 후천적 탈실이다.
③ 피부가 비후된다.
④ 피부 분비관이 막힌다.
⑤ 선천성 질환이다.

선천선 멜라닌 색소 탈실은 백피증(albinism)
후천성 멜라닌 색소 탈실은 백반(leukoderma)

135 crust에 대한 설명 중 맞는 것은?

① 상처가 회복되면서 남는 섬유조직
② 표피에 바깥이 각질화 된 상태
③ 표피와 진피의 상실로 오는 개방성 창상
④ 농이나 피부표면의 혈액이 건조되어 형성된 덩어리
⑤ 콜라겐이 과도하게 형성된 것

136 양성종양이 아닌 것은?

① nervus
② mole
③ melanoma
④ steatoma
⑤ benign melanoma

흑색종(melanoma)은 악성종양이다.

137 baldness와 같은 단어는?

① alopecia ② vesicle ③ bedsore ④ cicatrix ⑤ comedo

138 urticaria와 같은 의미는?

① leprosy ② bulla ③ hive ④ verruca ⑤ furuncle

139 발진의 뜻을 갖는 용어로 짝지워진 것은?

가. rash	나. exanthema	다. eruption	라. scales

① 가, 나. 다 ② 가, 다 ③ 나, 라 ④ 라 ⑤ 가, 나, 다, 라

140 eruption과 같은 용어는?

① purpura ② comedo ③ chloasma ④ exanthema ⑤ petechia

발진(exanthema)은 피부가 붉게 돌출된 상태이다.

133. ① 134. ② 135. ④ 136. ③ 137. ① 138. ③ 139. ① 140. ④

141 **백피증(leukoderma)과 같은 의미는?**

① purpura ② papule ③ cicatrix ④ vitiligo ⑤ scleroderma

142 **동의어로 연결된 것은?**

① dermis - corium ② lipocyte - histiocyte ③ eponychium - wart
④ wheal - bulla ⑤ fissure - vesicle

143 **동의어로 연결 되지 않은 것은?**

① alopecia - baldness ② pruritus - itching ③ wheal - hive
④ macule - warts ⑤ decubitus ulcer - bed sore

144 **외상 등에 의하여 피부표면의 상처없이 피하조직에서의 출혈 및 염증 등에 의해 피하부종 및 혈종, 통증이 일어나는 타박상(contusion)과 동의어는?**

① bruise ② verruca ③ petechiae ④ abrasion ⑤ blister

145 **풍진과 동의어는?**

① chickenpox ② German measles ③ brucellosis
④ cysticercosis ⑤ leptospirosos

146 **small pox와 동의어는?**

① rubella ② rubeola ③ scarlatina ④ variola ⑤ varicella

147 **measles와 동의어는?**

① rubella ② rubeola ③ varicella ④ variola ⑤ leprosy

> rubella = German measles : 풍진
> rubeola = measles : 홍역
> varicella = chicken pox : 수두
> variola = small pox : 천연두

148 **boil과 동의어는?**

① furuncle ② eczema ③ ance ④ herpes ⑤ impetigo

> furuncle(부스럼) : staphylococcus가 원인인 모낭주위의 질환
> ② 습진 ③ 여드름 ④ 포진 ⑤ 농가진
> boil(종기) = furuncle(종기, 부스럼)

149 **melasma와 동의어는?**

① ephelides ② chloasma ③ psoriasis ④ erysipelas ⑤ keloid

> melasma = chloasma
> ① 주근깨 ② 기미 ③ 건선 ④ 단독 ⑤ 해족종

141. ④ 142. ① 143. ④ 144. ① 145. ② 146. ④ 147. ② 148. ① 149. ②

150 **동일한 의미로 연결된 것이 아닌 것은?**

① mastotomy - mammotomy
② leprosy - Hansen's disease
③ mastalgia - mastodynia
④ comedo - backhead
⑤ amastia - athelia

151 **상처의 죽은 조직을 제거하는 죽은조직 절제술(좌멸괴사 조직제거술)은?**

① cauterization
② fulguration
③ incision & drainage
④ debridement
⑤ dermabrasion

152 **Hansen's disease와 동의어는?**

① lupus vulgaris
② psoriasis
③ leprosy
④ impetigo contagiosa
⑤ leukocytosis

leprosy(나병) : 일명 한센병, 원인 mycobacterium leprae, 갈색반점, 결절, 궤양을 동반한다.
impetigo contagiosa(전염성 농가진) : 화농균이 표피에 감염된 것으로 전염력이 강하다. 수포, 농포, 가피를 형성한다.

153 **유방암 치료를 위해 유방, 액와림프절, 대흉근(pectoralis major)을 절제하는 수술은?**

① lumpectomy
② radical mastectomy
③ mastopexy
④ partial mastectomy
⑤ simple mastectomy

154 **반흔(흉터), 색소성 모반, 잔주름 등을 기계적 방법(sandpaper 등)을 사용하여 제거하는 것은?**

① dermabrasion
② cryosurgery
③ skin grafting
④ debridement
⑤ electrodesiccation

155 **사포로 흉터를 깍아내는 수술은?**

① dermabrasion
② graft
③ fulguration
④ debridement
⑤ electrodesiccation

① 피부찰상법 ② 이식술 ③ 방전법 ④ 좌멸 괴사조직제거 ⑤ 전기건조법

156 **심한 화상 후에 생기는 가피의 제거술은?**

① cauterization
② escharotomy
③ dermabrasion
④ skin graft
⑤ fulguration

157 **화상 환자에게 실시되는 가피절개술은?**

① escharotomy
② dermabration
③ debridement
④ electrolysis
⑤ electrodesiccation

eschar란, 괴사딱지(건조가피)로 화상환자에게 생기는 부육을 말한다.
② 박피술 ③ 죽은조직절제술 ④ 전기분해술 ⑤ 전기건조법

---

150. ⑤ 151. ④ 152. ③ 153. ② 154. ① 155. ① 156. ② 157. ①

158 **미세혈관 지혈 등의 목적으로 고주파를 이용하여 세포나 조직을 건조시키는 전기건조법은?**

① fulguration ② electrodesiccation ③ cauterization
④ debridement ⑤ diathermy

159 **피부 이식술 시행시 사용되는 피부 절제기를 뜻하는 것은?**

① split thickness skin graft ② full thickness skin graft ③ dermatome
④ tissue expander ⑤ thermometry

160 **radical mastectomy의 수술 범위는?**

① breast only
② breast, pectoralis major muscle
③ breast, axillar lymph nodes
④ breast, pectoralis major and minor muscles, axillar lymph nodes
⑤ breast, pectoralis major muscles, axillar lymph nodes

161 **pendulous breast를 치료하기 위한 수술명은?**

① mastopexy ② mastostomy ③ mastoidectomy
④ modified radical mastectomy ⑤ mastoplasia

162 **피부 이식술의 적응증이 아닌 것은?**

① 화상부위 ② 피부종양 절제부위
③ 반흔 구축부의 사용의 위해 ④ 딱딱한 지지조직이 필요한 경우
⑤ 외형상 보기좋게 하기위해

163 **hypomastia를 치료하기 위한 수술명은?**

① mastopexy ② mastotomy ③ lumpectomy
④ mammary augmentation ⑤ simple mastectomy

164 **타인의 피부를 자신에게 이식시키는 수술은?**

① autograft ② homograft ③ heterograft
④ transplantation ⑤ transfusion

> ① 자가이식 : 자신의 피부를 신체의 다른 부위에 이식
> ② 동종이식 : 타인의 피부를 이식
> ③ 이종이식 :다른종(예: 동물)의 피부를 사람에게 이식
> ④ 이식
> ⑤ 수혈

165 **박피술을 뜻하는 용어는?**

① hydrotherapy ② electrodesiccation ③ dermabrasion
④ curettage ⑤ incision & drainage

> dermabrasion이란 피부의 반흔(scar)이나 자주름을 외과적으로 제거하는 것으로 피부 찰상법이라고도 한다.
> ① 수치료법 ② 전기건조법 ④ 소파술 ⑤ 절개 및 배농

158. ② 159. ③ 160. ④ 161. ① 162. ④ 163. ④ 164. ② 165. ③

166 **극심한 저온 처리로 조직을 파괴시키는 시술은?**

① dermabration ② debridement ③ fulguration
④ cryosurgery ⑤ graft

> 냉동요법(cryosurgery)은 두개내나 피부수술시 이용되는 저온 치료법이다.
> 피부찰상법(dermabration)은 사포로 흉터를 깎아내는 법으로 박피술이라고도 한다.
> 좌멸괴사조직제거법(debridement)은 죽은 조직을 제거하는 법이다.

167 **알레르기 질환이 있을 때 시행하는 피부의 첩보검사는?**

① skin biopsy ② scratch test ③ patch test
④ intradermal test ⑤ mantoux test

168 **피부에 시행하는 검사법이 아닌 것은?**

① patch test ② scratch test ③ intradermal test
④ mantoux test ⑤ friedman test

169 **유방의 X선 검사법은?**

① sialography ② arthography ③ mammography
④ ventriculography ⑤ myelography

170 **접촉성 피부염의 원인을 규명할 때 실시하는 피부과적 검사는?**

① diascopy ② biopsy ③ patch test
④ photo test ⑤ immunofluorescence test

> ① 압시법 : 피부를 눌러 피부색의 변화를 본다.
> ② 생검 : 조직을 채취하여 세포를 본다.
> ③ 첩포검사 : 접촉성피부염의 원인은 알 수 있다.
> ④ 광선검사 : 광선 과민성 질환의 진단에 이용한다.
> ⑤ 면역형광검사 : 수포성질환, 교원질환의 진단에 이용한다.

171 **skin test(피내반응검사)를 실시하는 검사는?**

① patch test ② diascopy ③ Mantoux test
④ direct smear ⑤ scratch test

172 **전신성 홍반성 낭창(SLE)에 대한 설명으로 맞는 것끼리만 연결된 것은?**

> 가. 젊은 여성에게서 호발한다.
> 나. 뺨과 코 위에 나비모양의 홍반이 특징적이다.
> 다. 전신장기를 침범하는 자가면역질환의 일종이다.
> 라. 환자의 혈중에서 antinuclear antibody(ANA)와 LE 세포를 볼수 있다.

① 가, 나, 다 ② 가, 다 ③ 나, 라 ④ 라 ⑤ 가, 나, 다, 라

166. ④ 167. ③ 168. ⑤ 169. ③ 170. ③ 171. ③ 172. ⑤

173 **S.L.E에 관한 설명 중 맞는 것은?**

① 급성 전염성 질환으로 전신성 홍반성 낭창이라고도 한다.
② 만성적 교원성(collagen)질환으로 주요 특징을 코를 사이에 두고 나비 모양의 홍반이 생긴다.
③ 주로 젊은 남자에게 많이 생긴다.
④ S.L.E 환자의 혈액에는 L.E. cell이 발견되지 않는다.
⑤ 피부에 국환되어 발생하는 질환이다.

174 **S.L.E의 특징적인 증상은?**

① furuncle ② vesicle ③ itching ④ nodule ⑤ erythema

전신성 홍반성 루프스의 특징은 얼굴에 생기는 나비모양의 홍반(erythema)이다.

175 **약품명의 설명이 잘못된 것은?**

① keratolytics - 각질 연화제
② dandruff perpaertions - 비듬 치료제
③ antiperspiration - 백반 치료제
④ skin protectives - 피부 보호제
⑤ antifungal agenta - 진균성 감염 치료제

176 **약처방의 연고제를 뜻하는 것은?**

① ointment ② aerosol ③ gargle
④ suppository ⑤ irrigation

177 **피부 가려움증을 덜어 주기 위한 약제를 ( )이라 하고, 진균 감염증 치료약은 ( )이라 한다.**

가. analgesics	나. antipruritics	다. antiemetics
라. fungicides	마. mucolytics	

① 가, 마 ② 나, 다 ③ 나, 라 ④ 라, 마 ⑤ 다, 마

173.② 174. ⑤ 175. ③ 176. ① 177. ③

04 심혈관계

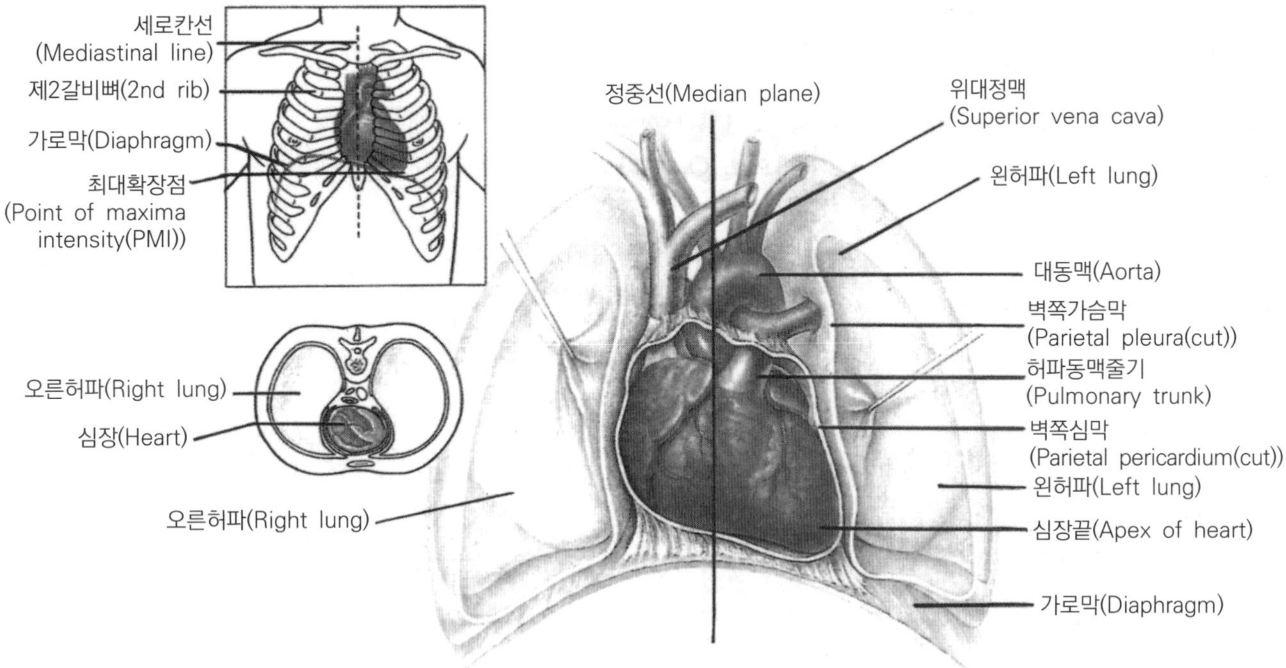

그림 4-1. 심장의 위치

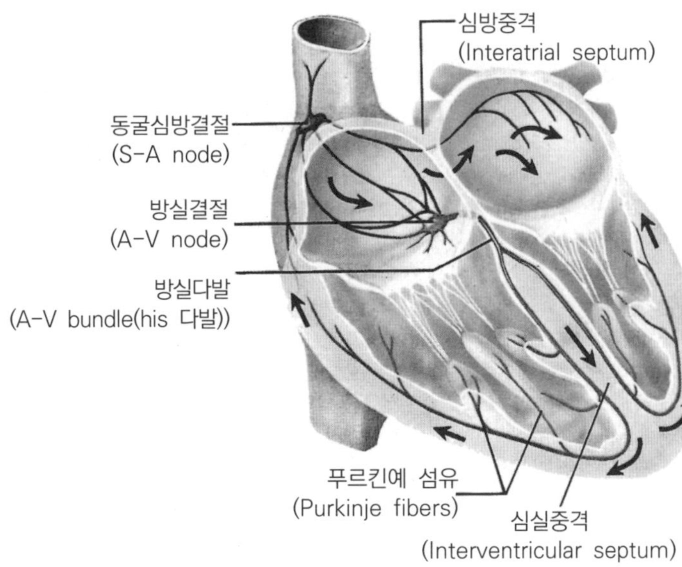

그림 4-2. 심장의 자극전도계

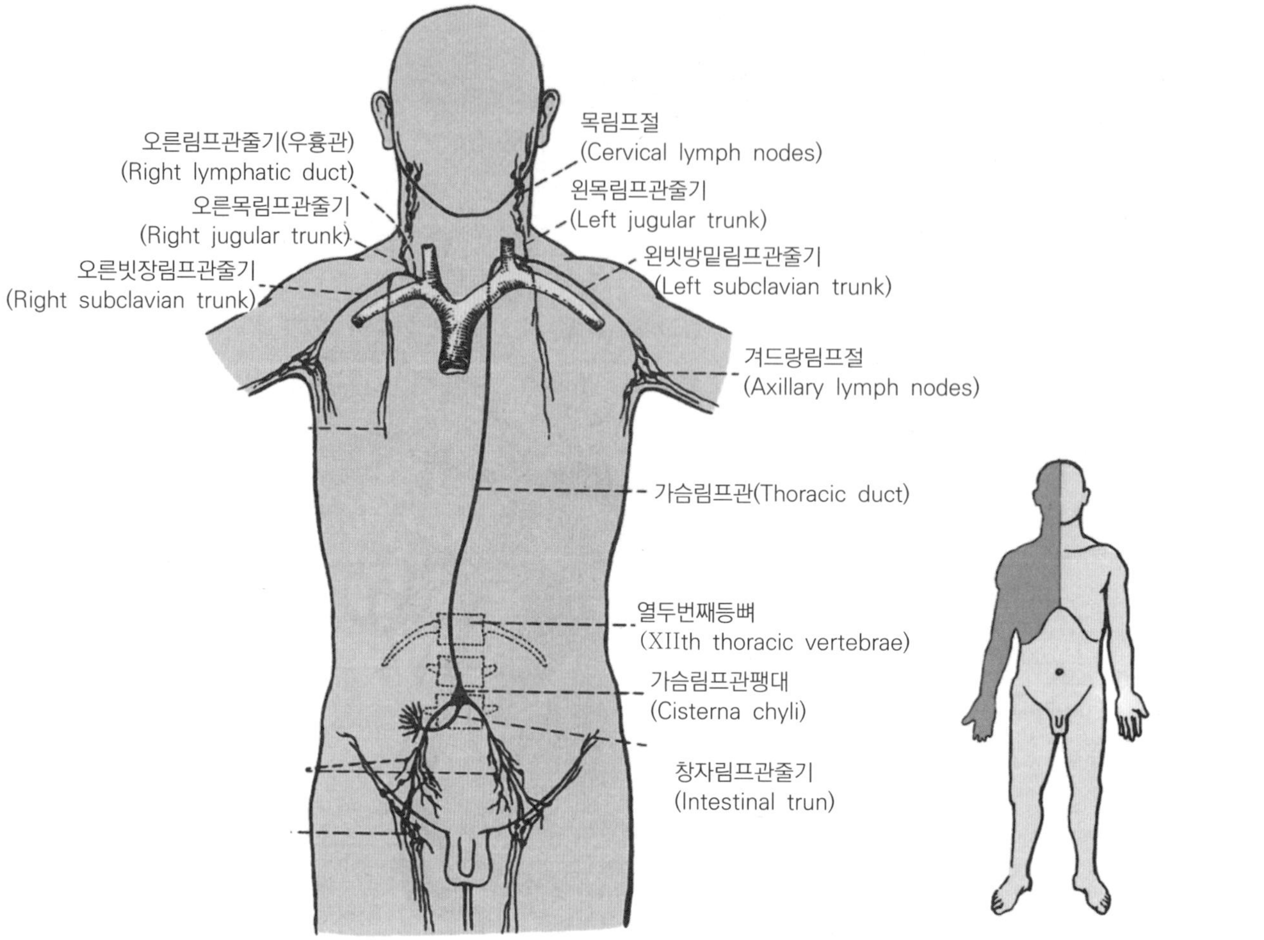

(A) 전신의 림프관줄기

(B) 가슴림프관으로 유입하는 영역(흰색)
검은색은 오른림프관줄기로 유입하는 영역

그림 4-3. 림프관 줄기(가슴 림프관과 오른 림프관 줄기)

1. 체순환, 폐순환

1) Systemic circulation 체순환 : 좌심실-대동맥(산소풍부혈액)-모세혈관-대정맥(산소부족혈액)-우심방

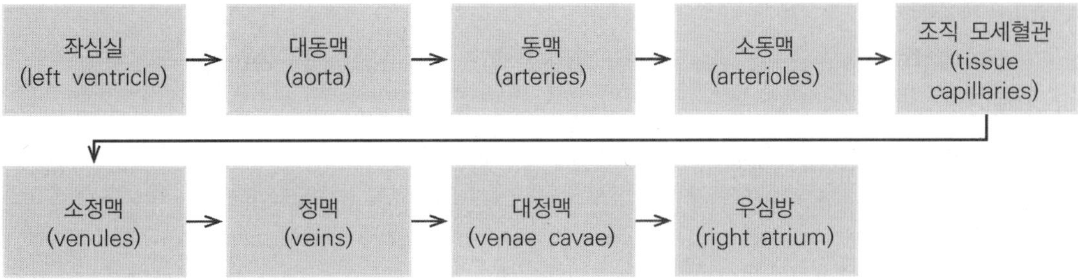

2) Pulmonary circulation 폐순환 : 우심실-폐동맥(산소부족혈액)-폐-폐정맥(산소풍부혈액)-좌심방

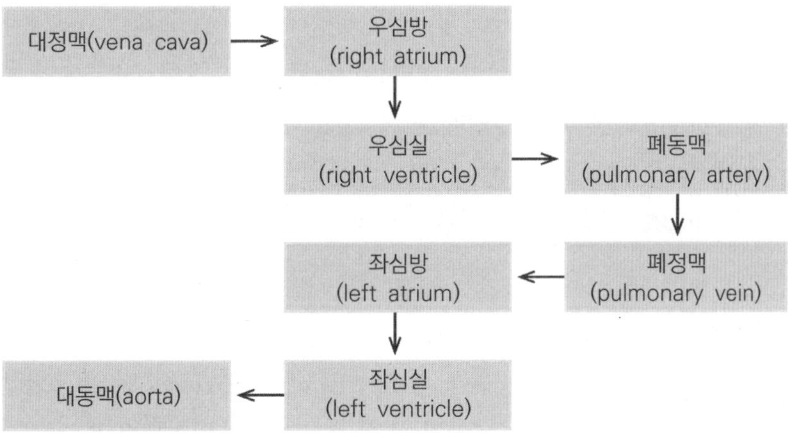

2. 해부학적 용어(Anatomic terms)

1) 심장의 구조

(1) 심방과 심실

- right atrium(atrium dextrum) 우심방, 오른심방
- left atrium(atrium sinistrum) 좌심방, 왼심방
- right ventricle 우심실, 오른심실
- left ventricle 좌심실, 왼심실

(2) 판막

- bicuspid valve(= mitral valve) 이첨판막(=승모판) : 좌심방과 좌심실 사이
- tricuspid valve 삼첨판막 : 우심방과 우심실 사이
- pulmonary valve 폐동맥판막 : 우심실과 폐동맥 사이
- aortic valve 대동맥판막 : 좌심실과 대동맥 사이

2) 동맥, 정맥, 모세혈관

- aorta 대동맥
- artery 동맥
- arteriole 세동맥
- vena cava 대정맥 : superior vena cava(위대정맥), inferior vena cava(아래대정맥)
- vein 정맥
- venule 세정맥
- capillary 모세혈관

3. 심장의 전기전도

- sino-atrial node(S-A node) 동방결절 : 심박동의 기시부. 리듬발생하게 하여 심박동조율기(natural pacemaker)라고 함.
- atrioventricular node(A-V node) 방실결절
- bundle of His 히스다발 : 심실중격에 위치. 심방과 심실의 자극전도. 심경섬유 집합
- purkinje fibers 심장전도근육섬유, 푸르킨예 섬유 : 심실에 위치한 심근섬유
- 심장자극의 전달 순서
  : S-A node → A-V node → bundle of His → bundle branches → Purkinje fibers

4. Blood pressure(BP) 혈압

- systole pressure 수축기 혈압 : 좌심실 수축 시 대동맥 통해 분출 될 때 최고혈압
- diastole pressure 이완기 혈압 : 심방으로부터 혈액 들어올 때 최저혈압
- sphygmomanometer 혈압계
- 측정위치 : brachial artery(상완동맥)

5. 용어분석(Analysis of terms)

cardi/o, coron/o	심장
atri/o	(심)방
ventricul/o	(심)실
valv/o, valvul/o	판막
sphygm/o	맥
ather/o	죽상
angi/o, vas/o, hemangi/o	혈관
aort/o	대동맥
arteri/o	동맥
arteriol/o	세동맥
ven/o, phleb/o	정맥
venul/o	세정맥

thromb/o	혈전
hem/o, hemat/o	혈액
poikil/o	다양한
spher/o	둥근
bas/o	기저, 염기
myel/o	골수
mon/o	단일
nucle/o	핵
morph/o	형태
immun/o	면역
histi/o	조직
lymph/o	림프

심혈관계 문제

01 근에 분포되어 있는 정맥 혈관은?

① intercostal vein ② pulmonary vein ③ great cardiac vein
④ inferior vein ⑤ superior vena cava

02 심장은 어느 곳에서 분화 된 것인가?

① endoderm ② ectoderm ③ mesoderm
④ ectoderm and endoderm ⑤ mesoderm and ectoderm

03 artery와 vein에 관한 설명 중 틀린 것은?

① 혈관 중 가장 넓은 면적은 동맥 계통이다.
② 모세혈관은 한 층의 내피세포로 되어 있다.
③ 혈류량은 정맥내가 제일 많다.
④ 정맥은 판막이 있으나 동맥은 없다.
⑤ 동맥은 정맥보다 중막이 두껍다.

04 흉선에서 만들어지는 특수 림프구의 이름은?

① T-cell ② reticulocyte ③ lymph node
④ monocyte ⑤ histiocyte

05 우심실에서 폐로 정맥혈을 운반하는 혈관은?

① artery ② aorta ③ pulmonary artery
④ pulmonary vein ⑤ vena cava

06 이물질 세포를 직접 죽이는 세포 독성 세포(cytotoxic cells)는?

① T3 ② T4 ③ T8 ④ B4 ⑤ B6

07 심장을 좌·우로 분리시키는 구조를 나타내는 것은?

① atria ② valve ③ septum ④ ventricle ⑤ block

08 심장의 중간층을 이루고 있는 것은?

① epicardium ② pericardium ③ endocardium
④ myocardium ⑤ mesocardium

09 lymph 조직의 기능이 아닌 것은?

① 항체 생산 ② 임파구 생산 ③ 세균 제거
④ 이물질 제거 ⑤ 적혈구 생산

---

1. ③ 2. ③ 3. ① 4. ① 5. ③ 6. ③ 7. ③ 8. ④ 9. ⑤

10 다음 T세포와 B세포 림프구의 기능이 아닌 것은?

① B cell은 plasma cell로 변형시켜 immunoglobulins인 항체를 분비한다.
② T cell은 항체합성을 저지하는 억제인자(suppressor)로 작용한다.
③ T cell은 항원에 부착시켜 파괴시킨다.
④ T cell은 항원과 반응하는 다른 세포를 돕는 지방을 분비한다.
⑤ T cell은 B세포에 의한 항체합성을 촉진하는 helper cell로 작용한다.

11 혈관 내피 세포를 이루고 있는 것은?

① simple columnar epithelium
② simple squamous epithelium
③ simple cuboidal epithelium
④ stratified squamous epithelium
⑤ stratified ciliated epithelium

12 다리에 분포되어 있는 정맥이 아닌 것은?

① saphenous vein
② jugular vein
③ peroneal vein
④ popliteal vein
⑤ femoral vein

13 혈소판(platelets)의 설명이 아닌 것은?

① 일명 thrombocyte라고 한다.
② 적골수에서 거대한 다핵세포로부터 형성된다.
③ 혈액의 응고를 도와준다.
④ 거대핵 세포의 작은 파편으로 형성된다.
⑤ 응고된 단백과 세포를 뺀 나머지 혈장물질이다.

14 오래된 적혈구를 파괴하고 신체조직의 이물질을 삼켜 버리는 대식(큰)세포는?

① macrophages
② megakaryocyte
③ leukocyte
④ erythrocyte
⑤ eosinophil

15 적혈구는 어디에서 생산되는가?

① 비장 ② 신장 ③ 간 ④ 골수 ⑤ 장

16 흉선(thymus gland)에 대한 설명이 아닌 것은?

① 폐 사이의 종격에 위치한다.
② 태생기와 어린시기에는 비장이 크지만 점차 작아진다.
③ 성장 초기에 면역의 역할을 한다.
④ T 림프구를 생성한다.
⑤ 신체 상부로부터 림프를 받는 가슴의 큰 림프관이다.

17 림프계에 대한 용어의 의미로 틀린 것은?

① 림프절은 림프관을 따라 위치하는 고정적 림프조직이다.
② 림프관은 신체 전체에 림프를 운반한다.
③ 림프는 림프관내에서 볼 수 있는 액이다.
④ 림프절에는 편도, 아데노이드, 경부, 액와, 종격, 서혜부 림프절이 있다.
⑤ 림프양 장기로는 림프절, 흉선, 췌장이 있다.

10. ④ 11. ② 12. ② 13. ⑤ 14. ① 15. ④ 16. ⑤ 17. ⑤

18 혈액 응고 순서가 맞게 된 것은?

가. prothrombin	나. thromboplastin	다. fibrin
라. fibrinogen	마. thrombin	

① 가 - 나 - 마 - 라 - 다
② 마 - 나 - 다 - 라 - 가
③ 나 - 가 - 마 - 라 - 다
④ 다 - 라 - 마 - 나 - 가
⑤ 가 - 마 - 나 - 다 - 라

19 심장의 자극 전도계를 전달 순서대로 옳게 연결한 것은?

① S-A node → A-V node → A-V bundle → Purkinje fibers
② A-V node → A-V bundle → S-A node → Purkinje fibers
③ A-V node → S-A node → A-V bundle → Purkinje fibers
④ S-A node → Purkinje fibers → A-V node → A-V bundle
⑤ A-V bundle → Purkinje fibers → S-A node → A-V node

20 정맥내 주사에 이용되는 혈관으로 묶여진 것은?

가. brachial vein	나. median vein of forearm	다. cephalic vein
라. basilic vein	마. brachiocephalic vein	

① 가, 나, 다 ② 가, 다, 마 ③ 나, 다, 라
④ 다, 라, 마 ⑤ 가, 라, 마

21 대동맥에서 심근으로 산소가 풍부한 혈액을 운반하는 혈관은?

① pulmonary artery ② pulmonary vein ③ vena cava
④ A-V node ⑤ coronary artery

22 순환기계의 조절 중추는 어디에 있는가?

① cerebella ② cerebrum ③ medulla oblongata
④ midbrain ⑤ pia mater

23 좌심방과 좌심실 사이에 있는 판막은?

① pericardium ② mitral valve ③ tricuspid valve
④ endocaridium ⑤ pulmonic valve

24 심장의 내층으로 심장의 판막을 형성하는 것은?

① pericardium ② myocardium ③ epicardium
④ endocardium ⑤ luna

18. ③ 19. ① 20. ③ 21. ⑤ 22. ③ 23. ② 24. ④

25 **좌심실과 대동맥 사이에 위치하면서 혈액의 역류를 방지하는 기능을 하는 판막은?**

① aortic valve ② mitral valve ③ pulmonic valve
④ bicuspid valve ⑤ tricuspid valve

26 **심장 내 산소 함유량이 많은 혈액이 분포 되어 있는 곳은?**

① 우심방과 우심실 ② 좌심방과 좌심실 ③ 우심방과 좌심실
④ 우심실과 좌심실 ⑤ 우심실과 좌심방

27 **aorta의 설명 중 틀린 것은?**

① 좌심실에서부터 시작된다.
② 두개의 common iliac artery로 갈라진다.
③ 우리 몸에서 가장 큰 동맥이다.
④ 대동맥이라 한다.
⑤ 기시부에서 이첨판이 있다.

28 **오른 심방과 오른 심실 사이에 있는 판막은?**

① semilunar valve ② tricuspid valve ③ mitral valve
④ bicuspid valve ⑤ aortic valve

29 **심장의 박동이 처음 일어나는 위치로 natural pacemaker라고 불리는 부위는?**

① S-A node ② A-V node ③ His' bundle
④ Purkinje's fiver ⑤ ventricle

30 **체순환(systemic circulation)의 경로가 옳은 것은?**

① 동맥 - 모세혈관 - 정맥 - 오른 심방 - 왼 심실
② 왼 심실 - 동맥 - 모세혈관 - 정맥 - 오른 심방
③ 모세혈관 - 동맥 - 왼 심실 - 오른 심방 - 정맥
④ 오른 심실 - 폐동맥 - 폐 - 폐정맥 - 왼 심방
⑤ 왼 심방 - 오른 심실 - 폐정맥 - 폐동맥 - 폐

31 **fetal circulation과 관계 없는 것은?**

① foramen ovale ② pulmonary circulation
③ ductus arteriosus ④ ductus venosus
⑤ umbilical arteries

32 **심장의 구조에 관한 설명 중 틀린 것은?**

① foramen ovale - 태아의 두 심방 사이에 있는 통로
② left ventricle - 심장에서 근육층이 가장 두꺼운 곳
③ S-A node - 심장 자극을 우심실에서 우심방으로 전달
④ tricuspid valve - 오른쪽 심장의 심방과 심실사이의 판막
⑤ cardiac septum - 심장을 왼쪽, 오른쪽으로 분리시키는 벽

25. ① 26. ② 27. ⑤ 28. ② 29. ① 30. ② 31. ② 32. ③

33 **vena cava에 관한 설명 중 틀린 것은?**

① 상대, 하대의 두 개가 있다.
② 우리 몸에서 가장 큰 정맥이다.
③ 전신에 공급할 신선한 혈액을 운반한다.
④ 오른 심방에 혈액을 보낸다.
⑤ 전신을 순환하여 산소가 적은 혈액을 운반한다.

34 **폐동맥 기시부에 있으며 피가 심실로 역류하는 것을 막아주는 것은?**

① pulmonic valve
② tricuspid valve
③ mitral valve
④ bicuspid valve
⑤ aortic valve

35 **산소가 풍부한 혈관으로 조합된 것은?**

가. pulmonary artery	나. vena cava
다. pulmonary vein	라. aorta

① 가
② 나, 라
③ 다, 라
④ 가, 나, 다
⑤ 라

36 **혈압을 주로 측정하는 동맥은?**

① radial artery
② femoral artery
③ ulnar artery
④ subclavian artery
⑤ brachial artery

37 **태아의 혈액순환에서 좌우 심방의 혈액을 교류시키는 통로의 이름은?**

① ductus arterious
② umbilical artery
③ ductus renous
④ foramen ovale
⑤ luna

38 **인체내에서 가장 큰 림프양 기관으로서 혈구 생산 기능과 함께 파괴 기능도 있는 장기는?**

① heart
② spleen
③ thymus
④ aorta
⑤ tonsil

39 **심장 판막의 첨을 심실 근육에 부착시켜 주는 건은?**

① foramen ovale
② His bundle
③ chordae tendinae
④ coronary artery
⑤ S-A node

40 **심장의 수축은 (　　)에 의해 억제되고, (　　)에 의해 촉진된다. (　　)의 내용이 옳게 연결된 것은 ?**

① sympathetic nerve : parasympathetic nerve
② A-V node : S-A node
③ parasympathetic nerve : sympathetic nerve
④ central nerve : peripheral nerve
⑤ right ventricle : left ventricle

41 **혈액은 다음 중 어느 조직에 속하는가?**

① muscular tissue
② connective tissue
③ nervous tissue
④ epithelial tissue
⑤ reproductive tissue

---

33. ③ 34. ① 35. ③ 36. ⑤ 37. ④ 38. ② 39. ③ 40. ③ 41. ②

42 **반월판(semilunar valve)으로 조합된 것은?**

가. mitral valve	나. pulmonic valve
다. tricuspid valve	라. aortic valve

① 가 ② 나, 라 ③ 다, 라
④ 가, 나, 다 ⑤ 가, 나, 다, 라

43 **조혈기관에 속하는 것은?**

① 비장, 흉선(가슴샘) ② 비장, 콩팥 ③ 비장, 간
④ 위, 비장 ⑤ 위, 간

44 **백혈구 중 무과립구에 속하는 것은?**

① lymphocyte, monocyte ② neutrophils, eosinophils
③ basophils, eosinophils ④ neutrophils, monocyte
⑤ erythrocyte, leukocyte

45 **agranulocyte에 속하는 것은?**

① basophils ② granulocyte ③ lymphocyte ④ eosinophils ⑤ neutrophils

46 **spleen의 기능에 속하지 않는 것은?**

① 적혈구 생산 ② 적혈구 파괴 ③ 면역기능 ④ 적혈구 저장 ⑤ 체액탈실방지

47 **blood의 일반적 기능이 아닌 것은?**

① 영양작용 ② 배설작용 ③ 조절작용 ④ 호흡작용 ⑤ 흡수작용

48 **혈장(plasma)에 대한 설명이다. 틀린 것은?**

① 액체 성분과 혈구 세포로 구성된다.
② 맑은 밀짚색이다.
③ 세포는 적혈구, 백혈구, 혈소판으로 구성된다.
④ 수분, 단백, 당, 염, 호르몬 및 비타민을 포함한다.
⑤ 전체 혈액의 35% 차지한다.

49 **일반적으로 맥박 촉진에 이용되는 혈관은?**

① ulnar artery ② radial artery ③ axillary artery
④ internal carotid artery ⑤ brachial artery

50 **혈액으로부터 혈구 성분을 제외한 액체는?**

① plasma ② serum ③ platelet ④ leukocyte ⑤ fibrinogen

51 **혈장(blood plasma)에서 섬유소원(fibrinogen)을 제거한 액체는?**

① serum ② platelet ③ hemoglobin
④ prothrombin ⑤ erythrocyte

---

42. ② 43. ① 44. ① 45 ③ 46. ① 47. ⑤ 48. ⑤ 49. ② 50. ① 51. ①

52 **피를 엉기지 않게 하는 항응고제(anticoagulant)는?**

① thrombin ② fibrinogen ③ histamine ④ heparin ⑤ prothrombin

53 **면역기전과 항체 형성에 관여하는 것은?**

① globulin ② heparin ③ albumin ④ fibrinogen ⑤ prothrombin

54 **혈전의 섬유소를 용해하는 단백 분해 효소는?**

① ptyalin ② plasmin ③ pepsin ④ heparin ⑤ insulin

55 **관상동맥의 협착으로 심장근육의 혈류 부족 현상은?**

① cardiomegaly ② dextrocardia ③ bacterial endocarditis
④ mitral stenosis ⑤ ischemia

56 **조직 일부에 혈액 공급이 감소 되는 현상은?**

① anoxia ② embolism ③ ischemia ④ cyanosis ⑤ thrombosis

57 **죽상경화증(atherosclerosis)으로 동맥벽이 약해지면서 동맥이 부분적으로 넓어지는 것은?**

① embolism ② aneurysm ③ varicose vein ④ hemorrhoid ⑤ varix

58 **고혈압 등의 원인으로 동맥, 심장의 벽이 이완되어 주머니가 형성되는 것은?**

① embolism ② aneurysm ③ varicose veins
④ vasodilation ⑤ diverticulum

59 **적혈구가 파괴되어 hemoglobin이 분리되어 나오는 현상은?**

① poikilocytosis ② hemolysis ③ anemia ④ hemorrhage ⑤ hemostasis

60 **백혈구를 구성하는 용어는?**

가. eosinopils	나. lymphocyes	다. granulocyte	라. hemoglobin

① 가, 나, 다 ② 가, 다 ③ 나, 라 ④ 라 ⑤ 가, 나, 다, 라

61 **적혈구가 파괴되어 혈색소가 혈장이나 주위 용액으로 빠져나오는 현상은?**

① hemolysis ② chemotaxis ③ hemopoiesis
④ polycythemia ⑤ blood dyscrasia

62 **다음 중 빠르면서 규칙적인 심장수축을 나타내는 것은?**

① fibrillation ② flutter ③ tachycardia ④ dysrhythmia ⑤ bradycardia

63 **blood dyscrasia란?**

① coagulation time ② complete blood count
③ WBC differential count ④ a blood disorder
⑤ reduction in red blood cell

52. ④ 53. ① 54. ② 55. ⑤ 56. ③ 57. ② 58. ② 59. ② 60. ① 61. ① 62. ② 63. ④

64 심방에서 빠르고 불규칙적인 심장 수축을 나타내는 것은?

① tachycardia ② bradycardia ③ fibrillation
④ angina pectoris ⑤ flutter

65 혈류로 운반된 이물질로 인하여 혈관이 폐쇄되는 것은?

① thrombus ② agglutination ③ embolism
④ aczema ⑤ coagulation

66 심박동이 멈추는 상태는?

① arrhythmia ② systole ③ diastole ④ cardiac arrest ⑤ flutter

67 두 개의 심방 또는 심실 사이의 중격에서 구멍이 난 상태를 나타내는 용어는?

① foramen ovale ② patent ductus ③ cyanotic rupture
④ septal defect ⑤ coarctation of aorta

68 심실 중격 결손 또는 기형을 나타내는 용어는?

① atrial septal defect ② septal dermoplasty ③ patent foramen ovale
④ patent ductus arteriosus ⑤ ventricular septal defect

69 난원공 개존증은?

① ASD ② VSD ③ PDA ④ PFO ⑤ AS

70 전신 장기의 세동맥에 나타난 경화증을 뜻하는 용어는?

① atherosclerosis ② arteriolosclerosis ③ phlebosclerosis
④ mitral stenosis ⑤ aortic stenosis

71 diastole의 반대 의미는?

① systole ② silicosis ③ diastasis ④ tachypnea ⑤ cramp

72 혈액내 Hb 농도가 정상 이하인 상태는?

① anisocytosis ② leukemia ③ hemophilia ④ anemia ⑤ erythrocytosis

73 혈구의 수가 증가하는 상태를 뜻하는 용어는?

가. leukocytosis	나. hemophilia	다. neutrophilia	라. erythropenia

① 가, 나, 다 ② 가, 다 ③ 나, 라 ④ 라 ⑤ 가, 나, 다, 라

74 pernicious anemia의 원인과 관련된 용어는?

가. Fe	나. RH factor	다. folic acid	라. Vit. B12

① 가, 나, 다 ② 가, 다 ③ 나, 라 ④ 라 ⑤ 가, 나, 다, 라

---

64. ③ 65. ③ 66. ④ 67. ④ 68. ⑤ 69. ④ 70. ② 71. ① 72. ④ 73. ② 74. ④

75 **선천성 심장 질환이 아닌 것은?**

① myocardial infarction
② coarctation of the aorta
③ patent ductus arteriosus
④ septal defect
⑤ tetralogy of the Fallot

76 **림프의 질환을 나타내는 용어는?**

가. bubo	나. septicemia	다. Hodgkin's disease	라. leukemia

① 가, 나, 다 ② 가, 다 ③ 나, 라 ④ 라 ⑤ 가, 나, 다, 라

77 **적혈구의 이상을 뜻하는 용어는?**

가. thrombocytopenic purpura	나. granulocytosis
다. neutropenia	라. polycythemia

① 가, 나, 다 ② 가, 다 ③ 나, 라 ④ 라 ⑤ 가, 나, 다, 라

78 **심장이 선척적으로 우측에 위치하는 것으로 복강내 장기의 위치도 좌우가 바뀌는 선천성 기형을 무엇이라 하는가?**

① dextrocardia
② angina pectoris
③ aortic stenosis
④ myocardial infarction
⑤ tetalogy of Fallot

79 **His bundle의 기능 장애로 심방과 심실이 서로 부조화적으로 심장이 박동하는 상태의 용어는?**

① heart block
② palpitation
③ arrhythmia
④ heart attack
⑤ fibrillation

80 **적혈구가 정상 수명 기간을 채우지 못하고 빨리 파괴되어 생기는 빈혈은?**

① aplastic anemia
② sideroblastic anemia
③ pernicious anemia
④ hemolytic anemia
⑤ polycythemia

81 **대동맥의 내벽에 지방질이 축척되어 콜레스테롤 성분의 죽상물질이 형성되는 질환은?**

① polyarteritis nodosa
② aneurysms
③ arteriosclerosis
④ atherosclerosis
⑤ aortic hyperplasia

82 **arrhythmia의 범주에 포함 되지 않는 것은?**

① atrial fibrillation
② premature atrial contraction
③ atrial flutter
④ heart murmur
⑤ ventricular fibrillation

83 **심장 동맥질환과 관계된 용어가 아닌 것은?**

① cerebral infarction
② ischemia
③ heart attack
④ angina pectoris
⑤ thrombocytic occlusion

---

75. ① 76. ② 77. ④ 78. ① 79. ① 80. ④ 81. ④ 82. ④ 83. ①

84 죽상경화증으로 인하여 하지의 혈관이 막히는 경우는?

① thrombophlebitis ② aneurysm ③ varicosity
④ occlusive vascular disease ⑤ varicose vein

85 자연 발생적인 원인으로 동맥 혈압이 비정상적으로 상승한 경우는?

① cardiomyopathy ② essential hypertension
③ secondary hypertension ④ hypercholesterolemia
⑤ Raynaud's phenomenon

86 청색증의 용어는?

① melanoma ② cyanosis ③ jaundice
④ acidosis ⑤ hematoma

87 가슴통증(chest pain)을 호소하는 협심증을 뜻하는 용어는?

① heart attack ② myocardial infarction ③ ischemia
④ angina pectoris ⑤ thrombosis

88 울혈성 심부전을 뜻하는 용어는?

① dextroposition cardia ② congenital heart failure
③ myocardiac infarction ④ congestive heart failure
⑤ coronary artery disease

89 대동맥 협착증을 나타내는 용어는?

① angina pectoris ② coarctation of the aorta
③ aortic regurgitation ④ aortic contraction
⑤ aortic stenosis

90 심방 중격 결손을 뜻하는 용어는?

① atrial septal defect ② ventricular septal defect
③ aortic stenosis ④ patent foramen ovale
⑤ patent ductus arteriosus

91 심장의 심실 수축기를 뜻하는 용어는?

① coarctation ② diastole ③ cardiac infarction
④ stenosis ⑤ systole

92 부정맥(arrhythmia)에 해당되는 용어는?

가. cardiac arrest	나. flutter	다. palpitation	라. fibrillation

① 가, 나, 다 ② 가, 다 ③ 나, 라 ④ 라 ⑤ 가, 나, 다, 라

---

84. ④ 85. ② 86. ② 87. ④ 88. ④ 89. ② 90. ① 91. ⑤ 92. ③

93 용어와 그 뜻이 틀리게 연결된 것은?

① cardiac arrest - 심장박동 정지
② pericardiectomy - 심낭 절제술
③ cor pulmonale - 폐성심
④ thrombophlebitis - 혈전성 정맥염
⑤ dextroposition of aorta - 대동맥 좌위증

94 용어의 뜻이 옳게 연결된 것은?

① antigens - 항체
② platelet - 혈청
③ basophil - 호산구
④ plasma - 혈소판
⑤ agglutination - 응집작용

95 용어의 뜻이 틀리게 연결된 것은?

① reticulocytosis - 망상 적혈구 증가증
② aneurysmectomy - 동맥류 절제술
③ pancytopenia - 범혈구 감소증
④ anisocytosis - 무세포증
⑤ vasoconstriction - 혈관 수축

96 심계항진의 용어는?

① dyscardia
② palpitation
③ angina pectoris
④ tachycardia
⑤ cardialgia

97 세균성 심내막염을 뜻하는 용어는?

① bacterial epicarditis
② cardiac failure
③ pericarditis
④ cardiac arrest
⑤ bacterial endocarditis

98 심장의 판막에 관한 용어는?

가. bicuspid valve　나. tricuspid valve　다. semilunar valve　라. venous valve

① 가, 나, 다　② 가, 다　③ 나, 라　④ 라　⑤ 가, 나, 다, 라

99 항원을 중화 시키거나 활동을 저하 시키는 것은?

① antibody　② corpuscle　③ globin　④ antigen　⑤ neutrophil

100 혈액은 고형성분인 혈구와 액체성분인 (　　)로 분리된다. (　　)에 맞는 용어는?

① plasma　② platelets　③ hemoglobin　④ thrombin　⑤ prothrombin

101 심낭강내에 비염증성 액체가 고여 있는 심장 질환 용어는?

① pericarditis
② cardiomyopathy
③ endocarditis
④ pericardial effusion
⑤ hemopericardium

102 심낭강내에 액체 또는 혈액이 고여 있는 상태를 나타내는 용어는?

가. pericardial effusion　나. rheumatic endocarditis
다. hemopericardium　라. myocarditis

① 가, 나, 다　② 가, 다　③ 나, 라　④ 라　⑤ 가, 나, 다, 라

93. ⑤　94. ⑤　95. ④　96. ②　97. ⑤　98. ①　99. ①　100. ①　101. ④　102. ②

103 **A-V node와 His bundle사이의 전도 장애시 나타나는 부정맥은?**

① flutter ② fibrillation ③ heart block ④ bradycardia ⑤ tachycardia

104 **림프절의 종창은?**

① lymphangitis ② bubo ③ lymphadenitis
④ lymphoma ⑤ Pel-Ebstein pyrexia

105 **용어의 뜻이 잘못 설명된 것은?**

① hemolysis - destruction of red blood cells
② eosinophilia - decrease in numbers of eosinophils
③ erythropoiesis - formation of red blood cells
④ hemoglobin - blood protein found in red blood cells
⑤ hemocytoblast - primitive stem cell found in the bone marrow

106 **anastomosis of blood vessels은?**

① 혈관 문합술 ② 혈전 절제술 ③ 색전 절제술 ④ 정맥 봉합술 ⑤ 혈관 수축

107 **Cardiac Pulmonary Resuscitation이란?**

① 심장의 기능을 조사, 연구하는 것
② 불규칙한 심박동을 정상으로 회복시키는 전기 장치
③ 심근의 혈관을 다른 곳으로 전환시키는 것
④ 인공호흡 등으로 심장 기능을 소생시키는 것
⑤ 심장의 혈압을 측정하는 기구

108 **동맥류 절제술의 용어는?**

① endarterectomy ② thrombectomy ③ aneurysmectomy
④ embolectomy ⑤ phlebotomy

109 **cardiac monitor란?**

① 혈압을 측정하는 기구
② 심장박동의 자극을 전류변화로 나타내는 기구
③ 심장기능을 강화시키는 기계적 장치
④ 심장활동을 감시하여 심장기능이 위험할 때 경고하는 장치
⑤ 심장박동의 횟수를 측정하는 기구

110 **심장질환의 진단을 위한 검사 용어는?**

가. cardiac scan	나. echocardiography
다. cardiocentesis	라. encephalography

① 가, 나, 다 ② 가, 다 ③ 나, 라 ④ 라 ⑤ 가, 나, 다, 라

103. ③ 104. ② 105. ② 106. ① 107. ④ 108. ③ 109. ④ 110. ①

111 혈액질환의 진단을 위한 검사 용어는?

가. bleeding time	나. hemoglobin
다. hematocrit	라. bone marrow aspiration

① 가, 나, 다 ② 가, 다 ③ 나, 라 ④ 라 ⑤ 가, 나, 다, 라

112 동맥의 혈압을 측정하는 기구는?

① sphygmometer ② sphygmomanometer ③ sphygmotonometer
④ electrothermometer ⑤ electroscope

113 심장의 전기적 활동을 그래프로 표현한 것은?

① electromyogram ② electrocardiogram ③ ultrasonogram
④ ventriculogram ⑤ electrocardiophonogram

114 심장의 외막을 둘러싸고 있는 심막의 염증은?

① endocarditis ② myocarditis ③ pericarditis
④ infarction ⑤ pleuritis

115 선천성 심장질환이 아닌 것은?

① ASD(atrial septal defect) ② TOF(tetralogy of fallot)
③ PDA(patent ductus arteriosus) ④ VSD(ventricular septal defect)
⑤ CHF(congestive heart failure)

116 patent ductus arteriosus는?

① 심실과 심방의 중격 결손 ② 흉강내의 심장의 위치가 선천적으로 잘못된 것
③ foramen ovale의 영구적인 개존 ④ 관상동맥의 경화 증상
⑤ 출생 후 6개월이 지나도 폐동맥과 대동맥 사이가 폐쇄되지 않은 상태

117 관상동맥의 협착으로 심근에 피의 공급이 줄어들어 조직이 괴사 현상을 일으키는 상태는?

① ischemia ② cor pulmonale ③ atherosclerosis
④ aneurysm ⑤ myocardial infarction

118 angina pectoris의 설명이 맞는 것은?

① 청색증이 심한 심장 기형 ② 허혈로 인해 느끼는 심근의 통증
③ 심장 가장 아래쪽의 통증 ④ 심근의 비대
⑤ 심근의 위축

119 angina pectoris는 어느 부분에 이상이 생긴 것인가?

① coronary arteries ② axillary arteries ③ brachial arteries
④ pulmonary arteries ⑤ carotid arteries

111. ⑤ 112. ② 113. ② 114. ③ 115. ⑤ 116. ⑤ 117. ⑤ 118. ② 119. ①

120 **심장의 류마티스성 염증성 질환에 의해 가장 손상을 많이 받는 판막은?**

① mitral valve ② tricuspid valve ③ pulmonic valve
④ aortic valve ⑤ semilunar valve

121 **급성 류마티스열에 의한 합병증으로 잘 생기는 심내막염은?**

① arteriosclerotic heart disease ② rheumatic heart disease
③ bacterial epicarditis ④ bacterial endocarditis
⑤ pericarditis

122 **rheumatic heart disease 에서 특징적으로 볼 수 있는 것은?**

① tophi ② urate ③ Bence-Jones protein
④ Aschoff body ⑤ necrosis

123 **선천성 심장기형 질환은?**

가. congestive heart failure	나. ventricular septal defect
다. myocardiac infarction	라. patent ductus arteriosus

① 가, 나, 다 ② 가, 다 ③ 나, 라 ④ 라 ⑤ 가, 나, 다, 라

124 **선천성 심장 질환에 속하지 않는 것은?**

① dextrocardia ② myocardial infarction ③ pulmonary stenosis
④ atrial septal defect ⑤ dextroposition of aorta

125 **Tetralogy of Fallot(TOF)에 속하지 않는 것은?**

① Pulmonary artery stenosis(PS, 폐동맥 협착)
② Ventricular septal defect(VSD, 심실 중격 결손)
③ Shift of the aorta to the right(대동맥 오른방 전위)
④ Right ventricular hypertrophy(RVH, 오른심실 비대)
⑤ Shift of the aorta to the left(대동맥 왼방 전위)

126 **Fallot 4대 증후군이 아닌 것은?**

① pulmonary artery stenosis ② ventricular septal defect
③ dextroposition of aorta ④ hypertrophy of the right ventricle
⑤ atrial septal defect

127 **혈액 응고 인자가 없어서 지혈이 안되는 질환은?**

① leukemia ② hemophilia ③ thromboangitis ④ hemostasis ⑤ rouleaux

128 **모체와 태아와의 혈액형 부적합으로 인해 생기는 태아의 빈혈은?**

① aplastic anemia ② Raynaud's phenomenon
③ hemochromatosis ④ erythroblastosis fetalis
⑤ sickle-cell anemia

120. ① 121. ② 122. ④ 123. ③ 124. ② 125. ⑤ 126. ⑤ 127. ② 128. ④

129 모체와 태아사이의 RH인자나 ABO혈액형의 부적합으로 태아의 적혈구가 항원이 되어 모체에 항체가 생기고 이 항체가 태아에 들어가서 용혈을 일으키는 질환은?

① sideroblastic anemia ② fetal erythroblastosis ③ Down's syndrome
④ hemophillia ⑤ multiple myeloma

130 철 성분(iron)이 조직내에 과도하게 침착한 상태는?

① multiple myeloma ② purpura ③ thalassemia
④ hemochromatosis ⑤ sickle-cell anemia

131 혈소판이 비정상적으로 감소하는 상태는?

① polycythemia ② erythrocytopenia ③ reticulocytosis
④ thrombocytosis ⑤ thrombocytopenia

132 비타민 B12 가 잘 흡수되지 못하여 혈액 속에 거대 적아구가 현저히 증가하는 현상?

① pernicious anemia ② aplastic anemia ③ sickle-cell anemia
④ hemolytic anemia ⑤ iron deficiency anemia

133 적혈구가 빨리 파괴되어 발생되는 빈혈은?

① pernicious anemia ② aplastic anemia ③ polycythemia vera
④ polychemia vera ⑤ hemolytic anemia

134 무통성 경부 임파절 종대가 나타나는 원인불명의 악성 림프종은?

① lymphocytosis ② Hodgkin's disease ③ sarcoidosis
④ Parkinson's disease ⑤ lymphocytic leukemia

135 대뇌 동맥내에 혈관폐쇄를 초래할 수도 있는 혈전이 형성되는 상태는?

① cerebral hemorrhage ② apoplexy ③ cerebral thrombosis
④ cerebral palsy ⑤ cerebral contusion

135 Hodgkin's disease에 대한 올바른 설명은?

① 경부림프절의 종창으로 심한 통증을 보이는 암종이다.
② 부신을 침범하는 악성 육종이다.
③ 뇌하수체에서 시작하여 림프계를 침범하는 암종이다.
④ 태아기에 림프계를 침윤하고 있다가 성인이 되어서 나타나는 암종이다.
⑤ 림프결절, 비장 등에 발생하는 진행성 암이다.

137 청년층에 빈번한 임파절의 신생물 질환으로 비장, 림프조직이 증가하는 질환은?

① lymphocytosis ② Hodgkin's disease ③ sarcoidosis
④ Parkinson's disease ⑤ lymphocytic leukemia

138 Hodgkin's disease에서 나타나는 pyrexia는?

① scarlet fever ② puerperal fever ③ Pel-Ebstein fever
④ rheumatic fever ⑤ hypotension

---

129. ② 130. ④ 131. ⑤ 132. ① 133. ⑤ 134. ② 135. ③ 136. ⑤ 137. ② 138. ③

139 비정상 혈장 세포가 골수 내에서 생성되는 혈액계 종양 질환은?

① leukocytosis ② multiple myeloma ③ thrombocytosis
④ lymphosarcoma ⑤ non-Hodgkin's disease

140 혈액응고인자의 결핍으로 나타나는 유전적인 질환은?

① hemolysis ② thrombocytopenia ③ leukemia
④ hemophilia ⑤ jaundice

141 stroke에 관한 설명 중 틀린 것은?

① 뇌혈관 질환 중 가장 흔한 것으로 일명 CVA라고 한다.
② 고혈압, 심장질환, 당뇨가 위험 요소가 될 수 있다.
③ 현기증, 두통, 혼수 증상이 나타난다.
④ cerebral hemorrhage와는 관계가 없다.
⑤ 혈전증, 색전증, 뇌혈관 경련이 원인이 될 수 있다.

142 leukemia에 관한 설명이 아닌 것은?

① 백혈구가 과잉 증식되는 신생물성 질환이다.
② chronic leukemia는 어린이에게, acute leukemia는 성인에게서 발생한다.
③ 전신 불쾌감, 식욕부진, 출혈증세가 나타난다.
④ 간, 비장, 임파절이 커진다.
⑤ 치료로는 항암제의 병합요법과 방사선요법 등이 있다.

143 감염상태에서 증가하는 것은?

① RBC ② serum ③ platelet ④ WBC ⑤ thrombin

144 감염된 균이 혈류를 통하여 심내막을 침범하고 색전을 형성하는 질환은?

① Adams- Stokes disease ② hemochondromatosis
③ subacute bacterial endocarditis ④ coronary heart disease
⑤ infectious mononucleosis

145 하지의 소동맥을 주로 침범하며 동맥 말단부의 괴저를 일으키는 질환은?

① venosclerosis ② phlebolithiasis ③ atherosclerosis
④ anteriosclerosis ⑤ thromboangitis obliterans

146 신경 근육의 기능 장애로 전신에 걸쳐 근육의 심한 쇠약을 초래하는 상태는?

① aplastic anemia ② myocardial infaction
③ osteodystrophy ④ Volkmann's contracture
⑤ myasthenia gravis

---

139. ② 140. ④ 141. ④ 142. ② 143. ④ 144. ③ 145. ⑤ 146. ⑤

147 **AIDS에 관한 설명 중 옳지 않은 것은?**

① 임파구의 감소 및 면역 결핍에 의해 여러 감염증 및 신생물 질환에 쉽게 노출된다.
② 1970년대 초부터 발견되어 유행성으로 파급되고 있다.
③ 잠복기가 비교적 길며 성관계나 혈액에 의해 전파된다.
④ 원인은 대개 LAV, ARV 등의 바이러스로 추정된다.
⑤ 발열, 폐렴, 수두, 임파종 등이 나타난다.

148 **AIDS virus 전염의 일상적인 통로가 아닌 것은?**

① 혈우병 ② 남성 동성 연애자 ③ 정맥주사 이용시
④ 전립선염 ⑤ 어머니의 자궁으로

149 **유전성 용혈성 빈혈로 지중해 지역에서 나타나는 질환은?**

① polycythemia vera ② aplastic anemia ③ thalassemias
④ acute hemolytic anemia ⑤ congenital hemolytic jaundice

150 **백혈병의 종류가 아닌 것은?**

① acute myelocytic ② acute lymphocytic ③ chronic myelocytic
④ thrombocytic ⑤ chronic lymphocytic

151 **Buerger's disease와 같은 뜻의 용어는?**

① thrombophlebitis ② aortitis ③ phlebosclerosis
④ polyarteritis ⑤ thromboangitis obliterans

152 **thromboangitis obliterans와 같은 용어는?**

① Buerger's disease ② arteritis ③ thrombophlebitis
④ polyarteritis nodosa ⑤ vasoangitis obliterans

153 **occlusion과 같은 의미로 사용하는 용어는?**

① obstruction ② heart attack ③ blood clot ④ emboli ⑤ swelling

154 **shunt의 동의어는?**

① bypass ② diastole ③ constriction ④ pumping ⑤ valve

155 **blood clot의 의미는?**

① hemolysis ② thrombus ③ embolus
④ platelet ⑤ reticulocyte

156 **혈액형에 따른 항원, 항체의 유형이 틀린 것은?**

① A형 : A항원, anti-B 항체가 있다. ② B형 : B항원과 anti-A 항체가 있다.
③ AB형 : A와 B항원이 있다. ④ A형과 AB형 : anti-B 항체가 있다.
⑤ A형과 O형 : anti-B 항체가 있다.

147. ② 148. ④ 149. ③ 150. ④ 151. ⑤ 152. ① 153. ① 154. ① 155. ② 156. ④

157 **체액성 면역(humoral immunity)에서 형질세포에 의해 분비되는 항체가 아닌 것은?**

① IgA ② IgD ③ IgE ④ IgF ⑤ IgM

158 **다음 설명 중 틀린 것은?**

① 림프계는 면역계와 관련되어 있다.
② 면역계는 박테리아, 바이러스 같은 이물질에 대항하는 방어기전을 가진다.
③ 림프구와 단핵구는 항원을 생성하여 신체를 보호한다.
④ 림프계는 모세혈관으로부터 단백질과 체액을 정맥을 통하여 혈류속으로 순환하게 한다.
⑤ 장의 림프관은 소장으로부터 지방을 흡수하여 혈류로 운송한다.

159 **오른 심실과 대동맥이 연결되고, 왼 심실과 폐동맥이 연결되는 기형은?**

① CHF ② TGV ③ DORV ④ MI ⑤ PS

160 **혈액을 혈장과 혈구 성분으로 분리하고, 혈장만을 제거하여 혈구 성분을 체내로 다시 집어넣는 방법인 혈장 분리 반출술은?**

① whloe blood transfusion ② platelet transfusion ③ RBC transfusion
④ leukopheresis ⑤ plasmapheresis

161 **관상동맥 협착이 있는 환자에게 혈관으로 혈전용해제를 넣어 주는 치료법은?**

① coagulation ② PTCA ③ holter monitoring
④ bypass ⑤ thrombolysis

162 **관상동맥이 막힌 경우 인체의 다른 부위에서 혈관을 이식(vessel graft)하여 혈액이 우회하도록 연결하는 수술은?**

① endarterectomy ② PTCA ③ commissurotomy
④ cardiac catheterization ⑤ coronary bypass(grafting)surgery

163 **심장의 위험한 부정맥(ventricular fibrillation)시에 심장에 짧은 전기적 충격을 주는 치료법은?**

① coronary bypass ② extracorporeal circulation
③ Holter monitoring ④ defibrillation
⑤ cardioversion

164 **빠르면서 불규칙적인 심장의 부정맥을 치료하는 시술은?**

① aneurysmectomy ② phlebotomy ③ cardioversion
④ angioplasty ⑤ cardiac massage

165 **가늘고 유연한 도관을 혈관을 통하여 심장까지 삽입하여 심혈관과 심근의 상태를 보는검사는?**

① stress test ② cardioversion ③ cardiac MRI
④ PTCA ⑤ cardiac catheterization

166 **varicosity를 치료하기 위한 처치명은?**

① phlebotomy ② vein stripping ③ venipuncture
④ venesection ⑤ varicoectomy

157. ④ 158. ③ 159. ② 160. ⑤ 161. ⑤ 162. ⑤ 163. ④ 164. ③ 165. ⑤ 166. ②

167 **심실 세동을 치료하기 위한 기구는?**

① defibrillator ② pacemaker ③ sphygmographer
④ cardiac catheter ⑤ electrocardiographer

168 **mitral commissurotomy란?**

① arteriosclerosis를 위한 새로운 개구를 만드는 시술
② mitral valve의 섬유화된 부위를 절개하는 것
③ 인공판막을 봉합시키는 시술
④ catheterization 을 통해 mitral valve를 검사하는 것
⑤ 인공 심장이식을 위한 수술

169 **심장이 박동하지 않고 혈액이 없는 상태에서 수술할 수 있도록 심장과 폐의 기능을 대신하는 것으로 체외순환이라고 하는 것은?**

① artificial pacemaker ② Heart-Lung machine ③ cardioversion
④ cardiac catheterization ⑤ cardiocentesis

170 **인공심폐기(heart-lung machine)를 사용한 일시적 순환은?**

① systemic circulation ② extracorporeal circulation ③ cardiac circulation
④ pulmonary circulation ⑤ body circulation

171 **심장 수축시 판막의 부적절한 닫힘을 나타내며 일명 Barlow's syndrome라고 불리는 질환은?**

① mitral valve prolapse ② aortic valve disease
③ tricuspid valve prolapse ④ occlusive vascular disease
⑤ hypertensive heart disease

172 **진성 적혈구 증가증(polycythemia vera)에서 RBC를 줄이기 위해 하는 정맥 개구(venous opening)는?**

① phlebotomy ② venipuncture ③ venous anastomosis
④ venous shunt ⑤ venesection

173 **심장차단(heart block)이 생겼을 때 사용하는 인공 심장 박동 조율기는?**

① cardiac pacemaker ② cardiac massage ③ cardiac catheter
④ cardiac flutter ⑤ cardiac circulator

174 **heart block시 실시되는 치료 방법은?**

① valvotomy ② cardiac catheterization ③ pacemaker insertion
④ pericardiectomy ⑤ coronary artery bypass

175 **constrictive pericarditis일 때 시행하는 치료 방법은?**

① cardiectasis ② cardiolysis ③ pericardiocentesis
④ pericardiectomy ⑤ pericardiostomy

---

167. ① 168. ② 169. ② 170. ② 171. ① 172. ① 173. ① 174. ③ 175. ④

176 **혈청(serum) 내에서 인체 면역 결핍 바이러스를 발견하는 검사는?**

① Western blot ② CEA ③ Histo ④ CMV ⑤ AZT

177 **심전도에서 심실이 흥분하여 활동 전압이 생길 경우의 심전도(EKG) 파형은?**

① P 파 ② QRS 파 ③ T 파 ④ Q 파 ⑤ R 파

178 **정상 심전도에서 심방의 흥분(수축)으로 인한 심전도(EKG) 파형은?**

① S wave ② Q wave ③ R wave ④ P wave ⑤ T wave

179 **혈압과 관계 없는 것은?**

① systolic pressure ② diastolic pressure ③ 120/80 mmHg
④ stethoscope ⑤ sphygmomanometer

180 **면역의 유형이 틀린 것은?**

① 자연면역 : 유전적 소인 ② 후천적 면역 : 능동면역과 수동면역
③ 능동면역 : 예방접종 ④ 수동면역 : 항독소, γ-globulin
⑤ 능동면역 : 식작용, 대식세포

181 **leukocyte의 종류에 포함되지 않는 것은?**

① lymphocyte ② monocyte ③ granulocyte ④ erythrocyte ⑤ basophils

182 **어근과 그 뜻의 연결이 틀린 것은?**

① coro - heart ② phlebo - vein ③ lieno - crown
④ sphygmo - pulse ⑤ varico - swollen

183 **동일한 의미로 연결된 것이 아닌 것은?**

① veno - phlebo ② angio - vaso ③ leuko - albino
④ hemo - hemato ⑤ sphero - poikilo

184 **다음 약어와 해석이 틀린 것은?**

① MS - 승모판 협착증 ② AI - 대동맥판 폐쇄부전증 ③ ASD - 급성 협착성 질환
④ ASHD - 동맥경화성 심질환 ⑤ PTCA - 경피적 관상동맥 확장술

185 **약어의 설명 중 잘못된 것은?**

① CAD - coronary artery disease ② ASD - artificial septal defect
③ CCU - coronary care unit ④ AS - aortic stenosis
⑤ PTCA - percutaneous transluminal coronary angiolpasty

186 **다음 약어의 용어가 틀린 것은?**

① VSD - ventricular stenosis defect ② CHF - congestive heart failure
③ ICU - intensive care unit ④ MS - mitral stenosis
⑤ CABG - coronary artery bypass graft

---

176. ① 177. ② 178. ④ 179. ④ 180. ⑤ 181. ④ 182. ③ 183. ⑤ 184. ③ 185. ② 186. ①

187 **약어의 해설이 잘못된 것은?**

① ESR - 적혈구 침강속도
② Hb - 헤모글로빈
③ MCH - 평균적혈구 혈색소량
④ diff - 감별 백혈구 계산
⑤ CBC - 적혈구 산정

188 **다음 약어가 틀린 것은?**

① HSV - herpes simplex virus
② EBV - Enzyme-barr virus
③ HIV - human immunodeficiency virus
④ KS - Kaposi's sarcoma
⑤ AIDS - Acquired immunodeficiency syndrome

189 **심장질환을 뜻하는 약어가 잘못된 것은?**

① PDA - 동맥관 개존증
② TGV - 대혈관 전위
③ MI - 심근경색증
④ CHF - 울혈성 심부전
⑤ ASD - 심실 중격 결손

190 **심근 경색증을 뜻하는 약어는?**

① VSD ② MI ③ TOF ④ CHD ⑤ PDA

191 **CPR의 full name은?**

① congestive pulmonary resuscitation
② corpulmonale
③ congenital pyloric stenosis
④ cardiopulmonary resuscitation
⑤ complete pancreas resection

---

187. ⑤ 188. ② 189. ⑤ 190. ② 191. ④

05 호흡기계

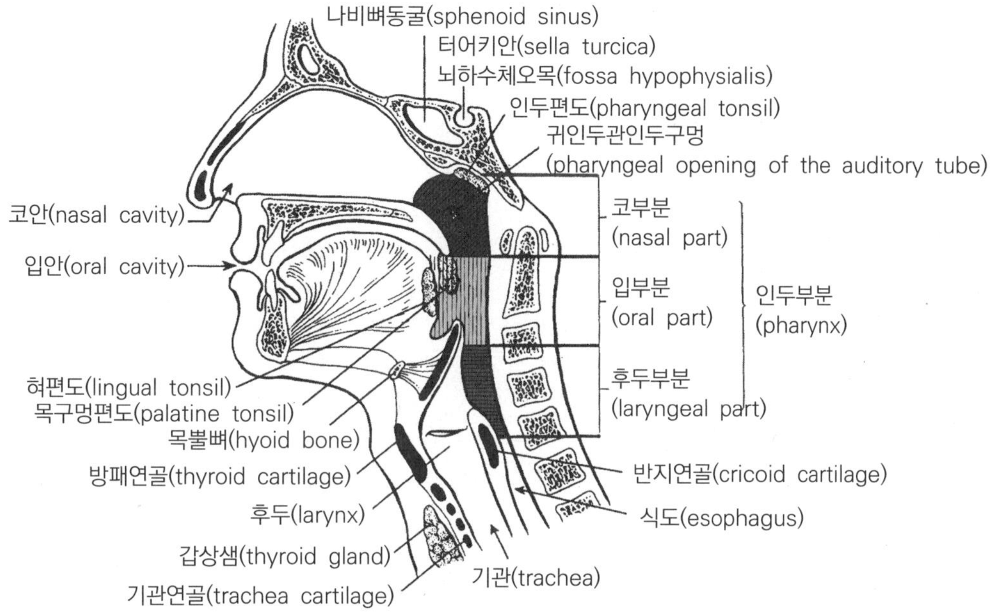

그림 5-1. 인두의 구분(머리목부위의 정중단면)

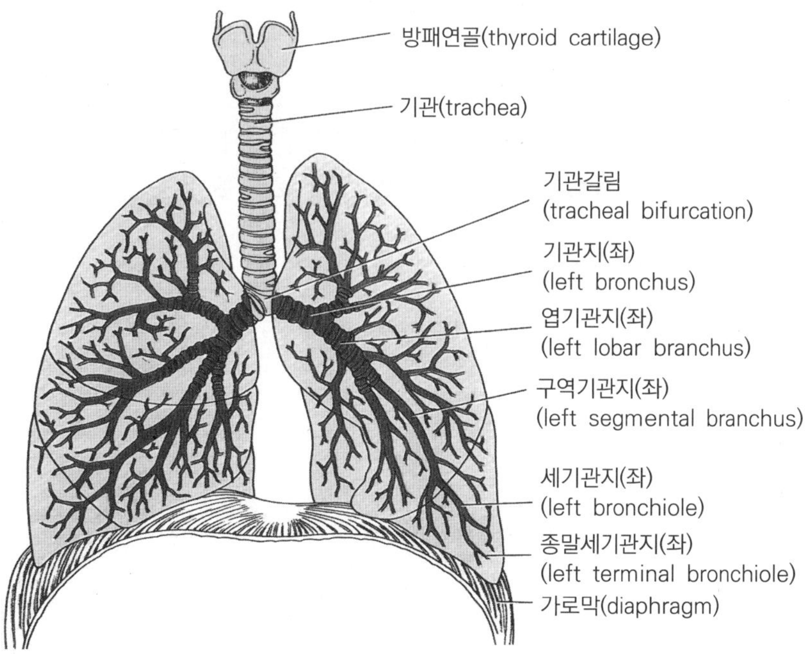

그림 5-2. 허파의 구조

1. 해부학적 용어(Anatomic terms)

1) Paranasal sinuses 부비동, 코곁굴
   - maxillary sinus 위턱굴
   - ethmoid sinus 벌집굴
   - frontal sinus 이마굴
   - sphenoidal sinus 나비굴
2) Pharynx 인두
   - nasopharynx 코인두
   - pharyngeal tonsil 인두편도
   - oropharynx 입인두
   - palatine tonsil 목구멍편도
   - laryngopharynx 후두인두
3) Larynx 후두
4) Epiglottis 후두덮개
5) Trachea 기관(=wind pipe)
6) Mediastinum 세로칸
7) Bronchi(singular : bronchus) 기관지
8) Lung 폐
   - bronchioles 세기관지
   - alveoli(singular : alveolus) 꽈리, 폐포
   - capillary 모세혈관
9) Pleura 가슴막, 흉막
10) Diaphragm 가로막, 횡격막 : 흉강과 복강을 구분 짓는 근육성 막

2. 호흡경로(Pathway of respiration)

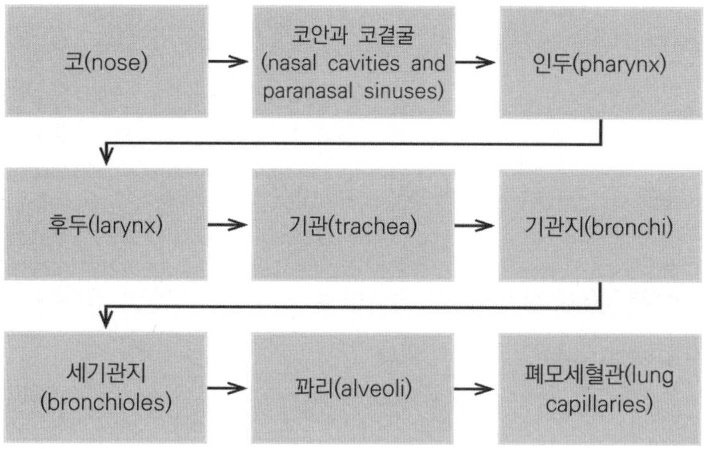

3. 용어분석(Analysis of terms)

-osmia	후각
nas/o, rhin/o	코, 비
tonsil/o	편도
pharyng/o	인도
laryng/o	후두
trache/o	기관
bronch/o, bronchi/o	기관지
bronchiol/o	세기관지
pulmon/o	폐
pneumon/o, pneum/o	폐, 공기
phren/o	횡격막(diaphragm)
pleur/o	가슴막
alveol/o	폐포
thorac/o, pector/o	흉곽

호흡기계 문제

01 흉막을 이루는 막은?

① parietal pleura, visceral pleura ② visceral pleura, pulmonary pleura
③ thoracic pleura, parietal pleura ④ visceral pleura, thoracic pleura
⑤ parietal pleura, mesenteral pleura

02 몸의 체간(trunk)을 가슴강(thoracic cavity)과 복강(abdominal cavity)으로 나누는 근육성 막은?

① adenoid ② alveolus ③ diaphragm ④ cilia ⑤ pleura

02 폐의 윗부분을 나타내는 것은?

① base ② apex ③ alveoli ④ hilus ⑤ fundus

02 음식물이 기도로 넘어가지 못하도록 막는 역할을 하는 것은?

① adenoid ② uvula ③ larynx ④ vocal cord ⑤ epiglottis

02 코에서 폐로 전달되는 공기의 흐름 경로는?

① nose - pharynx - bronchus - trachea - lung
② nose - bronchus - trachea - larynx - lung
③ nose - pharynx - larynx - bronchus - lung
④ nose - larynx - pharynx - bronchus - lung
⑤ nose - trachea - larynx - pharynx - lung

02 폐의 엽은 어떻게 나누어지는가?

① 오른쪽2엽, 왼쪽2엽 ② 오른쪽3엽, 왼쪽2엽 ③ 오른쪽2엽, 왼쪽3엽
④ 오른쪽1엽, 왼쪽2엽 ⑤ 오른쪽2엽, 왼쪽1엽

02 비강으로 뻗어나간 나팔 모양의 코뼈, 즉 코 선반은?

① nasopharynx ② septum ③ turbinate
④ naris ⑤ laryngopharynx

02 후두의 아래 부위에 있는 둥근 모양의 연골은?

① thyroid cartilage ② fibrous cartilage ③ elastic cartilage
④ cricoid cartilage ⑤ bone cartilage

02 폐와 폐 사이의 공간은?

① mediastinum ② pleura ③ bronchus ④ larynx ⑤ diaphragm

10 inspiration 때의 diaphragm 위치는?

① 위로 올라간다 ② 아래로 내려간다 ③ 변화가 없다
④ 옆으로 옮겨진다 ⑤ 뒤로 움직인다

---

1. ① 2. ③ 3. ② 4. ⑤ 5. ③ 6. ② 7. ③ 8. ④ 9. ① 10. ②

11 호흡기도와 직접적인 관련이 없는 것은?

① larynx ② nasal cavity ③ Eustachian tube
④ trachea ⑤ bronchi

12 parietal pleura와 visceral pleura 사이를 무엇이라 하는가?

① mediastinum ② pleural cavity ③ diaphragm ④ carina ⑤ mesentery

13 paranasal sinuses의 종류가 아닌 것은?

① ethmoidal sinus ② frontal sinus ③ maxillary sinus
④ lacrimal sinus ⑤ sphenoidal sinus

14 폐를 둘러싸고 있는 2겹의 막(membrane)은?

① pleura ② epiglottis ③ larynx ④ pharynx ⑤ bronchioles

15 후두를 덮고 있는 얇은 막의 연골 조직은?

① larynx ② pharynx ③ bronchus ④ epiglottis ⑤ lobe

16 mediastinum에 속하지 않는 것은?

① heart ② aorta ③ vocal cord
④ esophagus ⑤ bronchial tubes

17 인두 편도라고 불리우며 코 인두에 있어서 림프 조직이 모여 있는 곳은?

① adenoids ② nasopharynx ③ oropharynx
④ laryngopharynx ⑤ tonsil

18 일명 Wind pipe라고 일컬어지는 것은?

① bronchus ② lung ③ larynx ④ trachea ⑤ pharynx

19 폐(lung)에서 숨을 내쉴 때 나오는 gas는?

① oxygen ② carbon dioxide ③ nitrogen
④ flatus ⑤ carbon monoxide

20 Adam's apple이란?

① cricoid cartilage ② thyroid cartilage ③ arytenoid cartilage
④ epiglottic cartilage ⑤ tracheal cartilage

21 tachypnea와 반대 되는 용어는?

① bradypnea ② dyspnea ③ apnea ④ eupnea ⑤ orthopnea

22 서로 관련이 없는 용어는?

① palatine tonsil ② pharyngeal tonsil ③ lingual tonsil
④ tonsillar ring ⑤ nasal tonsil

---

11. ③ 12. ② 13. ④ 14. ① 15. ④ 16. ③ 17. ① 18. ④ 19. ② 20. ② 21. ① 22. ⑤

23 **후두인두(laryngopharynx)와 동일한 용어는?**

① nasopharynx ② oropharynx ③ hypopharynx
④ pharynx ⑤ larynx

24 **용어의 설명이 잘못 연결된 것은?**

① pertussis - whooping cough ② asphyxia - suffocation
③ emphysema - pyothorax ④ epistaxis - nose bleeding
⑤ turbinates - nasal bone

25 **폐렴 등에서 조직이 단단해지는 "경화"라는 뜻으로 사용되는 용어는?**

① consolidation ② ossification ③ infarction
④ decalcification ⑤ necrosis

26 **체세포와 혈액간의 gas교환은?**

① internal respiration ② external respiration ③ inhalation
④ exhalation ⑤ internal inhalation

27 **호흡은 각 세포와 세포를 둘러싼 모세혈관 사이에서 일어나는 가스교환으로 인체 장기의 모든 세포에서 일어난다. 이 과정에서 산소는 혈류를 통하여 조직세포로 들어가고, 이산화탄소는 조직으로부터 혈류로 들어간다. 이 과정을 뜻하는 용어는?**

① external respiration ② internal respiration ③ inspiration
④ expiration ⑤ eupnea

28 **자연적 또는 외상(trauma)에 의해 코 점막의 혈관이 터짐으로 발생하는 비출혈(코피)은?**

① asphyxia ② hemostasis ③ epistaxis ④ rhinorrhea ⑤ anosmia

29 **임종 직전에 나타나는 호흡으로 교대성 무호흡은?**

① pleural rub ② hyperventilating respiration ③ vesicular breathing
④ chyne-stokes respiration ⑤ paroxysmal dyspnea

30 **폐로부터 가래를 배출시키는 행위는?**

① expiration ② respiration ③ expectoration ④ pulmonostomy ⑤ spitting

31 **anosmia와 관련되는 용어는?**

① taste ② visual sense ③ tongue-tie
④ smell sense ⑤ oral movement

32 **폐를 뜻하는 용어끼리 조합된 것은?**

가. pulm/o	나. pneumon/o	다. pleur/o
라. pulmon/o	마. phren/o	

① 가, 나, 다 ② 가, 나, 라 ③ 나, 다, 라 ④ 다, 라, 마 ⑤ 가, 라, 마

---

23. ③ 24. ③ 25. ① 26. ① 27. ② 28. ③ 29. ④ 30. ③ 31. ④ 32. ②

33 **asphyxia란?**

① 과도한 호흡 ② 호흡곤란 ③ 질식 ④ 호흡불능 ⑤ 정상호흡

34 **용어의 풀이가 잘못된 것은?**

① anosmia - 무후각증 ② dysphasia - 호흡곤란 ③ hiccup - 딸꾹질
④ asphyxia - 질식 ⑤ expectoration - 객담배출

35 **객혈을 뜻하는 것은?**

① hemoptysis ② hemostasis ③ hematemesis ④ hemolysis ⑤ hemophilia

36 **폐결핵 환자가 피를 토하는 증상의 용어는?**

① hematemesis ② hemoptysis ③ hematoma ④ hemorrhage ⑤ hemolysis

37 **비후성 비염은?**

① allergic rhinitis ② atrophic rhinitis ③ laryngitis
④ hypertrophic rhinitis ⑤ nasopharyngitis

38 **정상 호흡은?**

① apnea ② dyspnea ③ orthopnea ④ eupnea ⑤ dysphonia

39 **의학용어의 풀이가 잘못된 것은?**

① auscultation - 타진 ② aphasia - 실어증 ③ asphyxia - 질식
④ hiccup - 딸꾹질 ⑤ anosmia - 후각결여증

40 **실어증을 뜻하는 용어는?**

① aphasia ② aphagia ③ aphakia ④ apnea ⑤ aphonia

41 **폐기종을 뜻하는 용어는?**

① pleurisy ② pneumonia ③ atelectasis ④ emphysema ⑤ pneumothorax

42 **postural drainage의 뜻은?**

① 후방분비 ② 체내 이물질 ③ 체위 배액법 ④ 기관흡인술 ⑤ 폐기능 검사

43 **collapsed lung이란?**

① atelectasis ② emphysema ③ pneumonia
④ bronchiectasis ⑤ pulmonary Tbc

44 **선천성 무기폐 현상을 나타내는 용어는?**

① pneumonia ② neonate atelectasis ③ emphysema
④ pneumoconiosis ⑤ acute respiratory failure

45 **누워 있을 때 호흡곤란이 나타나는 상태는?**

① dyspnea ② orthopnea ③ asphyxia ④ hypoxia ⑤ eupnea

---

33. ③ 34. ② 35. ① 36. ② 37. ④ 38. ④ 39. ① 40. ① 41. ④ 42. ③ 43. ① 44. ② 45. ②

46 **호흡곤란을 나타내는 용어는?**

가. dyspnea	나. tachypnea	다. orthopnea	라. eupnea

① 가, 나, 다 ② 가, 다 ③ 나, 라 ④ 라 ⑤ 가, 나, 다, 라

47 **감기와 관계있는 용어가 아닌 것은?**

① common cold ② coryza ③ influenza
④ pulmonary infarction ⑤ upper respiratory infection

48 **anthracosis, silicosis, siderosis 등을 포괄적으로 (　　)이라고 한다.**

① thoracosis ② pneumoconisosis ③ cor pulmonale
④ pulmonic siderosis ⑤ preumoanthracosis

49 **폐질환은?**

가. asthma	나. athlectasis	다. pleural effusion	라. emphysema

① 가, 나, 다 ② 가, 다 ③ 나, 라 ④ 라 ⑤ 가, 나, 다, 라

50 **apnea를 볼 수 있는 경우는?**

① dyspnea ② eupnea ③ orthopnea
④ Cheyne-Stokes respiration ⑤ bradypnea

51 **산소부족의 상태를 뜻하는 용어가 아닌 것은?**

① anoxia ② hypoxia ③ anoxemia
④ hypoxemia ⑤ anosmia

52 **byssinosis와 관계있는 것은?**

① silica ② cotton ③ iron ④ coal dust ⑤ glass

53 **비정상 호흡이 아닌 것은?**

① dyspnea ② tachypnea ③ orthopnea ④ bradycardia ⑤ apnea

54 **호흡이 정상보다 빠른 경우를 나타내는 용어는?**

① tachypnea ② tachycardia ③ bradypnea ④ brady cardia ⑤ eupnea

55 **dysphonia에 속하는 용어는?**

① cyanosis ② hoarseness ③ asphyxia ④ hiccup ⑤ epistaxis

56 **chest pain과 같은 의미는?**

① asphyxia ② pectoralgia ③ phrenospasm
④ laryngospasm ⑤ croup

---

46. ① 47. ④ 48. ② 49. ③ 50. ④ 51. ⑤ 52. ② 53. ④ 54. ① 55. ② 56. ②

57 **hypopharynx와 같은 의미로 사용되는 용어는?**

① nasopharynx ② oropharynx ③ glossopharynx
④ adenoidpharynx ⑤ laryngopharynx

58 **nasal calculus와 같은 의미는?**

① rhinolith ② rhinitis ③ sinusitis
④ chorditis ⑤ alveolar stone

59 **concha와 동의어는?**

① choana ② naris ③ nasal meatus
④ turbinate ⑤ nasal septum

60 **pleuritis와 동의어는?**

① pneumonitis ② pleurisy ③ phlebitis
④ pleural effusion ⑤ pneumonia

61 **pharyngeal tonsil과 동의어는?**

① palate tonsil ② nasotonsil ③ adenoids
④ laryngeal tonsil ⑤ oropharynx

62 **hiccups과 동의어는?**

① singultus ② fremitus ③ stridor ④ rales ⑤ hoarseness

63 **wheeze의 동의어는?**

① rales ② rhonchus ③ stridor ④ hoarseness ⑤ murmur

64 **ABGA결과 PCO_2가 많은 경우는?**

① hypoxia ② hypercapnea ③ hyperaeration
④ asphyxia ⑤ hyperventilation

65 **객담 배양검사는?**

① pulmonary echogram ② sputum culture ③ biopsy
④ thoracentesis ⑤ C-reactive protein test

66 **호흡기계와 관련된 용어가 아닌 것은?**

① epistaxis ② hoarseness ③ stridor
④ wheeze ⑤ hematemesis

67 **폐의 환기능력 검사 용어는?**

① pulmonary function test ② lung biopsy ③ lung aspiration
④ thoracentesis ⑤ ABGA

---

57. ⑤ 58. ① 59. ④ 60. ② 61. ③ 62. ① 63. ③ 64. ② 65. ② 66. ⑤ 67. ①

68 폐결핵 환자에게 나타나는 상태로 치즈화(건락화)된 부분이 빠져나가 폐에 공간이 형성되는 것을 무엇이라고 하는가?

① tubercle ② infection ③ cavity ④ caseation ⑤ lung disease

69 음식물을 잘못 삼켜서 생긴 흡인성 폐렴은?

① lobar pneumonia ② bronchopneumonia ③ aspiration pneumonia
④ bacterial pneumonia ⑤ tuberculous pneumonia

70 Highmore's antrum이라고 하는 상악동(위턱굴)의 염증은?

① pansinusitis ② maxillary sinusitis ③ ethmoid sinusitis
④ frontal sinusitis ⑤ sphenoid sinusitis

71 진폐증(허파 먼지증) 중 석탄 먼지에 의한 것으로 일명 black lung disease라고도 하는 것은?

① silicosis ② byssinosis ③ asbestosis ④ anthracosis ⑤ siderosis

72 기관지(bronchus)의 원발성 악성 폐암은?

① bronchogenic carcinoma ② bronchopleural carcinoma
③ bronchiectatic carcinoma ④ alveolar carcinoma
⑤ bronchial tumor

73 냄새를 맡지 못하는 증상은?

① osmidrosis ② insomnia ③ anosmia ④ dysosmia ⑤ asphyxia

74 German measles과 동의어는?

① small pox ② varicella ③ rubella ④ viral wart ⑤ chicken pox

75 어린이 호흡기 전염병인 백일해는?

① mumps ② measles ③ diphtheria ④ pertussis ⑤ rubella

76 유행성 감기란?

① influenza ② diphtheria ③ common cold ④ coryza ⑤ URI

77 DPT 예방접종을 실시하는 호흡기 전염질환은?

① 크루프 ② 폐결핵 ③ 백일해 ④ 유행성 감시 ⑤ 기관지염

78 가슴막의 통증은?

① pleurodynia ② pleurostenosis ③ pleural effusion
④ pneumonia ⑤ pleurisy

79 폐의 혈관에 어떤 물질이 막히면서 폐 조직이 괴사를 일으키는 것은?

① pulmonary abscess ② pulmonary edema ③ pulmonary embolism
④ tuberculosis ⑤ pulmonary hemorrhage

---

68. ③ 69. ③ 70. ② 71. ④ 72. ① 73. ③ 74. ③ 75. ④ 76. ① 77. ③ 78. ① 79. ③

80 chorditis는 어느 부위의 염증을 일컫는 것인가?

① vocal cord ② epiglottis ③ trachea ④ pharynx ⑤ lung

81 기관과 기관지의 염증은?

① laryngobronchitis ② laryngotracheitis ③ tracheobronchitis
④ tracheobronchiectasis ⑤ bronchobronchiolitis

82 emphysematous bullae가 파열되어 생긴 pneumothorax는?

① traumatic pneumothorax ② tuberculous pneumothorx
③ spontaneous pneumothorax ④ therapeutic pneumothorx
⑤ diagnostic pneumothorax

83 늑막 삼출 중에서 흉강에 고름이 고여 있는 상태는?

① emphysema ② hemothorax ③ empyema ④ hydrothorax ⑤ pneumothorax

84 폐의 간질(사이질)이나 폐포에 액체가 과도하게 축적되는 경우를 뜻하는 것은?

① pneumothorax ② pulmonary edema ③ chronic sinusitis
④ upper respiratory infection ⑤ emphysema

85 코 점막의 부종 및 비후가 나타나는 염증성 질환은?

① pansinusitis ② rhinitis ③ diphtheria
④ laryngitis ⑤ hypertrophic rhinitis

86 흉막에 생긴 염증을 뜻하는 용어는?

① pleural effusion ② pneumonia ③ emphysema
④ pleurisy ⑤ atelectasis

87 larynx에 생기는 tuberculosis의 용어는?

① laryngoptosis ② laryngostonosis ③ laryngorrhagia
④ laryngophthisis ⑤ laryngotracheitis

88 모든 부비동에 염증이 나타나는 것은?

① pansinusitis ② sinusitis ③ nasosinusitis
④ maxillary sinusitis ⑤ frontal sinusitis

89 palatine tonsils의 염증은?

① adenitis ② tonsillitis ③ adenoid ④ uvulitis ⑤ alveolitis

90 혈관을 침범하여 온몸의 여러기관에 결핵성 병소가 동시에 퍼진 상태는?

① primary tuberculosis ② secondary tuberculosis
③ active tuberculosis ④ systemic miliary tuberculosis
⑤ mininal tuberculosis

---

80. ① 81. ③ 82. ③ 83. ③ 84. ② 85. ⑤ 86. ④ 87. ④ 88. ① 89. ② 90. ④

91 폐색전증(pulmonary embolism)의 상태로 옳은 것은?

① 폐혈관의 울혈 ② 흉막 유착으로 오는 통증 ③ 폐혈전증
④ 폐가 비정상적으로 딱딱해짐 ⑤ 폐동맥 가지의 폐색

92 진폐증에 속하지 않는 것은?

① anthracosis ② exostosis ③ asbestosis
④ silicosis ⑤ byssinosis

93 Corynebacterium에 의한 인두와 상기도의 급성 감염, 염증이 나타나고 인두와 호흡기도에 혼탁한 막을 형성하며 DPT 예방접종을 실시하는 질환은?

① pertussis ② diphteria ③ tetanus
④ croup ⑤ bronchitis

94 폐포(alveoli)에 감염과 염증으로 pneumococci, stapylococcus, fungus 또는 virus가 원인균이 되는 질환은?

① atelectasis ② emphysema ③ pulmonary edema
④ pneumonia ⑤ pneumoconiosis

95 가슴강 내에 고름이 차 있는 상태는?

① pyothorax ② hydrothorax ③ hemothorax
④ pneumothorax ⑤ hemoptysis

96 상기도의 접촉성 세균감염으로 발작적인 기침이 특징이며 일명 "whooping cough"라고 하는 질환은?

① tuberculosis ② tetanus ③ pertussis ④ diphtheria ⑤ croup

97 폐질환 또는 흉벽의 외상 또는 천공으로 인해 흉막강에 공기가 축적되는 질환은?

① bronchospasm ② pneumothorax ③ pleurodynia
④ rhinorrhea ⑤ sinusitis

98 세균성 감염(bacterial infection) 등으로 폐에 고름이 많이 축적된 상태는?

① hemothorax ② atelectasis ③ pulmonary abscess
④ hemoptysis ⑤ pleural effusion

99 폐포의 불완전 확장 및 공기가 없는 상태로 종양이나 외상에 의해 기관지 또는 세기관지가 폐쇄되어 생기는 질환은?

① emphysema ② atelectasis ③ pneumonia
④ pulmonary edema ⑤ tuberculosis

100 과도한 호흡으로 인하여 혈액속의 탄산가스가 저하된 상태는?

① hyperventilation ② hypercapnia ③ hyperoxia
④ pneumothorax ⑤ hypoxia

---

91. ⑤ 92. ② 93. ② 94. ④ 95. ① 96. ③ 97. ② 98. ③ 99. ② 100. ①

101 **기관과 식도 사이에 비정상적인 새로운 통로가 생긴 상태는?**

① tracheolaryngeal fissure
② tracheoesophageal fissure
③ tracheoesophageal fistula
④ laryngoesophageal fistula
⑤ laryngoesophageal fissure

102 **폐포벽 파괴와 함께 폐포가 과잉 확장되는 호흡기 질환은?**

① bronchitis
② emphysema
③ hemoptysis
④ aplasia
⑤ empyema

103 **emphysema의 설명 중 틀린 것은?**

① 폐 확장이 안 되어 공기가 없다.
② 만성 기관지염 환자에게 잘 발생한다.
③ 폐와 폐포의 탄력이 소실된다.
④ 폐기종이다.
⑤ 폐포에 공기가 축적되어 있다.

104 **미숙아에게서 나타나는 호흡곤란으로 폐의 계면활성제의 부족으로 폐포 확장이 안 되어서 발생하는 질환은?**

① pulmonary tuberculosis
② acute laryngitis
③ pertussis
④ upper respiratory infection
⑤ hyaline membrane disease

105 **코의 중격(사이막)이 반굴된 상태는?**

① nasal septum
② deflection of septum
③ atresia of nose
④ nasal obstruction
⑤ nasal bleeding

106 **혈액 내에 CO_2 가 많이 있는 상태는?**

① hypercapnia
② hyperventilation
③ hypoxia
④ hypocapnia
⑤ acapnia

107 **폐(lung)에 석탄 가루가 쌓여 있는 상태는?**

① silicosis
② anthracosis
③ asbestosis
④ byssinosis
⑤ brown-lung disease

108 **세기관지가 확장된 상태는?**

① stenosis of the bronchi
② bronchospasm
③ bronchiolitis
④ bronchiolectasis
⑤ stenosis of the trachea

109 **폐에 먼지가 차 있는 상태는?**

① pneumonitis
② pneumothorax
③ pneumoconiosis
④ pleurisy
⑤ pneumonia

110 **농흉(고름 가슴, empyema)과 혈흉(혈액 가슴, hemothorax)을 통칭하는 용어는?**

① pulmonary effusion
② pulmonary abscess
③ pulmonary edema
④ pulmonary embolism
⑤ pulmonary pain

---

101. ③ 102. ② 103. ① 104. ⑤ 105. ② 106. ① 107. ② 108. ④ 109. ③ 110. ①

111 늑막강(가슴막강)으로 액체가 새어 나오거나 고여 있는 상태는?

① pulmonary abscess ② pulmonary embolism ③ pulmonary pain
④ pulmonary edema ⑤ pleural effusion

112 lung에 생기는 질환과 거리가 먼 것은?

① pulmonary edema ② tuberculosis ③ pleural effusion
④ emphysema ⑤ atelectasis

113 발작성 호흡 곤란과 심한 기침을 동반한 기관지 폐쇄성 질환은?

① asthma ② bronchitis ③ pertussis
④ diphtheria ⑤ emphysema

114 pulmonary tuberculosis의 특징이라고 볼 수 있는 것은?

① caseation ② hypoxia ③ wheezing ④ murmur ⑤ stridor

115 corynebacterium diphtheria에 의한 급성 호흡기계 전염병은?

① whooping cough ② pertussis ③ influenza
④ diphtheria ⑤ mumps

116 호흡기계의 질환이 아닌 것은?

① amnesia ② pneumonia ③ hydrothorax
④ byssinosis ⑤ hyaline membrane disease

117 상기도(upper respiratory tract) 질환은?

가. laryngitis	나. pleurisy	다. diphtheria	라. pneumonia

① 가, 나, 다 ② 가, 다 ③ 나, 라 ④ 라 ⑤ 가, 나, 다, 라

118 pleural effusion으로 볼 수 없는 용어는?

① pyothorax ② hydrothorax ③ emphysema
④ hemothroax ⑤ pyohemothorax

119 upper respiratory disorder가 아닌 것은?

① croup ② pertussis ③ diphtheria
④ pneumonia ⑤ laryngitis

120 진폐증의 원인 물질과의 관계가 옳은 것은?

가. asbestosis - 석면섬유	나. byssinosis - 면사
다. anthracosis - 탄분	라. silicosis - 철분

① 가, 나, 다 ② 가, 다 ③ 나, 라 ④ 라 ⑤ 가, 나, 다, 라

111. ⑤ 112. ③ 113. ① 114. ① 115. ④ 116. ① 117. ② 118. ③ 119. ④ 120. ①

121 **cor pulmonale에 대한 설명 중 잘못된 것은?**

① 폐질환으로 생기는 심실 비대 질환이다.
② 심질환으로 생기는 폐의 부종 질환이다.
③ 폐기종, 만성 기관지염시에 생길 수 있다.
④ 산소를 투여하기도 한다.
⑤ 이뇨제와 강심제를 투여한다.

122 **diphtheria에 대한 설명 중 잘못된 것은?**

① pseudomembrane을 형성한다.
② 급성 전염병이다.
③ 소아에게 발생한다.
④ Schick test로 진단한다.
⑤ 치료는 후두 절제술을 실시한다.

123 **결핵균이 혈류에 침습된 경우의 질병명은?**

① primary Tbc ② inactive Tbc ③ secondary Tbc
④ miliary Tbc ⑤ active Tbc

124 **폐질환, 호흡장애, 폐혈관 질환이 생기고 이차적으로 심장에 장애를 일으키는 질환은?**

① cystic fibrosis ② chronic bronchitis ③ pulmonary abscess
④ cor pulmonale ⑤ pneumoconiosis

125 **늑막 삼출 중에서 가슴강에 고름이 고여 있는 상태는?**

① emphysema ② hemothorax ③ hydrothorax
④ pneumothorax ⑤ empyema

126 **흉강내에 체액이 고여 있는 상태는?**

① pneumothorax ② empyema ③ hydrothorax ④ hemothorax ⑤ pyothorax

127 **pulmonary tuberculosis에 대한 설명이 아닌 것은?**

① tubercule bacillus가 원인균이다.
② 전염성이며 급·만성으로 나타난다.
③ 건락화된 것이 액화되어 기침으로 배출된다.
④ 공동(cavity)을 형성한다.
⑤ 폐암으로 진행된다.

128 **석면공장에서 일하는 사람의 진폐증은?**

① silicosis ② anthracosis ③ asbestosis ④ byssinosis ⑤ siderosis

129 **allergic rhinitis와 같은 의미의 진단명은?**

① asthma ② hives ③ bronchitis ④ hay fever ⑤ itching

130 **pneumonia와 같은 뜻의 용어는?**

① pulmonary edema ② pulmonary insufficiency ③ pleurisy
④ congestive heart failure ⑤ pneumonitis

131 **laryngotracheobronchitis와 동일한 진단명은?**

① laryngospasm ② croup ③ bronchiolitis ④ bronchitis ⑤ pneumonitis

---

121. ② 122. ⑤ 123. ④ 124. ④ 125. ⑤ 126. ③ 127. ⑤ 128. ③ 129. ④ 130. ⑤ 131. ②

132 **미숙아에게 나타나는 호흡기계 질환으로 폐의 허탈로 인하여 폐포에 protein이 부족한 증상의 진단명은?**

① hyaline membrane disease ② diphtheria ③ pertussis
④ croup ⑤ tuberculosis

133 **진단방법의 용어와 그 뜻이 맞게 연결된 것끼리 조합된 것은?**

가. auscultation - 청진	나. percussion - 촉진	다. endoscopy - 내시경법
라. palpation - 타진	마. inspection - 시진	

① 가, 나, 다 ② 가, 다, 마 ③ 나, 다, 라 ④ 다, 라, 마 ⑤ 라, 마, 가

134 **Caldwell-Luc operation과 같은 뜻은?**

① ethmoidectomy ② rhinotomy
③ tracheostomy ④ radical maxillary antrotomy
⑤ thoracotomy

135 **비중격의 치료를 위한 수술인 SMR에서 R의 의미는?**

① rhino ② ring ③ remind ④ resection ⑤ repeat

136 **DNS의 치료를 위한 수술은?**

① polypectomy ② rhinoplasty ③ Caldwell - Luc op.
④ anthrotomy ⑤ submucous resection

137 **처치 및 검사방법 용어와 그 뜻이 맞지 않는 것은?**

① pulmonary CT : 폐혈관 동위원소 주입법 ② bronchoscopic biopsy : 기관지경 생검법
③ thoracentesis : 흉강천자 ④ endotracheal intubation : 기관내 삽관법
⑤ tracheostomy : 기관절개술

138 **디프테리아(diphtheria)를 진단하는 검사방법은?**

① sputum AFB ② sputum culture ③ PPD test
④ Mantoux test ⑤ schick test

139 **기관 및 기관지의 생검, 세척, 이상 여부 등을 실시하는 검사명은?**

① bronchial biopsy ② bronchography ③ bronchial angiography
④ bronchial tomography ⑤ bronchoscopy

140 **PPD test와 Mantoux test에 의해서 진단을 내릴 수 있는 것은?**

① pleurisy ② tuberculosis ③ tetanus ④ atelectasis ⑤ pneumonia

141 **폐기능 검사에 사용되는 기구는?**

① stethoscope ② sphygmomanometer ③ spirometer
④ endoscope ⑤ bronchoscope

---

132. ① 133. ② 134. ④ 135. ④ 136. ⑤ 137. ① 138. ⑤ 139. ⑤ 140. ② 141. ③

142 **조영제를 주입한 후 혈관촬영을 하여 폐색전증, 폐종양, 폐기종 등에 따른 혈관 변화에 대한 병변을 진단하는 검사법은?**

① bronchography ② pulmonary floroscopy
③ lung scintigram ④ pulmonary echocardiogram
⑤ pulmonary angiography

143 **stethoscope를 이용해서 할 수 있는 검사 방법은?**

① percussion ② inspection ③ palpation ④ auscultation ⑤ visualization

144 **폐암을 진단하고자 한다. 가장 확실한 방법은?**

① pulmonary biopsy ② chest X-ray ③ bronchoscopy
④ PFT ⑤ lung CT

145 **기침(cough)을 멈추게 해 주는 약은?**

① antibiotics ② antitussives ③ antipyretics ④ antimucolytics ⑤ antacids

146 **약물을 뜻하는 용어와 그 뜻이 맞게 연결된 것끼리 조합된 것은?**

가. sedatives - 흥분제
나. mucolytics - 점액 용해제
다. antitussives - 진해제
라. bronchodilator - 항생제
마. anticonvulsants - 기관지 확장제

① 가, 나 ② 나, 다 ③ 다, 라 ④ 라, 마 ⑤ 가, 마

147 **호흡곤란과 관련된 약어가 아닌 것은?**

① DOE ② SOB ③ SAS ④ PND ⑤ TBLB

DOE : dyspnea on exertion(노력성 호흡곤란)
SOB : short of breath(숨이참)
SAS : sleep apnea syndrome(수면 무호흡증후군)
PND : paroxysmal noctal dyspnea(야간 발작성 호흡곤란)
TBLB : transbronchial lung biopsy(경기관지 폐 생검)

148 **약어의 명칭이 맞는 것끼리 조합된 것은?**

가. ABGA : Atrial Brachial Gas Analysis
나. CPR : Coronary Pulling Reaction
다. RDS : Respiratory Distress Syndrome
라. SOB : Shortness of Breath
마. T&A : Tonsillectomy and Adenoidectomy

① 가, 나, 다 ② 나, 다, 라 ③ 다, 라, 마 ④ 가, 라, 마 ⑤ 가, 나, 마

149 **COPD의 명칭이 맞는 것은?**

① Chronic Obstructive Pulmonary Distress ② Chronic Obstructive Pulmonary Disease
③ Cardiac Occlusive Pulmonary Distress ④ Cardiac Occlusive Pulmonary Disease

142. ⑤ 143. ④ 144. ① 145. ② 146. ② 147. ⑤ 148. ③ 149. ②

150 **COPD란 약어로 통용되는 호흡기 질환명은?**

① 만성 폐쇄성 폐질환　② 지속성 양압 호흡　③ 호흡곤란 증후군
④ 만성 호흡 장애 증후군　⑤ 만성 호흡기계 기능부전

151 **약어 풀이가 맞는 것은?**

가. PFT : pulmonary function test 나. CPR : cardiopulmonary resuscitation 다. ABGA : arterial blood gas analysis 라. COPD : chronic obstructive pulmonary disease

① 가, 나, 다　② 가, 다　③ 나, 라　④ 라　⑤ 가, 나, 다, 라

152 **신생아의 호흡곤란 상태를 표현하는 용어는?**

① HMD　② COPD　③ COLO　④ DNS　⑤ ARDS

153 **폐의 우측 하엽을 뜻하는 약어는?**

① RDS　② RLL　③ RUL　④ LUL　⑤ LDS

154 **약어의 해설이 잘못된 것은?**

① ABGA - aterial blood gas analysis　② CXR - chest X-Ray
③ CVP - central venous pressure　④ T&A - traffic accident
⑤ LLL - left lower lobe

150. ①　151. ⑤　152. ①　153. ②　154. ④

06 소화기계

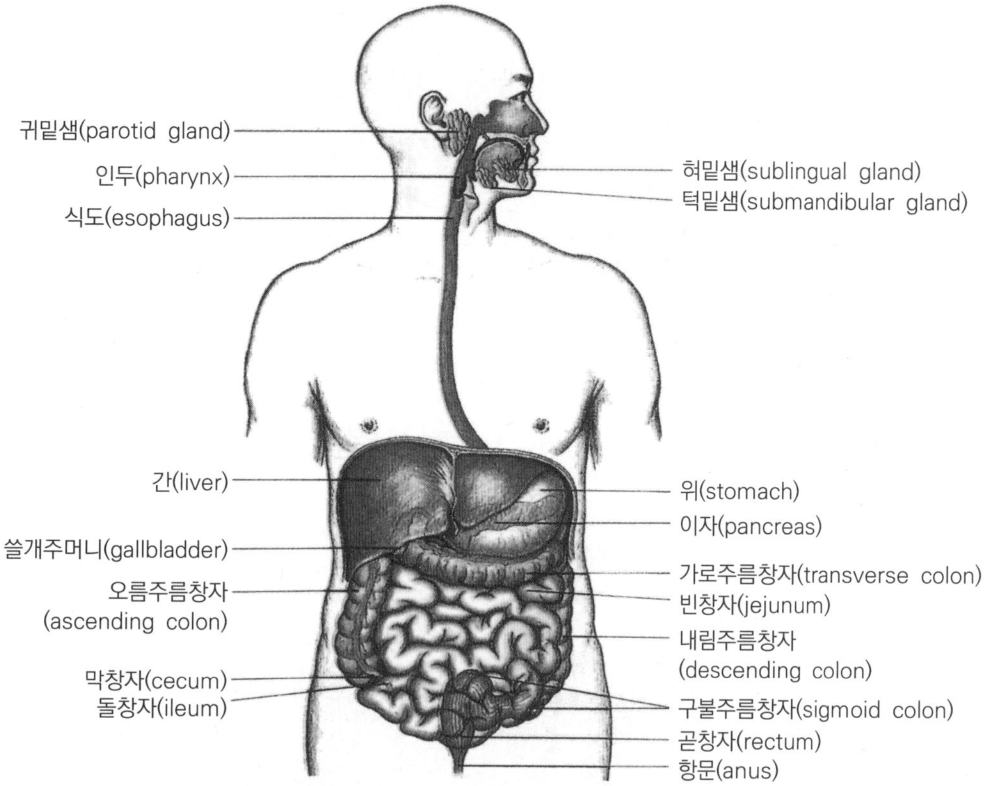

그림 6-1. 소화기계통

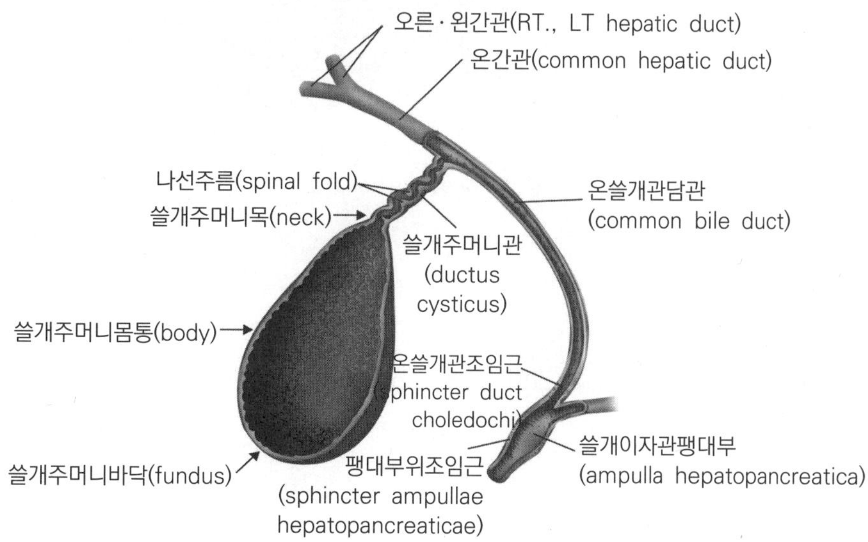

그림 6-2. 쓸개즙 경로

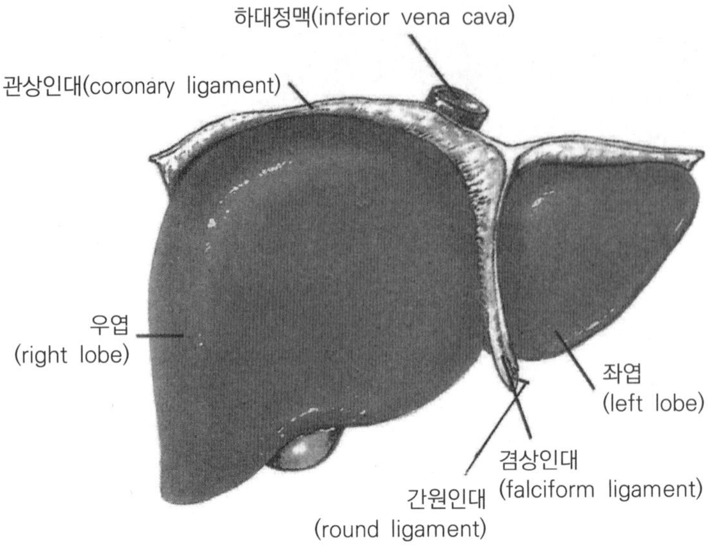

[A] 앞면

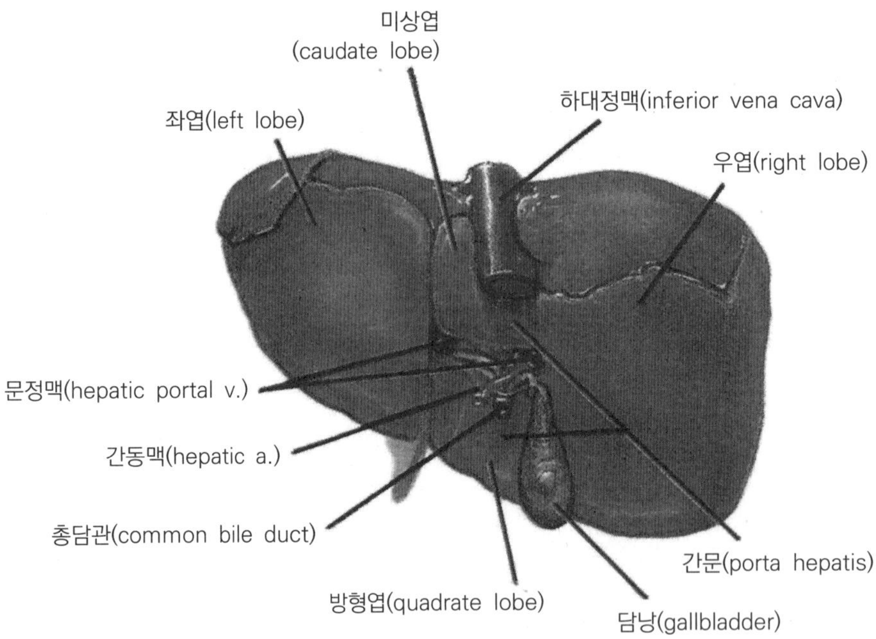

[B] 뒤면

그림 6-3. 간의 구조

1. 침샘(Salivary glands)

- parotid gland 귀밑샘, Stensen's duct 스텐센관 : 귀밑에 위치
- sublingual gland 혀밑샘 : 혀 밑에 위치
- submandibular gland, submaxillary gland, Wharton's duct 턱밑샘, 와튼관

2. 소화순서

구강 (oral cavity) → 인두 (pharynx) → 식도 (esophagus) → 위 (stomach)
→ 십이지장 (duodenum) → 공장 (jejunum) → 회장 (ileum) → 맹장 (cecum)
→ 상행결장 (ascending colon) → 횡행결장 (transverse colon) → 하행결장 (descending colon) → 구불결장 (sigmoid colon)
→ 직장 (rectum) → 항문 (anus)

3. 간의 기능(Function of liver)

1) keeping the amount of glucose in the blood at a normal level(정상범위의 혈당량유지)
2) manufacture of some blood protein(혈액단백질 제조)
3) destruction of old erythrocyte(오래된 적혈구 파괴)
4) removal of poisons from the blood(혈액으로부터 독소 제거)
5) manufacture of bile juice(담즙 제조)

4. 복막(Peritoneum)

1) mesentery 창자사이막 : 작은창자 바깥을 싸고 있는 막, 작은창자를 후복벽에 부착시키는 역할
2) mesocolon 잘룩창자사이막 : 벽측복막의 일종, 큰창자를 후복벽에 부착시키는 역할
3) omentum(greater, lesser) 그물막
  - greater omentum 큰 그물막 : 위의 대만곡에서 가로잘룩창자의 전면에 닿는 장막과 지방, 혈관 등에 싸인 복막
  - lesser omentum 작은 그물막 : 간문과 위의 소만곡, 샘창자 첫 부위 사이에 있는 복막

5. 용어분석(Analysis of terms)

bucc/o	볼, 뺨
dent/o, odont/o	치아
gingiv/o	잇몸
labi/o, cheil/o	입술
lingu/o, gloss/o	혀
or/o, stomat/o	입
palat/o	구개, 입천장
sial/o, ptyal/o	침
sialaden/o	침샘
uvul/o, staphyl/o	목젖
an/o	항문
append/o, appendic/o	막창자꼬리
cardi/o	들문
cec/o	맹장, 막창자
celi/o, lapar/o	복부
col/o, colon/o	결장, 잘룩창자
duoden/o	십이지장, 샘창자
enter/o	소장, 작은창자
esophag/o	식도
gastr/o	위

ile/o	회장, 돌창자
jejun/o	공장, 빈창자
peritone/o	복막
pharyng/o	인두
rect/o, proct/o	직장, 곧창자
pylor/o	날문
sigmoid/o	구불결장, 구불잘룩창자
tonsil/o	편도
umbilic/o, omphal/o	배꼽, 제
bilirubin/o	빌리루빈
cholangi/o	담관
chol/e, bil/i	담즙
cholecyst/o	담낭, 쓸개
choledoch/o	총담관, 온쓸개관
hepat/o	간
pancreat/o	췌장, 이자
dips/o	갈증
glyc/o	당분
lip/o, steat/o, adip/o	지방

소화기계 문제

01 **대장과 소장의 첫 번째 부분을 구성하는 것끼리 짝 지워진 것은?**

① duodenum, cecum ② esophagus, colon ③ duodenum, colon
④ esophagus, ileum ⑤ cecum, duodenum

02 **위에서 십이지장으로 연결되는 부위의 명칭은?**

① fundus ② body ③ cardia
④ pylorus ⑤ lesser curvature

03 **치관(teeth crown)의 가장 바깥쪽의 단단한 부분은?**

① enamel ② dentin ③ pulp
④ cementum ⑤ periodontal membrane

04 **치아의 구성 성분에서 치관을 둘러싼 가장 외부의 층은?**

① enamel ② crown ③ root ④ cementum ⑤ gum

05 **submandibular gland에 있는 타액관은?**

① Wharton's duct ② Stensen's duct ③ sublingual duct
④ salivary duct ⑤ parotid gland

06 **소장의 연결 순서가 바르게 된 것은?**

① duodenum - jejunum - ileum ② jejunum - duodenum - ileum
③ ileum - jejunum - duodenum ④ jejunum - ileum - duodenum
⑤ duodenum - ileum - jejunum

07 **공기와 음식물의 공통 통로가 되는 지점은?**

① larynx ② pharynx ③ palate ④ uvula ⑤ tonsils

08 **pharynx의 분류에 해당되지 않는 것은?**

① nasopharynx ② oropharynx ③ laryngopharynx
④ hypopharynx ⑤ soft pharynx

09 **esophagus에 대해 잘못 설명한 것은?**

① pharynx와 stomach 사이에 있다. ② 근육성관이다.
③ 음식물을 통과시키는 기능이 있다. ④ 횡격막 아래에 위치한다.
⑤ 기관의 뒤쪽에 나란히 내려간다.

10 **esophagus를 3등분할 때 가운데 부분을 나타내는 용어는?**

① cervical part ② upper part ③ thoracic part
④ lower part ⑤ abdominal part

---

1. ⑤ 2. ④ 3. ① 4. ① 5. ① 6. ① 7. ② 8. ⑤ 9. ④ 10. ③

11 구개의 뒷부분 1/3을 무엇이라 하나?

① frenuleum linguae ② soft palate ③ mid palate
④ hard palate ⑤ parotid grand

12 위의 아랫 부분의 만곡을 나타낸 용어는?

① antrum ② body ③ lesser curvature
④ greater curvature ⑤ rugae

13 식도와 위의 연결 부위를 뜻하는 용어는?

① cardia ② body ③ fundus ④ pylorus ⑤ antrum

14 입 천장의 앞부분을 나타내는 것은?

① rugae ② uvula ③ soft palate ④ hard palate ⑤ pharynx

15 장(intestine)의 중간에 있으면서 복부 뒤에 있는 근육성 벽에 소장을 부착시키는 복막은?

① omentum ② mesentery ③ rugae ④ villi ⑤ peritoneum

16 영양소와 수분 흡수를 위해 villi(융모)가 있는 장기는?

① stomach ② esophagus ③ liver
④ small intestine ⑤ large intestine

17 villi(융모)가 있는 곳은?

① ascending colon ② anus ③ rectum
④ cecum ⑤ jejunum

18 small intestine에서 영양소와 수분을 흡수하는 것은?

① villi ② ileocecal valve ③ appendix
④ papilla ⑤ peristalsis

19 소화효소를 분비하는 곳이 아닌 것은?

① pancreas ② liver ③ salivary gland
④ stomach ⑤ intestine gland

20 조임근을 갖고 있는 곳은?

① ileum ② cecum ③ colon
④ anus ⑤ sigmoid colon

21 다음 중 간의 기능에 해당되는 것으로만 짝 지워진 것은?

가. 해독 작용	나. 적혈구 파괴	다. 당원 합성	라. 담즙 저장

① 가, 나, 다 ② 가, 라 ③ 나, 라 ④ 라 ⑤ 가, 나, 다, 라

11. ② 12. ④ 13. ① 14. ④ 15. ② 16. ④ 17. ⑤ 18. ① 19. ② 20. ④ 21. ①

22 담즙(bile)의 생성과 저장이 되는 기관으로 맞게 연결된 것은?

① 간 - 담낭 ② 간 - 십이지장 ③ 총담관 - 십이지장
④ 총담관 - 담낭 ⑤ 간 - 총담관

23 쓸개즙(담즙)을 간, 십이지장으로 옮기는 역할을 하는 통로는?

① glycogen ② common bile duct ③ enzyme
④ gallbladder ⑤ pancreas

24 pancreas를 3부분으로 구분하면?

① anterior, posterior ② right lobe, left lobe ③ superior, inferior
④ head, body, tail ⑤ fundus, body, neck

25 소화기계 장기의 기능에 대한 설명이 틀린 것은?

① 담즙의 생성 및 저장 - gallbladder ② 해독작용 - liver
③ 인슐린 및 소화효소 생성 - pancreas ④ 복강내 장기 보호 - peritoneum
⑤ 영양흡수 - small intestine

26 구강 저와 혀의 점막을 잇는 것은?

① palate ② uvula ③ frenulum linguae
④ omentum ⑤ antrum

27 혀를 잇는 점막 벽을 무엇이라 하는가?

① buccal cavity ② hard palate ③ soft palate
④ uvula ⑤ frenulum linguae

28 치아의 구성 성분에서 법랑질보다 부드러우며 노란색을 띈 성분은?

① enamel ② dentin ③ root ④ cementum ⑤ gum

29 쓸개즙(담즙)을 만들어 내는 곳은?

① stomach ② pancreas ③ liver ④ gallbladder ⑤ duodenum

30 다음 중 간의 기능이 아닌 것은?

① 혈당량 정상유지 ② 해독 작용 ③ 적혈구 생성 ④ 담즙 생성 ⑤ 혈단백 생성

31 결장을 후복벽에 고정하고 있는 복막의 이름은?

① rugae ② omentum ③ mesentery ④ mesocolon ⑤ antrum

32 인체의 가장 큰 장기인 Liver의 기능이 아닌 것은?

① keeping the amount of glucose ② manufacture of some level blood protein
③ manufacture of erythrocyte ④ detoxication
⑤ manufacture of bile juice

---

22. ① 23. ② 24. ④ 25. ① 26. ③ 27. ⑤ 28. ② 29. ③ 30. ③ 31. ④ 32. ③

33 **총담관에 위치한 괄약근은?**

① Oddi sphinter ② ampullar sphinter ③ islets of Langerhans
④ pancreatic muscle ⑤ hepatopancreatic ampulla

34 **ampulla of Vater를 이루는 기관은?**

① common bile duct, pancreas ② duodenum, common bile duct
③ pancreas duct, duodenum ④ gallbladder, duodenum
⑤ common bile duct, gallbladder

35 **alimentary tract은 ( )에서 시작되어 ( )에서 끝난다. ( )속에 들어갈 적당한 용어로 짝지어진 것은?**

① oral cavity, stomach ② mouth, colon ③ oral cavity, anus
④ pyloric sphincter, ileum ⑤ mouth, rectum

36 **유문(위 날문부)에서 회맹판에 이르는 부위로 소화 및 흡수의 가장 중요한 기능을 담당하는 부분은?**

① small intestine ② stomach ③ gastrointestinal tract
④ large intestine ⑤ colon

37 **digestive system에서 음식물의 통로를 연결한 것 중 옳은 것은?**

① mouth - duodenum - ileum - ascending colon - rectum - anus
② mouth - ileum - jejunum - ascending colon - rectum - anus
③ mouth - esophagus - jejunum - cecum - ileum - descending colon - anus
④ mouth - stomach - jejunum - duodenum - ascending colon - descending colon - anus
⑤ mouth - esophagus - liver - duodenum - transverse colon - rectum - anus

38 **복강 내에서 위(stomach)와 다른 장기를 연결시켜 주는 막은?**

① fundus ② rugae ③ mesentery ④ fascia ⑤ omentum

39 **섭취한 음식물의 찌꺼기를 걸러서 수분을 흡수하여 고형 성분을 생성하는 소화기관은?**

① ileum ② duodenum ③ large intestine
④ small intestine ⑤ stomach

40 **대장의 기능 중 배설물을 유출시키는 것 이외에 중요한 기능은?**

① absorption of nutrition ② elimination of fluid ③ sterilization
④ absorption of water ⑤ peristalsis

41 **위(stomach)의 해부학적 위치를 나타내는 용어가 아닌 것은?**

① antrum ② body ③ pyloric sphincter
④ ampulla ⑤ lesser curvature

42 **위(stomach)의 원위 부위를 나타내며 조임근이 있는 부위는?**

① pylorus ② body ③ cardia ④ antrum ⑤ fundus

---

33. ① 34. ① 35. ③ 36. ① 37. ① 38. ⑤ 39. ③ 40. ④ 41. ④ 42. ①

43 인두 점막층의 아래 부분에 위치해 있는 림프조직 덩어리는?

① tonsil ② pharynx ③ larynx ④ gum ⑤ rugae

44 위나 장의 평활근에 분포하며 기관지 수축, 심장 수축 억제 작용을 하는 신경은?

① vagus nerve ② glossopharyngeal nerve ③ trigerminal nerve
④ abducens nerve ⑤ hypoglossal nerve

45 parotid gland, submaxillary gland, sublingual gland를 통칭하는 용어는?

① endocrine gland ② salivary gland ③ thyroid gland
④ pituitary gland ⑤ parathyroid gland

46 침샘과 침분비관의 연결이 옳은 것은?

가. submandibular - Wharton's duct	나. parotid gland - Stensen's duct
다. sublingual gland - Bartholin's duct	라. submaxillary gland - Santorini duct

① 가, 나, 다 ② 가, 다 ③ 나, 라 ④ 라 ⑤ 가, 나, 다, 라

47 이하선에 있는 타액을 운반하는 관은?

① Wharton's duct ② Stensen's duct ③ Rivinus's duct
④ submaxiallary gland ⑤ parotid gland

48 음식물을 위에서 작은 창자까지 가도록 도와주는 근육은?

① antrum ② oddi's sphincter ③ base
④ pyloric sphincter ⑤ cardiac sphincter

49 소화효소를 분비하는 기관은?

가. stomach	나. pancreas	다. liver	라. gall bladder

① 가, 나, 다 ② 가, 다 ③ 나, 라 ④ 라 ⑤ 가, 나, 다, 라

50 소화효소를 분비하는 곳이 아닌 것은?

① liver ② gallbladder ③ pancreas ④ stomach ⑤ oral cavity

51 large intestine에 속하지 않는 것은?

① jejunum ② cecum ③ appendix ④ colon ⑤ rectum

52 small intestine끼리 모아 놓은 것은?

① jejunum, cecum, ileum ② duodenum, cecum, ileum
③ duodenum, ileum, jejunum ④ jejunum, ileum, colon
⑤ ileum, cecum, colon

43. ① 44. ① 45. ② 46. ① 47. ② 48. ④ 49. ① 50. ② 51. ① 52. ③

53 식도와 장에서 이루어지는 불수의적이고 율동적인 수축운동을 나타내는 것은?

① digestion ② absorption ③ peristalsis ④ mastication ⑤ deglutition

54 간에서 단백과 지방을 당으로 환원시키는 과정을 나타내는 용어는?

① gluconeogenesis ② glycogenolysis ③ glucogenesis
④ emulsification ⑤ glycogenesis

55 체내에 저장된 Glycogen으로부터 당이 형성되는 과정은?

① glucosuria ② glycogenesis ③ glycogenolysis
④ gluconeogenesis ⑤ glucogenesis

56 장에서 간으로 영양이 풍부한 혈액을 공급하는 체계는?

① cardiovascular system ② digestive system ③ hepatic portal system
④ blood and lymphatic system ⑤ respiratory system

57 음식물을 씹는 것은 ( )이고, 삼키는 것은 ( )이다. ( )안에 들어갈 알맞은 의학용어는?

① emulsification, peristalsis ② digetion, peristalis ③ mastication, digestion
④ emulsification, deglutition ⑤ mastication, deglutition

58 삼킨다는 뜻을 가진 용어는?

① deglutition ② regurgitation ③ dyspepsia ④ dysphagia ⑤ aglutition

59 음식물을 삼키는 것과 관계 되는 용어가 아닌 것은?

가. dysphagia	나. dysphasia	다. swallowing
라. deglutition	마. dyspepsia	

① 가, 나 ② 나, 다 ③ 다, 라 ④ 나, 마 ⑤ 가, 마

60 음식물을 먹은 후에 소화하기 쉽도록 고형물질을 작게 부수는 것은?

① deglutition ② elimination ③ analgesics ④ mastication ⑤ antipyretics

61 혈류나 림프관으로 영양물질을 흡수하는 용어는?

① deglutition ② absorption ③ peristalsis ④ regurgitation ⑤ mastication

62 mesentery란?

① 복막 ② 장측막 ③ 장간막(창자사이막)
④ 복건막(복부널힘줄) ⑤ 벽측막

63 다음 중 복막염을 나타내는 용어는?

① enterocolitis ② cholangitis ③ peritonitis ④ pancreatitis ⑤ hepatitis

64 연하곤란을 나타내는 용어는?

① dysphasia ② dystocia ③ dyspnea ④ dyspepsia ⑤ dysphagia

---

53. ③ 54. ① 55. ② 56. ③ 57. ⑤ 58. ① 59. ④ 60. ④ 61. ② 62. ③ 63. ③ 64. ⑤

65 **음식물을 삼키기 힘든 증상은?**

① dysphagia ② dysphonia ③ dyspepsia ④ dysphasia ⑤ dysuria

66 **dyspepsia가 뜻하는 것은?**

① 대화곤란 ② 소화불량 ③ 식욕부진 ④ 배뇨곤란 ⑤ 연하곤란

67 **다음 중 용어와 그 뜻이 잘못 연결된 것은?**

① nausea - 구역(오심) ② pyrosis - 가슴쓰림 ③ eructation - 트림
④ borborygmus - 이급후증 ⑤ anorexia - 식욕부진

68 **hernia에 대한 해석이 맞게 조립된 것은?**

가. hiatal hernia - 식도 열공	나. inguinal hernia - 서혜부 탈장
다. umbilical hernia - 제대 탈장	라. incisional hernia - 항문 탈장

① 가, 라 ② 가, 나, 다 ③ 나, 라 ④ 라 ⑤ 가, 나, 다, 라

69 **stomach rugae에 대한 설명 중 맞는 것은?**

① 위의 십이지장 연결부위 ② 위의 식도 연결부위 ③ 위 내 점막의 주름들
④ 위의 가장 넓은 부분 ⑤ 위와 복벽을 연결하는 막

70 **의학 용어의 풀이가 잘못된 것은?**

① edentia - 무치증 ② tympanitis - 중이염 ③ ileus - 장폐색증
④ cachexia - 악액질 ⑤ ptyalism - 타액분비 과소증

71 **용어 해석이 옳은 것은?**

가. steatorrhea - 지방변증	나. hematochezia - 혈변배변
다. melena - 흑변	라. achlorhydria - 위산과다

① 가, 나, 다 ② 가, 다 ③ 나, 라 ④ 라 ⑤ 가, 나, 다, 라

72 **이완불능증을 뜻하는 용어는?**

① adenoids ② ulcer ③ achalasia ④ ascites ⑤ hernia

73 **용어의 해석이 잘못된 것은?**

① gastritis - 위염 ② gastroenteritis - 위장염
③ gastric ulcer - 위궤양 ④ gastroptosis - 위하수증
⑤ peptic ulcer - 위, 췌장의 궤양

74 **다음 용어의 해석이 잘못된 것은?**

① ascites - 복수 ② melena - 혈변 ③ volvulus - 장축염전
④ mumps - 아구창 ⑤ hernia - 탈장

65. ① 66. ② 67. ④ 68. ② 69. ③ 70. ⑤ 71. ① 72. ③ 73. ⑤ 74. ④

75 **다음 용어의 해석이 맞지 않는 것은?**

① cholecystitis - 담낭염
② cholangitis - 총담관염
③ gallstone - 담석증
④ cholelithiasis - 담석증
⑤ choledocholithiasis - 총담관석증

76 **용어의 해석이 잘못된 것은?**

① diarrhea - 설사
② constipation - 변비
③ nausea - 오심
④ obstipation - 소화불량
⑤ borborygmus - 복명

77 **용어의 해석이 잘못된 것은?**

① eructation - 트림
② hematemesis - 토혈
③ constipation - 변비
④ anorexia - 식욕
⑤ vomiting - 구토

78 **간성 혼수를 뜻하는 용어는?**

① hepatic coma
② hepatomegaly
③ hepatic cirrhosis
④ hepatitis
⑤ hepatoma

79 **식도 천공을 뜻하는 용어는?**

① diverticulum
② esophageal atresia
③ hiatal hernia
④ achalasia
⑤ esophageal perforation

80 **복강 내 출혈을 뜻하는 용어는?**

① hemolysis
② hemorrhoid
③ hemoperitoneum
④ hemangioma
⑤ hemarthrosis

81 **용어의 해석이 잘못된 것은?**

① hepatoma - 간암
② ascites - 복수
③ cachexia - 악액질
④ fatty liver - 간경화증
⑤ malaise - 전신불쾌감

82 **esophageal hernia의 뜻은?**

① 식도 게실
② 식도 열공
③ 식도 탈장
④ 식도 출혈
⑤ 식도 천공

83 **식도 게실증을 뜻하는 용어는?**

① diverticulosis
② halitosis
③ esophagitis
④ esophageal hernia
⑤ regurgitation

84 **선천성 거대 결장증은?**

① diverticula
② Crohn's disease
③ intussusception
④ volvulus
⑤ Hirschsprung's disease

75. ② 76. ④ 77. ④ 78. ① 79. ⑤ 80. ③ 81. ④ 82. ③ 83. ① 84. ⑤

85 **용어에 대한 설명으로 옳지 않은 것은?**

① borborygmus - 배속에 가스가 통과함으로서 생기는 소리
② eructation - 위로부터 입을 통해서 기체를 내놓는 동작
③ flatus - 기체또는 공기가 항문으로부터 나오는 것
④ tenesmus - 배변의 경우 시원스럽지 않고 뒤가 무직하게 불편감이 지속되는 상태
⑤ achalasia - 위액중에 염산이 없는 상태

86 **통증을 나타내는 용어가 아닌 것은?**

① epigastric pain ② hunger pain ③ postprandial pain
④ gastrodynia ⑤ dysphagia

87 **다음 중 동의어가 잘못 연결된 것은?**

① cleft lip - hare lip ② dental caries - decay
③ gallstone - cholelithiasis ④ aphthous stomatitis - fever blister
⑤ congenital megacolon - Hirschsprung's disease

88 **hare lip과 동의어는?**

① cleft lip ② cleft palate ③ ankyloglossia ④ tongue tie ⑤ uvulitis

89 **celiotomy와 같은 의미로 사용되는 용어는?**

① craniotomy ② laparotomy ③ gastrotomy ④ thoracotomy ⑤ osteotomy

90 **feces 와 같은 뜻을 갖는 용어는?**

① melena ② urine ③ steatorrhea ④ stool ⑤ coprolith

91 **Vincent's angina 는 ( )이고, thrush는 ( )이다. ( )안에 들어갈 알맞은 용어는?**

가. trench mouth	나. tumor of gingiva	다. candidiasis
라. mumps	마. white patches on the tongue	

① 가, 다 ② 가, 마 ③ 가, 나 ④ 다, 마 ⑤ 다, 라

92 **동일한 의미로 묶여진 것은?**

가. alimentary system	나. urinary system
다. cardiovascular system	라. gastrointestinal system
마. digestive system	바. endocrine system

① 가, 나, 다 ② 나, 다, 라 ③ 가, 라, 마 ④ 가, 마, 바 ⑤ 다, 라, 바

93 **belching과 같은 용어는?**

① eructation ② obstipation ③ micturition ④ hallucination ⑤ elimination

85. ⑤ 86. ⑤ 87. ④ 88. ① 89. ② 90. ④ 91. ① 92. ③ 93. ①

94 각 질병의 동의어 연결이 옳은 것은?

가. mumps - epidemic parotitis	나. intestinal obstruction - ileus
다. staphylitis - uvulitis	라. congental megacolon - Crohn's disease

① 가, 나, 다 ② 가, 다 ③ 나, 라 ④ 라 ⑤ 가, 나, 다, 라

95 staphylitis의 동의어는?

① palatitis ② uvulitis ③ alveolitis ④ glossitis ⑤ gingivitis

96 coprolith와 동의어는?

① feces ② stool ③ fecalith ④ melena ⑤ steatorrhea

97 CBD stone의 동의어는?

① choledocholithiasis ② cholecystitis ③ cholangitis
④ cholelithiasis ⑤ pancreatitis

98 fatty feces는?

① steatorrhea ② fecalith ③ diarrhea ④ eructation ⑤ dysphagia

99 위(stomach)를 세척하는 것의 용어는?

① gastric gavage ② gastric lavage ③ gastric stricture
④ gastric ulcer ⑤ gastric hemorrhage

100 loss of appetite는?

① anorexia ② deglutition ③ hematemesis ④ regurgitation ⑤ nausea

101 작은 궤양을 동반한 입안의 염증으로 일명 "canker sore"라고 하는 것은?

① oral leukoplakia ② aphthous stomatitis ③ glossitis
④ thrush ⑤ herpetic gingivostomatitis

102 잇몸의 염증을 뜻하는 용어는?

① cheilitis ② glossitis ③ uvulitis ④ gingivitis ⑤ parotitis

103 잇몸, 치아와 주변 골의 염증과 퇴화가 일어나는 질환은?

① oral leukemia ② periodontal disease ③ sialadenitis
④ gingivostomatitis ⑤ epidemic parotitis

104 입과 혀의 점막에 희고 두꺼운 반점을 특징으로 하며 악성으로 변화하기도 하는 것은?

① leukoplakia ② melena ③ steatorrhea ④ tenesmus ⑤ icterus

105 구강내 점막층에 하얀 반점이 생기는 증상은?

① aphthous stomatitis ② gingivitis ③ gingivostomatitis
④ oral leukoplakia ⑤ herpetic gingivostomatitis

---

94. ① 95. ② 96. ③ 97. ① 98. ① 99. ② 100. ① 101. ② 102. ④ 103. ② 104. ① 105. ④

106 입안이 건조해지는 상태는?

① stomatitis ② gingivitis ③ stomatosis ④ xerostomia ⑤ thrush

107 혀 주름띠가 선천적으로 짧은 것을 나타내는 것은?

① cleft palate ② edentia ③ ankyloglossia ④ achalasia ⑤ diverticula

108 입술 부위의 염증이 생긴 것은?

① glossitis ② gingivitis ③ stomatitis ④ proctitis ⑤ cheilitis

109 인두에 염증이 생긴 것을 나타내는 것은?

① gastritis ② esophagitis ③ pharyngitis ④ laryngitis ⑤ ileitis

110 salmonella typhi로 오염된 음식물을 통해 전염되는 감염질환은?

① rabies ② measles ③ small pox ④ typhoid fever ⑤ typhus

111 결장의 궤양성 염증질환으로 볼 수 있는 것은?

① leptospirosis ② actinomycosis ③ shigellosis ④ enterobiasis ⑤ rubella

112 장의 감염성 질환으로 점액성 변을 특징으로 하는 질환은?

① mumps ② palgue ③ dysentry ④ leprosy ⑤ brucellosis

113 음식물 섭취 후 나타난 식중독은?

① leptospirosis ② brucellosis ③ enterobiasis
④ food poisoning ⑤ typhoid fever

114 횡격막에 식도가 통과하는 구멍을 통하여 위의 윗부분이 돌출된 것을 뜻하는 용어는?

① esophageal varices ② hemorrhoids ③ hiatal hernia
④ atresia of esophagus ⑤ gastroptosis

115 식도와 기관사이에 비정상적인 누공(샛길)이 있는 상태는?

① anal atresia ② pyloric stenosis ③ inguinal hernia
④ esophageal varices ⑤ esophagotracheal fistula

116 인두편도가 비대해져 있는 것을 나타내는 것은?

① adenoid ② pharyngitis ③ cleft palate ④ sialadenitis ⑤ achalasia

117 음식물을 삼킬 때 아래쪽 식도의 근육이 이완되지 못하는 상태를 나타내는 것은?

① achalasia ② esophageal varices ③ pyloric stenosis
④ diverticulum ⑤ imperforated esophagus

118 위의 일부분이 횡격막(가로막)을 통하여 식도 부위로 나온 것은?

① hiatal hernia ② femoral hernia ③ inguinal hernia
④ abdominal hernia ⑤ ventral hernia

---

106. ④ 107. ③ 108. ⑤ 109. ③ 110. ④ 111. ③ 112. ③ 113. ④ 114. ③ 115. ⑤ 116. ① 117. ① 118. ①

119 직장 부위의 정맥이 확장되고 울혈되어 있는 증상은?

① rectalgia ② rectal varices ③ hemorrhoid ④ constipation ⑤ hernia

120 혈관 내에 빌리루빈의 과다 축적에 의해 발생하는 것은?

① ascites ② jaundice ③ gallstone ④ ulcer ⑤ diarrhea

121 혈중 빌리루빈 수치가 높아서 피부나 다른 조직의 색이 노랗게 변하는 것은?

① jaundice ② melena ③ diarrhea ④ ascite ⑤ steatorrhea

122 jaundice의 설명이 옳은 것은?

가. 혈관내에 빌리루빈의 과다 축적으로 발생한다.	나. icterus라고도 한다.
다. 황달의 원인은 간질환, 담석, 용혈 등이다.	라. melena 증상이 있다.

① 가, 나, 다 ② 가, 나 ③ 다, 라 ④ 라 ⑤ 가, 나, 다, 라

123 jaundice와 관련이 없는 것은?

① liver ② bilirubin ③ yellow color ④ icterus ⑤ colic

124 위액의 산도가 높아져서 위, 십이지장의 상피세포가 부식되는 질환은?

① intestinal ulcer ② esophageal ulcer ③ peptic ulcer
④ perforating ulcer ⑤ decubitus ulcer

125 선천적으로 장이 확장되어 있는 질환은?

① Hirschsprung's disease ② Crohn's disease ③ polyp
④ ulcer ⑤ diarrhea

126 typhus에 대한 설명이 맞는 것은?

① 발진티푸스로 음식물에 의해 전파된다.
② 발진티푸스로 이, 벼룩, 진드기에 의해 전파된다.
③ 들쥐의 배설물로 배출된 균이 상처로 침입한다.
④ 식중독으로 나타나는 고열질환이다.
⑤ 소아에게 발병하는 선천성 고열이다.

127 typhus fever는?

① 장티푸스 ② 재귀열 ③ 발진티푸스 ④ 광견병 ⑤ 매독

128 장관 내 감염질환이 아닌 것은?

① cholera ② typhoid ③ amoebiasis ④ brucellosis ⑤ shigellosis

129 다양한 약물 투여 후 나타날 수 있는 간염은?

① alcholic hepatitis ② chronic active hepatitis ③ serum hepatitis
④ toxic hepatitis ⑤ infectious hepatitis

---

119. ② 120. ② 121. ① 122. ① 123. ⑤ 124. ③ 125. ① 126. ② 127. ③ 128. ④ 129. ④

130 장의 연동 운동이 천천히 이루어짐으로써 배변이 어렵고 지연되는 증상은?

① eructation ② flatus ③ steatorrhea ④ constipation ⑤ borborygmus

131 장의 한 부분이 다른 부분으로 중첩된 상태로 어린이의 회맹부에서 잘 발생하는 질환은?

① diverticulum ② ileus ③ volvulus
④ dysentery ⑤ intussusception

132 장 중첩증(intussusception)이 잘 일어날 수 있는 부위는?

① transverse colon ② duodenum ③ ileocecal valve
④ rectum ⑤ jejunum

133 검은 흑갈색의 변을 나타내는 것은?

① flatus ② diarrhea ③ hematemesis ④ colic ⑤ melena

134 혈액이 변속에 섞여 있는 검은 변은?

① steatorrhea ② melena ③ stool ④ flatus ⑤ urine

135 항문 가까이에 있는 피부표면에 누공을 조성하는 것으로 직장과 연결되기도 하는 것은?

① hemorrhiod ② hialtal hernia ③ anal fistula
④ colonic polyposis ⑤ rectal prolapse

136 항문에서 직장으로 새로운 길이 형성되는 질환명은?

① anal fissure ② anal fistula ③ anal polyp ④ hemorrhoids ⑤ varicose vein

137 peptic ulcer가 주로 발생하는 부위는?

① 위에 국한됨 ② 위와 십이지장 ③ 위와 공장(빈창자)
④ 위와 유문(날문) ⑤ 십이지장과 공장(빈창자)

138 위내의 염산이 부족한 상태를 나타내는 것은?

① aphagia ② achlorhydria ③ anorexia ④ ascites ⑤ achalasia

139 위액중에 염산과 펩신이 결핍된 상태는?

① achalasia ② achylia ③ aphagia ④ achromia ⑤ acholuria

140 스트레스를 받거나 긴장할 때 설사, 변비, 복부통증이 동반되며 일명 "spastic colon" 이라고 하는 것은?

① irritable bowel syndrome ② Crohn's disease ③ dysentery
④ enterocolitis ⑤ ulcerative colitis

141 장내 가스가 차서 움직일 때 들리는 장내 소리는?

① eructation ② pyrosis ③ halitosis ④ borborygmus ⑤ tenesmus

---

130. ④ 131. ⑤ 132. ③ 133. ⑤ 134. ② 135. ③ 136. ② 137. ② 138. ② 139. ② 140. ① 141. ④

142 총담관에 결석이 생긴 것을 나타내는 것은?

① cholelithiasis ② choledocholithiasis ③ cholecystolithiasis
④ sialolithiasis ⑤ enterolith

143 위로부터 가스나 위산액이 올라오는 것으로 "belching"이라고 하는 것은?

① obstipation ② regurgitation ③ hematemesis ④ nausea ⑤ eructation

144 위와 항문에서 가스가 나오는 증상으로 맞게 짝지은 것은?

① eructation - flatus ② eructation - constipation
③ constipation - flatus ④ borborygmus - constipation
⑤ hematemesis - ascites

145 묽은 물 같은 대변을 나타내는 것은?

① colic ② ascites ③ diarrhea ④ constipation ⑤ steatorrhea

146 담낭에 염증이 생긴 것을 나타내는 것은?

① colitis ② cholecystitis ③ duodenitis ④ gingivitis ⑤ pharyngitis

147 숨쉴 때 악취가 나는 것을 나타내는 용어는?

① anoxia ② nausea ③ halitosis ④ hematemesis ⑤ diarrhea

148 간문맥계의 압력상승으로 발생하며 식도벽에 있는 혈관이 확장되고 꼬여 있는 질환은?

① esophageal varices ② esophagotracheal fistula ③ hiatal hernia
④ gastroesophageal reflux ⑤ esophageal atresia

149 간이 비정상적으로 비대해져 있는 것을 나타내는 용어는?

① hepatolithiasis ② hepatitis ③ hepatomegaly
④ hepatoma ⑤ hepatorrhexis

150 충수돌기(막창자꼬리)에 염증이 생긴 것은?

① ileitis ② proctitis ③ appendicitis ④ pancreatitis ⑤ cecitis

151 serum hepatitis는?

① hepatitis A ② hepatitis B ③ infectious hepatitis
④ chronic active hepatitis ⑤ toxic hepatitis

152 McBurney's point와 관계있는 질환은?

① appendicitis ② diverticulectomy ③ vagotomy
④ stomach cancer ⑤ duodenal ucer

153 결장 내부 점막층에 돌출된 용종은?

① esophageal varices ② colonic polyposis ③ peptic ulcer
④ Crohn's disease ⑤ esophagotracheal fistula

---

142. ② 143. ⑤ 144. ① 145. ③ 146. ② 147. ③ 148. ① 149. ③ 150. ③ 151. ② 152. ① 153. ②

154 **궤양(ulcer)을 동반하며 결장에 생기는 염증은?**

① colonic ulcer ② colonitis ③ ulcerative colitis
④ colon carcinoma ⑤ Crohn's disease

155 **장의 염증성 질환으로만 연결된 것은?**

가. dysentery	나. ulcerative colitis
다. Crohn's disease	라. irritable bowel syndrome

① 가, 나, 다 ② 가, 라 ③ 나, 라 ④ 라 ⑤ 가, 나, 다, 라

156 **inflammation에 속하지 않는 것은?**

① ulcerative colitis ② dysentery ③ colitis
④ enteritis ⑤ polyp

157 **부분적 위 절제수술을 받은 환자에게서 음식을 먹은 후 구역질, 쇠약감, 발한 등의 반응을 보이는 것은?**

① anorexia ② dumping syndrome ③ eructation
④ gastralgia ⑤ glossodynia

158 **Dumping syndrome이란?**

① 상복부의 통증을 동반한 증후군
② 심한 구토증을 특징으로 하는 증후군
③ 트림과 함께 음식물이 역류하는 것
④ 위절제술을 받은 환자에서 식사 후 나타나는 쇠약감, 소화불량 등의 증상이 오는 증후군
⑤ 위암 환자들에게 있는 정기적인 통증

159 **장의 세균성 감염으로 고통스러운 설사와 점액, 고름, 혈액을 포함한 대변을 수반하는 질환은?**

① diarrhea ② ulcer ③ Crohn's disease ④ dysentery ⑤ divericulum

160 **botulism이란?**

① 장 폐쇄로 장이 꼬여 있는 상태
② 장이나 복부에 가스가 차 있는 상태
③ 외부 충격에 의한 뇌출혈 상태
④ 외부충격에 의한 장 파열된 상태
⑤ 신경독에 의한 식중독으로 인한 구토복통 등의 증상이 나타나는 상태

161 **소화기계 질환이 아닌 것은?**

① stomatitis ② parotitis ③ gastritis
④ pleural empyema ⑤ Hirschsprung's disease

---

154. ③ 155. ① 156. ⑤ 157. ② 158. ④ 159. ④ 160. ⑤ 161. ④

162 구강 위생 불량 등으로 귀밑샘에 생기는 급성 접촉성 바이러스성 질환을 ( )이라고 하며, 후유증은 남성의 ( )에 영향을 미친다. 맞게 연결된 것은?

① syphilis - testis
② herpes simplex - prostate gland
③ thrush - prostate gland
④ mumps - testis
⑤ epidemic parotitis - prostate gland

163 주로 젊은 여성에게 일어나는 정신 장애로서 구토가 일어날 때 까지 먹는 것을 자발적으로 멈추지 못하는 증상은?

① bulimia
② macrostomia
③ regurgitation
④ major depression
⑤ hyperchondriasis

164 anorexia와 반대의 의미는?

① appetite
② appetite loss
③ bulimia
④ dyspepsia
⑤ cyclic vomiting

165 선척적으로 직장(rectum)이 폐쇄된 것은?

① anrectalis
② colpatresia
③ atresia of esophagus
④ imperforate anus
⑤ megacolon

166 식욕이 부진한 상태는?

① nausea
② vomiting
③ constipation
④ obstipation
⑤ anorexia

167 치아에 동공(cavity)이 생기면서 썩은 상태는?

① dental caries
② periodontitis
③ endodontitis
④ periodontal disease
⑤ odontitis

168 치아에 에나멜이 부식된 상태는?

① dental caries
② edentia
③ hypercementosis
④ periodontal disease
⑤ digodontia

169 어린이에게 흔한 진균에 의한 감염으로 구강내에 반점을 형성하는 것은?

① thrush(candidiasis)
② cleft palate
③ cleft lip
④ trench mouth
⑤ lingulitis

170 윗입술이 선천적으로 갈라진 상태는?

① hare-lip
② cleft palate
③ cheilosis
④ ankyloglossia
⑤ tongue-tie

171 위장계 약물의 이름이 잘못 해석된 것은?

① antiemetics - 진토제
② antacids - 제산제
③ cathartics - 강심제
④ antidiarrheals - 지사제
⑤ emetics - 최토제

---

162. ④ 163. ① 164. ③ 165. ④ 166. ⑤ 167. ① 168. ① 169. ① 170. ① 171. ③

172 Vincent's angina 는 ( )이고, thrush는 ( )이다. ( )안에 들어갈 알맞은 용어는?

가. trench mouth	나. tumor of gingiva	다. candidiasis
라. mumps	마. white patches on the tongue	

① 가, 다 ② 가, 마 ③ 가, 나 ④ 다, 마 ⑤ 다, 라

173 혈액속에 bilirubin 수치가 지나치게 높은 상태의 용어는?

① hypobilirubinemia ② hyperbilirubinemia ③ hyperglycemia
④ hypoglycemia ⑤ hyperbilirubinuria

174 hernia의 분류에서 해부학적 위치에 따른 분류가 아닌 것은?

① hiatal hernia ② diaphragmatic hernia ③ inguinal hernia
④ incarcerated hernia ⑤ ventral hernia

175 위(stomach)에서 산이 과다하게 분비되면서 상복부에서 느낄 수 있는 쓰라린 증상은?

① achlorhydria ② pyrosis ③ gastritis ④ ulcer ⑤ diarrhea

176 intussusception이 초래할 수 있는 주요 결과는?

① partial inflammation ② ulcer ③ hemorrhage
④ necrosis ⑤ constipation

177 음식물을 섭취함으로서 위의 통증이 경감되는 질병은?

① gastric ulcer ② indigestion ③ pylorospasm
④ achlorhydria ⑤ gastric inflammation

178 위(stomach)에서 혈액을 토하는 증상은?

① hemoptysis ② hemorrhage ③ transfusion ④ hemophilia ⑤ hematemesis

179 복근(abdominal muscle)의 통증은?

① gastralgia ② celiomyalgia ③ laparotomy ④ dentalgia ⑤ hepatomegaly

180 vitamin 부족으로 인해 입술에 생기는 모든 병적인 증상은?

① chiropody ② cheilosis ③ stomatitis ④ glossitis ⑤ gingivitis

181 쓸개(gallbladder)와 십이지장(duodenum)사이의 관의 염증은?

① cholecystitis ② cholangitis ③ angitis
④ cheilitis ⑤ choledochocystitis

182 위(stomach)에서 분비되는 산(acid)이 위의 점막층을 손상시키는 것은?

① gastritis ② gastric ulcer ③ gastralgia
④ gastric bleeding ⑤ gastric acidosis

---

172. ① 173. ② 174. ④ 175. ② 176. ④ 177. ① 178. ⑤ 179. ② 180. ② 181. ② 182. ②

183 **hepatitis A와 같은 뜻은?**

① infectious hepatitis ② serum hepatitis ③ toxic hepatitis
④ chronic active hepatitis ⑤ alcholic hepatitis

184 **원인은 살모넬라균이며, 오염된 음식물을 통해 전염되는 질환은?**

① 장티푸스(typhoid fever) ② 식중독(food poisoning) ③ 이질(dysentery)
④ 아메바증(amebiasis) ⑤ 렙토스피라병(leptospirosis)

185 **hepatitis에 대한 설명 중 맞지 않는 것은?**

① viral hepatitis는 A-type, B-type, non-A, non-B type으로 나눌 수 있다.
② 간 조직의 비정상 상태가 6개월 이상 지속되는 것을 만성 간염이라고 한다.
③ 만성 간염은 hepatitis A virus로 인한 경우가 많다.
④ alchol의 과량 섭취로 간 실질 조직이 괴사되어 나타나는 염증을 알코올성 간염이라고 한다.
⑤ carbon, chloroform, halothane, heavy metal에 의한 간세포의 손상으로 인한 염증을 중독성 간염이라고 한다.

186 **쓸개관에 담석이 통과함으로서 일어나는 담석 산통은?**

① biliary colic ② ductitis ③ gastralgia ④ choledochitis ⑤ celiomyalgia

187 **피부 조직이 노란색을 띄며 일명 Icterus와 동일한 증상은?**

① cirrhosis ② hepatitis ③ dysentery ④ jaundice ⑤ ulcer

188 **Crohn's disease란?**

① acute colitis ② malabsorption syndrome ③ regional ileitis
④ ischemic bowel disease ⑤ colon

189 **liver cirrhosis에 동반될 수 있는 합병증이 아닌 것은?**

① jaundice ② ascites ③ hemoptysis ④ hepatomegaly ⑤ esophgeal varix

190 **입술소대(혀 주름띠)의 길이가 단축된 증상과 처치는?**

① cleft palate, palatoplasty ② cleft lip, glossotomy ③ tongue tie, frenotomy
④ ankyloglossia, palatoplasty ⑤ cleft lip, palatoplasty

191 **다음 중 혀(설)암 환자의 치료를 위해 시행할 수 있는 수술은?**

① palatoplasty ② sialoadenectomy ③ gingivectomy
④ glossectomy ⑤ appendectomy

192 **다음 중 Billroth's Ⅱ operation에 해당되는 수술명으로만 짝 지워진 것은?**

가. total gastrectomy	나. subtotal gastrectomy
다. gastroduodenostomy	라. gastrojejunostomy

① 가, 나, 다 ② 가, 라 ③ 나, 라 ④ 나, 다 ⑤ 가, 나, 다, 라

183. ① 184. ① 185. ③ 186. ① 187. ④ 188. ③ 189. ③ 190. ③ 191. ④ 192. ③

193 **염산의 분비와 위의 운동을 감소시키기 위한 수술명은?**

① vagotomy ② gastrotomy ③ gastric lavage
④ esophagotomy ⑤ frenotomy

194 **위와 십이지장의 문합술을 나타내는 수술명은?**

① jejunoileostomy ② gastroduodenostomy ③ choledochojejunostomy
④ esophagogastrostomy ⑤ gastrojejunostomy

195 **검사 용어 해설이 잘못된 것은?**

① barium enema - 바륨관장 ② cholecystography - 담낭조영술
③ cholangiography - 담관조영술 ④ gastroscopy - 위 내시경 검사
⑤ UGI series - 위 하부 촬영

196 **선천성 유문(날문)협착증이 있을 때 시행하는 수술로 일명 "Fredet-Ramstedt operation"이라고 하는 것은?**

① Mile's operation ② vagotomy ③ proctoplasty
④ pyloromyotomy ⑤ gastrotomy

197 **췌장암 환자에게 실행하는 수술명은?**

① hemorrhoidectomy ② Billroth's operation II ③ Mile's operation
④ Whipple's operation ⑤ Duhamel's operation

198 **복수를 빼내기 위해 복부에 시행하는 외과적 천자술은?**

① pericardiocentesis ② amniocentesis ③ paracentesis
④ lumbar puncture ⑤ pleurocentesis

199 **선천적 질환인 cleft lip을 치료하기 위해 시행하는 수술명은?**

① stomatoplasty ② palatoplasty ③ cheiloplasty ④ pyloroplasty ⑤ frenotomy

200 **ankyloglossia를 치료하기 위해 시행하는 수술명은?**

① glossectomy ② vagotomy ③ cheiloplasty ④ pyroloplasty ⑤ frenotomy

201 **tongue-tie를 치료하는 수술 용어는?**

① cheiloplasty ② frenotomy ③ glossectomy
④ palatoplasty ⑤ hemiglossectomy

202 **위궤양 환자가 위절제술과 함께 선택적으로 시술하는 신경 절단술은?**

① vagostomy ② vagotomy ③ glossotomy ④ gastrectomy ⑤ neurolysis

203 **유문(날문, pylorus)의 협착을 완화시키는 수술명은?**

① gastroplasty ② Fredet-Ramstedt operation ③ Billroth operation
④ Bevan's operation ⑤ McBurney incision

---

193. ① 194. ② 195. ⑤ 196. ④ 197. ④ 198. ③ 199. ③ 200. ⑤ 201. ② 202. ② 203. ②

204 **수술명과 그 뜻이 잘못 연결된 것은?**

① appendectomy - 충수돌기 절제술
② hemorroidectomy - 치핵 절제술
③ gastric lavage - 위세척
④ choledochotomy - 담낭관 절개술
⑤ sialolithotomy - 타석 절개술

205 **입천장(구개-palate)이 찢어졌을 때 실시하는 치료명은?**

① staphylorrhaphy
② cheilorrhaphy
③ cheiloplasty
④ glossorrhaphy
⑤ chirorrhaphy

206 **타액선(침샘)의 돌을 제거하기 위한 시술명은?**

① sialolithotomy
② dacryolithotomy
③ cystolithotomy
④ cheilolithotomy
⑤ pyelolithotomy

207 **구강으로 음식물 섭취가 불가능한 경우에 시행하는 영양 공급 방법은?**

① astric lavage
② gastroduodenostomy
③ gastric gavage
④ vagotomy
⑤ intubation

208 **위관(stomach tube)을 통하여 음식물을 공급하는 것은?**

① lavage
② gavage
③ catheterization
④ ceilotomy
⑤ laparotomy

209 **Naso Gastric Tube(NG tube)를 통해 영양을 공급하는 것은?**

① gastrostomy
② gastric lavage
③ gastric gavage
④ vagotomy
⑤ gastrolysis

210 **결장과 신체 표면 사이에 외과적 통로를 만드는 것을 나타내는 것은?**

① ileostomy
② colostomy
③ ERCP
④ palatoplasty
⑤ sigmoidoscopy

211 **질병과 그 치료를 위한 수술, 처치명이 옳지 않은 것은?**

① cleft lip - cheiloplasty
② rectal cancer - Mile's operation
③ anal ulcer - sphincterotomy
④ dental caries - restorative treatment
⑤ ulcerative colitis - Whipple's operation

212 **입술이 파열된 것을 봉합해 주는 것은?**

① trachelorrhaphy
② chirorrhaphy
③ coloporrhaphy
④ cheilorrhaphy
⑤ glossorrhaphy

213 **충수돌기 절제 수술에서 external oblique 근육과 평행으로 복부를 절개하는 방법은?**

① paramedian incision
② Mcburney incision
③ Sim's operation
④ Bevan's operation
⑤ Billroth operation

---

204. ④ 205. ① 206. ① 207. ③ 208. ② 209. ③ 210. ② 211. ⑤ 212. ④ 213. ②

214 코골이 환자에게 시행하는 목젖 입천장 성형술은?

① tonsillectomy ② uvulectomy ③ uvulopalatoplasty
④ vagotomy ⑤ adenoicectomy

215 위(stomach)와 장(intestine) 사이를 연결시켜주는 수술?

① esophagogastrostomy ② gastroduodenostomy ③ gastroenterostomy
④ ileocolonostomy ⑤ gastrojejunostomy

216 간과 쓸개관과 십이지장 사이를 연결시켜주는 문합술은?

① hepatocholangioduodenostomy ② hepatoduodenostomy
③ hepatocholedochostomy ④ hepatoduodenocystostomy
⑤ pancreatoduodenohepatostomy

217 다음 중 질병명과 치료를 위한 수술명이 일치된 것으로 짝지워진 것은?

가. tongue tie - frenotomy
나. Pancreatic cancer - Whipple's operation
다. rectal cancer - Mile's operation
라. Hirschsprungs disease - Duhamel's operation

① 가, 다 ② 나, 라 ③ 라
④ 가, 나, 다 ⑤ 가, 나, 다, 라

218 duodenojejunostomy는 어느 부분을 연결해주는 문합술을 시행한 것인가?

① 십이지장과 회장 ② 십이지장과 공장 ③ 공장과 회장
④ 회장과 직장 ⑤ 회장과 직장

219 palatoplasty가 실시되는 질환명은?

① hare lip ② cleft palate ③ cleft lip
④ stomatitis ⑤ ankyloglossia

220 Mile's operation을 시행하는 질환명은?

① rectal cancer ② liver cirrhosis ③ peptic ulcer
④ hepatoma ⑤ gastric ulcer

221 질병과 치료를 위한 수술의 연결이 맞는 것은?

가. Mile's operatiion : stomach cancer
나. Whipple's operation : pancreatic cancer
다. Fredt - Ramstedt operation : cholelithiasis
라. Duhamel's operation : congenital megacolon

① 가, 나, 다 ② 가, 다 ③ 나, 라 ④ 라 ⑤ 가, 나, 다, 라

214. ③ 215. ③ 216. ① 217. ⑤ 218. ② 219. ② 220. ① 221. ③

222 **Whipple's operation은?**

① radical hysterectomy
② radical pancreatoduodenectomy
③ modified mastecotomy
④ bilateral tubal-ligation
⑤ total gastrectomy

223 **Duhamel's operation을 달리 표현한 것은?**

① diverticulectomy
② colorectostomy
③ ileostomy
④ colostomy
⑤ enteroenterostomy

224 **선천성 거대 결장증이 있을 때 시행하는 수술명은?**

① Mile′s operation
② proctoplasty
③ Duhamel′s operation
④ Whipple′s operation
⑤ colopexy

225 **Billroth's I operation이란?**

① gastroduodenostomy
② gastrojejunostomy
③ duodenojenunostomy
④ gastroileostomy
⑤ duodeno ileostomy

226 **장 유착(adhesion)을 치료하는 수술 용어는?**

① enteropexy ② enterotomy ③ enterolysis ④ enterectomy ⑤ enterostomy

227 **처치 용어의 해설이 잘못된 것은?**

① gastric lavage - stomach washing
② gastric gavage - stomach irrigation
③ cecectomy - cecum excision
④ vagotomy - vagus nerve incision
⑤ appendectomy - appendix excision

228 **partial gastrectomy란?**

① radical gastrectomy
② total gastrectomy
③ gastrostomy
④ subtotal gastrectomy
⑤ gastrotomy

229 **인두편도와 구개편도를 절제하는 수술명은?**

① adenoidectomy
② tonsillectomy
③ adenotonsillectomy
④ palatine tonsillectomy
⑤ paryngeal tonsillectomy

230 **내시경을 통해 췌장과 담관 속으로 염료를 주입하고 췌장, 담관 X-ray 사진을 찍는 검사는?**

① ERCP
② cholecytography
③ LFT
④ UGI
⑤ cholangiography

231 **간 기능 검사에 속하는 것으로만 짝 지워진 것은?**

가. SGOT	나. ALP	다. serum bilirubin	라. barium enema

① 가, 나, 다 ② 가, 라 ③ 나, 라 ④ 라 ⑤ 가, 나 ,다, 라

---

222. ② 223. ② 224. ③ 225. ① 226. ③ 227. ② 228. ④ 229. ③ 230. ① 231. ①

232 **간 기능 검사와 관계 없는 것은?**

① SGOT ② ALT ③ ALK
④ barium enema ⑤ serum bilirubin

233 **직장암의 중요한 진단 방법으로 대변내에 혈액의 존재를 알아보는 검사는?**

① sigmoidoscopy ② UGI ③ stool guaiac test
④ stool culture ⑤ FGS

234 **proctoscopy란 ( )을(를) 내시경으로 검사하는 것이다. ( )속에 맞는 것은?**

① prostate gland ② colon ③ bladder
④ rectum and anus ⑤ pylorus

235 **다음 중 "대장암"을 나타내는 용어는?**

① pancreatic cancer ② hepatoma ③ rectal cancer
④ colon cancer ⑤ esophageal cancer

236 **인체에 섭취된 지방이 체내에 흡수되기 쉽도록 하는 것은?**

① digestion ② absorption ③ mastication ④ emulsification ⑤ elimination

237 **게실(곁주머니, diverticula)이 주로 많이 생기는 부위는?**

① stomach, duodenum ② jejunum, sigmoid colon
③ esophagus, sigmoid colon ④ transverse colon, jejunum
⑤ stomach, sigmoid colon

238 **구강을 통해 위에 섭취된 음식물이 되돌아 나오는 것은?**

① regurgitation ② absorption ③ deglutition
④ mastication ⑤ digestion

239 **abdominocentesis의 동의어는?**

① pericardiocentesis ② amniocentesis ③ paracentesis
④ thoracocentesis ⑤ pleurocentesis

240 **herpetic stomatitis의 동의어는?**

① bedsore ② herpes simplex ③ cold sore
④ oral leukoplakia ⑤ candida albicans

241 **intestinal twisting과 같은 의미는?**

① volvulus ② intussusception ③ hernia
④ diverticulum ⑤ fistula

242 **epidemic parotitis와 같은 의미는?**

① oral leukoplakia ② aphthous stomatitis ③ parotitis
④ thrush ⑤ mumps

---

232. ④ 233. ③ 234. ④ 235. ④ 236. ④ 237. ③ 238. ① 239. ③ 240. ③ 241. ① 242. ⑤

243 **tongue-tie와 같은 뜻은?**

① oral leukoplakia ② aphthous stomatitis ③ ankyloglossia
④ hare lip ⑤ cleft palate

244 **hepatopancreatic ampulla란?**

① common bile duct ② hepatic duct ③ pancreatic duct
④ common hepatic duct ⑤ ampulla of Vater

245 **candida albicans와 동의어는?**

① Canker sore ② aphthous stomatitis ③ thrush
④ mumps ⑤ cleft lip

246 **pile과 동의어는?**

① esophageal varices ② pylorospasm ③ dysentery
④ hemorrhoids ⑤ achalasia

247 **다음 중 약어의 정식 명칭이 잘못된 것은?**

① GI : gastrointestinal ② FGS : fibergastroscopy
③ NPO : not post oxygen ④ p.c : after meals
⑤ TPN : total parenteral nutrition

248 **약어의 풀이가 옳은 것은?**

가. N.P.O - Non Per Os(금식)
나. FBS - Fasting Blood Sugar(공복시 혈당)
다. IBD - Inflammatory Bowel Disease(염증성 장질환)
라. LFT - Liver Function Test(간기능 검사)

① 가, 나, 다 ② 가, 다 ③ 나, 라 ④ 라 ⑤ 가, 나, 다, 라

243. ③ 244. ⑤ 245. ③ 246. ④ 247. ③ 248. ⑤

07 비뇨기계

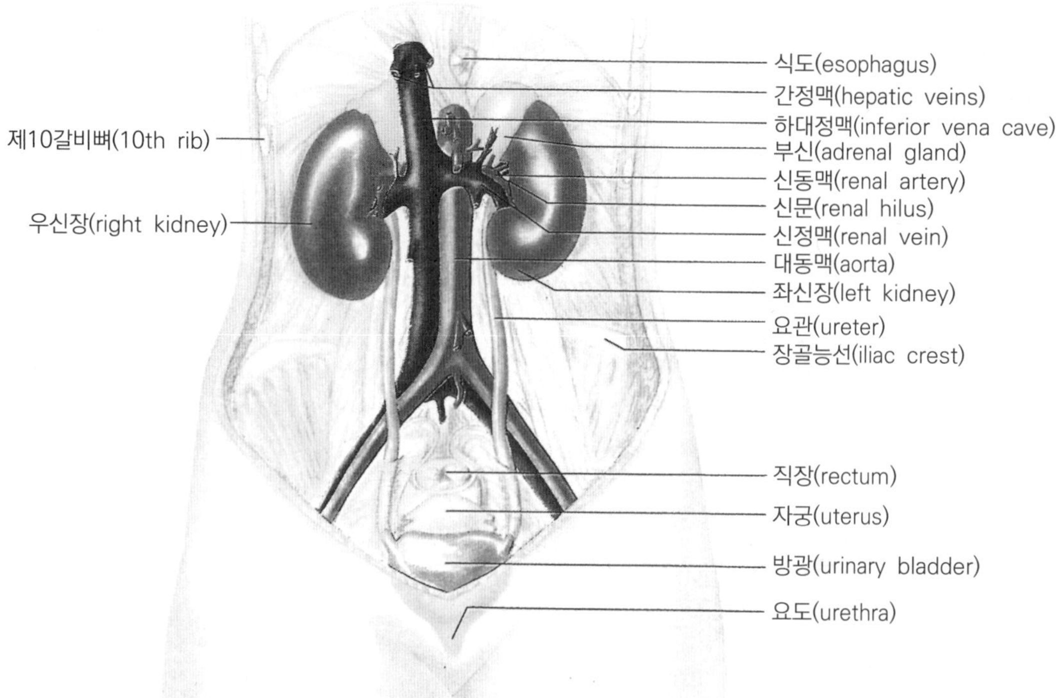

그림 7-1. 비뇨기계

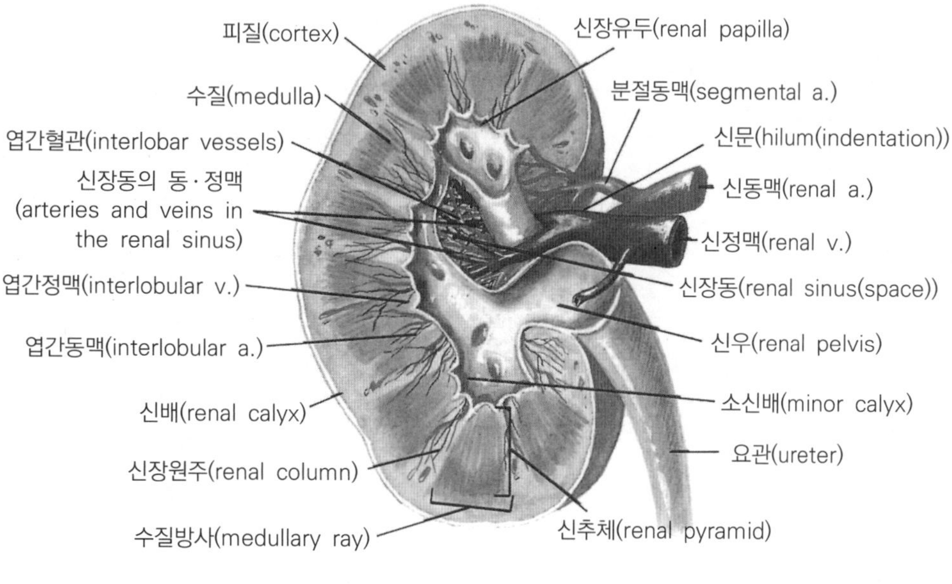

그림 7-2. 신장의 내부구조

1. 해부학적 용어(Anatomic terms)

- Kidney 신장
  - cortex 겉질(피질)
  - medulla 속질(수질)
  - calyx 콩팥술잔(신배)
  - pelvis 콩팥깔대기(신우)
  - hilum 콩팥문(신문)
- Ureter 요관
- Urinary bladder 방광
- Urethra 요도

2. Nephron 구조의 순서

: glomerular capsule 보우만주머니 - proximal convoluted tubule 근위 세뇨관 - Henle's loop 헨레고리 - distal convoluted tubule 원위 세뇨관 - collecting tubule 집합관

3. 요의 형성 및 배설 과정

1) 요의 형성 과정

- 토리(사구체)여과 glomerulus infiltration
- 세뇨관 흡수 renal tubule absorption
- 수분 재흡수 water reabsorption
- 세뇨관 분비 renal tubule secretion

2) 요의 배설 과정

- 보우만주머니 Bowman's capsule (=Glomerular capsule)
- 콩팥세뇨관 renal tubule
- 요관 ureter
- 방광 bladder
- 요도 urethra
- 요도구멍 urinary meatus

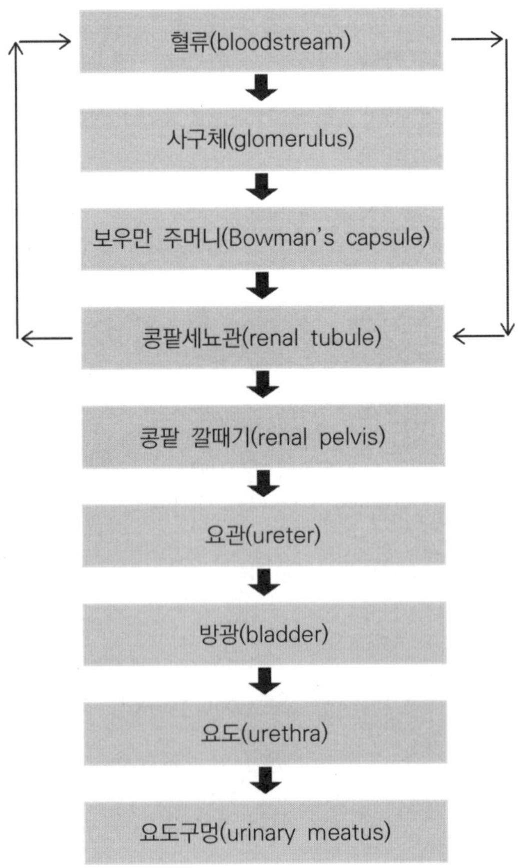

4. 용어분석(Analysis of terms)

nephr/o, ren/o	콩팥
glomerul/o	토리
medulla/o	속질
cortic/o	겉질
cali/o	콩팥술잔
pyel/o	콩팥깔때기
cyst/o, vesic/o	방광
ureter/o	요관
urethr/o	요도
ur/o, urin/o	소변
-uria	소변

meat/o	길,도
trigon/o	방광삼각
dips/o	갈증
azot/o	질소
albumin/o	알부민
py/o	고름
noct/o	밤
olig/o	소량
bacteri/o	세균
keton/o, ket/o	케톤체

비뇨기계 문제

01 urinary system에 속하지 않는 것은?

① urinary bladder ② kidney ③ urethra
④ ureter ⑤ pancreas

02 다음 중 비뇨기계의 기능에 해당되지 않는 것은?

① secretion ② reabsorption ③ micturition
④ urination ⑤ digestion

03 배뇨 소통의 중추는 어디에 있는가?

가. cerebral cortex	나. hypothalamus	다. mesencephalon
라. medulla oblongata	마. pons	

① 가, 마 ② 나, 다 ③ 라, 마 ④ 가, 라 ⑤ 나, 마

04 배뇨 억제 중추끼리 옳게 묶은 것은?

가. cerebral cortex	나. mesencephalon	다. diencephalon
라. pons	마. medulla oblongata	바. cerebellium

① 가, 라 ② 나, 바 ③ 가, 나 ④ 라, 마 ⑤ 가, 다

05 다음 중 신장의 기능에 해당되지 않는 것은?

① 재흡수 ② 수분대사 유지 ③ 혈액 농도 조절
④ 산 염기의 평형 ⑤ 여성 호르몬 합성

06 kidney의 구조와 관계없는 용어는?

① Henle's loop ② glomerulus ③ renal tubule
④ ureter ⑤ renal capsule

07 신장에는 ( )이 많은 사구체와, ( )로 된 세뇨관이 있다. ( ) 안에 알맞은 용어로 나열된 것은?

① 림프관, 세정맥 ② 모세혈관, 상피세포 ③ 림프관, 내피세포
④ 모세혈관, 세정맥 ⑤ 모세혈관, 내피세포

08 방광과 요관의 점막을 구성하는 세포는?

① transitional epithelium ② simple squamous epithelium
③ stratified squamous epithelium ④ columnar epithelium
⑤ ciliated epithelium

1. ⑤ 2. ⑤ 3. ⑤ 4. ③ 5. ⑤ 6. ④ 7. ② 8. ①

09 **urine의 형성 과정이 옳은 것은?**

가. 수분 재흡수	나. 세뇨관 분비	다. 사구체 여과	라. 세뇨관 재흡수

① 가-다-나-라 ② 나-다-가-라 ③ 가-다-라-나 ④ 다-라-가-나 ⑤ 라-다-나-가

10 **다음 ( ) 속에 알맞은 해부학적 위치에 따른 요의 흐름의 순서에서 ( ) 안에 채워질 용어는?**

glomerulus - ( ) - renal tubule - renal pelvis - ureter - bladder - urethra

① bladder ② meatus ③ kidney
④ Bowman's capsule ⑤ renal pelvis

11 **콩팥에서 형성된 요(urine)를 저장했다가 배설시키는 근육성 기관은?**

① bladder ② urethra ③ kidney ④ ureter ⑤ glomerulus

12 **콩팥과 방광을 연결하는 근육성 관은?**

① ureter ② urethra ③ renal pelvis
④ ureteric orifice ⑤ ureteropelvic junction

13 **다음 해부학적 용어에 대한 설명이 잘못된 것은?**

① renal cortex - 콩팥의 피질 ② renal medulla - 콩팥의 수질
③ renal hilum - 신문 ④ renal pelvis - 콩팥의 상단
⑤ renal calyces - 신배

14 **신장의 혈관, 요관, 신경이 지나가는 안쪽의 오목하게 들어간 부분은?**

① calyx ② renal pelvis ③ hilum
④ renal cortex ⑤ medullary of kidney

15 **kidney의 내측에 있는 것으로 신경(nerve), 요관(ureter) 및 혈관(vessel)이 출입하는 곳은?**

① hilum ② pons ③ Bowman's capsule
④ cerebellum ⑤ trigone

16 **다음 중 좌, 우 한 쌍으로 되어 있는 기관은?**

① uterus ② urinary bladder ③ scrotum
④ ureter ⑤ urethra

17 **방광에서 보이는 요관과 요도가 이루어 삼각형의 내부표면을 무엇이라 하는가?**

① trigone ② vesicourine ③ neck of bladder
④ vesical sphincter ⑤ Cowper's gland

9. ④ 10. ④ 11. ① 12. ① 13. ④ 14. ③ 15. ① 16. ④ 17. ①

18 **방광 삼각의 상부이기도 하며 요관과 통해 있는 부분은?**

① ureteropelvic junction ② ureterovesical junction ③ trigone
④ renal pelvis ⑤ ureteric orifice

19 **요관과 방광의 만나는 부분을 무엇이라 하는가?**

① ureteropelvic junction ② ureterovesical junction ③ ureteric sphincter
④ vesical sphincter ⑤ trigone

20 **renal medulla에 존재하는 것은?**

① proximal convoluted tubule ② distal convoluted tubule
③ collecting tubule ④ glomerulus
⑤ Bowman's capsule

21 **ADH(항이뇨 호르몬)가 작용하는 곳은?**

가. proximal convoluted tubule	나. renal pelvis	다. Bowman's capsule
라. collecting tubule	마. distal convoluted tubule	

① 나, 라 ② 라, 마 ③ 가, 마 ④ 가, 라 ⑤ 다, 라

22 **신원에서 대부분의 수분이 재흡수 되는 부위는?**

① collecting tubule ② glomerulus ③ renal pelvis
④ proximal convoluted tubule ⑤ distal convoluted tubule

23 **사구체(glomerulus)가 있는 곳은?**

① renal pelvis ② renal medulla ③ renal tubule
④ urinary bladder ⑤ renal cortex

24 **nephron을 구성하는 것의 용어는?**

가. glomerulus	나. Bowman's capsule	다. renal tubule	라. renal pelvis

① 가, 나, 다 ② 가, 라 ③ 나, 라 ④ 라 ⑤ 가, 나, 다, 라

25 **caffeine이나 alcohol의 주 작용에 포함되는 것은?**

① diuresis ② enuresis ③ oliguria ④ pyuria ⑤ uremia

26 **nephron을 구성하는 것끼리 모아놓은 것은?**

가. renal medulla	나. Bowman's capsule	다. glomerulus
라. Henle's loop	마. renal cortex	바. collecting tube

① 가, 나, 다, 라 ② 나, 다, 라, 마 ③ 나, 다, 라, 바
④ 가, 나, 마, 바 ⑤ 다, 라, 마, 바

---

18. ⑤ 19. ② 20. ③ 21. ② 22. ④ 23. ⑤ 24. ① 25. ① 26. ③

27 다음 중 nephron의 구조 순서가 옳은 것은?

가. Henle's loop	나. proximal convoluted tubule
다. glomerular capsule	라. distal convoluted tubule
마. collecting tubule	

① 가-다-나-라-마 ② 나-마-가-라-다 ③ 다-나-가-라-마
④ 다-가-나-라-마 ⑤ 마-다-가-나-라

28 콩팥의 내분비 기능으로 혈압 조절에 중요한 작용을 하는 물질은?

① renin ② urea ③ nitrogenous waste
④ water ⑤ blood

29 요의 배설 과정이 옳은 것은?

가. renal tubule	나. Bowman's capsule	다. ureter
라. renal pelvis	마. urethra	

① 라-가-나-다-마 ② 나-가-라-다-마 ③ 가-나-라-마-다
④ 가-나-마-라-다 ⑤ 나-라-가-다-마

30 방광과 직장 사이에 위치하는 근육성 관은?

① fallopian tube ② vestibule ③ vagina ④ clitoris ⑤ hymen

31 동일한 연결 어미가 아닌 것은?

① cervico - trachelo ② hystero - metro ③ ovario - oophoro
④ ovario - ovo ⑤ hystero - utero

32 관련된 용어끼리 연결되지 않은 것은?

① glomerulonephritis - glomeruli ② pyelitis - pus
③ cystitis - bladder ④ urethritis - urethra
⑤ prostatitis - prostate

33 다음 중 연결이 잘못된 것은?

① andro - female ② cryo - cold ③ crypto - hidden
④ funiculo - spermatic cord ⑤ phallo - penis

34 단어의 해석이 잘못된 것은?

① vesico - bladder ② nephro - kidney ③ cysto - bladder
④ urethro - urethra ⑤ uretero - renal pelvis

35 어근의 해설이 잘못된 것은?

① orchido - testis ② andro - female ③ balano - glans
④ spermato - sperm ⑤ crypto - hidden

27. ③ 28. ① 29. ② 30. ③ 31. ④ 32. ② 33. ① 34. ⑤ 35. ②

36 **용어와 그 뜻이 옳지 않은 것은?**

① colpo - vagina ② metro - uterus ③ trachelo - neck
④ episio - vulva ⑤ salpingo - ovary

37 **용어의 해설이 잘못된 것은?**

① nephrorrhagia - renal hemorrhage ② nephrocolic - renal pain
③ nephromegaly - renal enlargement ④ nephroptosis - renal rupture
⑤ nephroma - renal tumor

38 **요로 감염증의 용어는?**

① urinary tract infection ② cystitis ③ vaginitis
④ ureteritis ⑤ pelvic inflammation

39 **micturition의 의미는?**

① painful spasm ② hematuria ③ urination
④ scanty urination ⑤ prostate gland

40 **scanty urine과 같은 뜻은?**

① oliguria ② dysuria ③ pyuria ④ polyuria ⑤ glycosuria

41 **voiding과 같은 용어는?**

① micturition ② pyuria ③ herniation ④ phimosis ⑤ strangury

42 **배뇨작용과 같은 의미는?**

가. digestion	나. deglutition	다. micturition	라. urination

① 가 ② 나, 라 ③ 다, 라 ④ 가, 나, 다 ⑤ 가, 나, 다, 라

43 **용어의 해석이 맞는 것은?**

가. glycosuria - 당뇨	나. proteinuria - 단백뇨
다. diuresis - 이뇨	라. uremia - 질소혈증

① 가, 나, 다 ② 가, 다 ③ 나, 라 ④ 라 ⑤ 가, 나, 다, 라

44 **bed wetting과 같은 용어는?**

① oliguria ② enuresis ③ polyuria
④ micturition ⑤ frequency of urination

45 **urethral obstruction은?**

① urethral stenosis ② urethral stricture ③ urethritis
④ cryptorchism ⑤ balanitis

36. ⑤ 37. ④ 38. ① 39. ③ 40. ① 41. ① 42. ③ 43. ① 44. ② 45. ②

46 **glomerular capsule과 같은 의미의 용어는?**

① renal tubules ② Bowman's capsule ③ glomerulus
④ nephron ⑤ renal pelvis

47 **Bright's disease와 같은 용어는?**

① nephritis ② pyelonephritis ③ glomerulonephritis
④ hydronephrosis ⑤ nephrotic syndrome

48 **Alport's syndrome으로 불리는 것은?**

① calcipyelitis ② hereditary nephritis ③ renal tuberculosis
④ renal abscess ⑤ glomerulitis

49 **의미가 같은 것끼리 모아 놓은 것은?**

가. pruritus of vulva	나. abnormal discharge
다. itching of vulva	라. venereal wart

① 가, 나, 다 ② 가, 다 ③ 나, 라
④ 라 ⑤ 가, 나, 다, 라

50 **용어의 뜻이 옳지 않은 것은?**

① vesicovaginal - 방광질의 ② uremia - 요독증 ③ enuresis - 감뇨증
④ dysuria - 배뇨장애 ⑤ diuresis - 이뇨

51 **다음 중 용어의 설명이 틀린 것은?**

① enuresis - 유뇨증 ② nocturia - 야간뇨 ③ oliguria - 핍뇨
④ pyuria - 농뇨 ⑤ dysuria - 다뇨증

52 **소변의 상태를 나타낸 용어의 해석이다. 맞는 것은?**

가. anuria - 핍뇨	나. pyuria - 농뇨
다. nocturia - 빈뇨	라. dysuria - 배뇨곤란

① 가, 나, 다 ② 가, 다 ③ 나, 라
④ 라 ⑤ 가, 나, 다, 라

53 **야뇨증은?**

① nocturia ② ketonuria ③ enuresis ④ azotemia ⑤ retention

54 **urgency란?**

① 긴급뇨증 ② 유뇨증 ③ 빈뇨 ④ 실금 ⑤ 배뇨

46. ② 47. ① 48. ② 49. ② 50. ③ 51. ⑤ 52. ③ 53. ① 54. ①

55 **배뇨곤란을 뜻하는 용어로 조합된 것은?**

가. painful urination	나. strangury	다. drop by drop	라. retention

① 가, 나, 다 ② 가, 다 ③ 나, 라 ④ 라 ⑤ 가, 나, 다, 라

56 **drop by drop urination을 나타내는 말은?**

① prodromal pain ② edematous swelling ③ azoospermia
④ prostatism ⑤ strangury

57 **소변의 상태가 아닌 것은?**

① polyuria ② urgency ③ azotemia ④ tenesmus ⑤ nocturia

58 **방광 이급후증은?**

① urinary incontinence ② urinary retention ③ urinary frequency
④ urinary tenesmus ⑤ micturition

59 **다낭포성 신장은?**

① horseshoe kidney ② polycystic kidney ③ supernumery kidney
④ fused kidney ⑤ congested kidney

60 **석회성 신우염은?**

① glomerulitis ② herediatary nephritis ③ calcipyelitis
④ pyelonephritis ⑤ nephrocystitis

61 **renal infarction이란?**

① 신피질괴사 ② 신경화증 ③ 신경색증 ④ 신부전 ⑤ 신혈전증

62 **duplication of ureter란?**

① 요관류 ② 요관 중복 ③ 요도 협착 ④ 요도류 ⑤ 요관 협착

63 **enuresis란?**

① excessive excretion of urine ② diminished urination
③ glucose in the urine ④ involuntary urination
⑤ painful straining on urinating

64 **서혜부의 통증은?**

① prodromal pain ② dragging inguinal pain ③ strangury
④ varicocele ⑤ phimosis

65 **요도나 요관 결석증시에 느끼는 특징적 통증을 나타내는 용어는?**

① lumbago ② headache ③ colic
④ panthom pain ⑤ dysphagia

---

55. ① 56. ⑤ 57. ③ 58. ④ 59. ② 60. ③ 61. ③ 62. ② 63. ④ 64. ② 65. ③

66 **직장과 방광 사이의 비정상적인 통로는?**

① vesicovaginal fistula ② anal fistula ③ rectovaginal fistula
④ urinary fistula ⑤ rectovesical fistula

67 **chancroid란?**

① 연성하감 ② 경성하감 ③ 진균증 ④ 바이러스증 ⑤ 선천성 매독

68 **조기매독을 뜻하는 용어는?**

① early syphilis ② late syphilis ③ congenital syphilis
④ chancroid ⑤ trichomoniasis

69 **방광이 질 쪽으로 돌출되는 것은?**

① rectocele ② cystocele ③ hiatal hernia ④ colpocele ⑤ hysterocele

70 **요도 및 방광의 경련에 의한 느리고 동통이 있는 배뇨는?**

① strangury ② funiculitis ③ urinary incontinence
④ ureteral colic ⑤ dragging inguinal pain

71 **다음 중 요관(ureter) 폐색으로 신우(renal pevis)에 소변이 정체되어 있는 상태는?**

① hydronephrosis ② nephrotic syndrome ③ ureterolithiasis
④ urinary retention ⑤ pyelonephritis

72 **콩팥 기능의 장애로 혈액투석이나 복막투석을 필요로 하는 질환은?**

① uremia ② azotemia ③ nephremia
④ nephrosis ⑤ renal failure

73 **신사구체 상피세포의 퇴행성 변화로 소아에게 부종, 단백뇨, 저알부민 혈증이 나타나는 질환은?**

① hydronephrosis ② nephrocalcinosis ③ nephrotic syndrome
④ interstitial nephritis ⑤ hypernephroma

74 **소아에게 부종, 단백뇨, 저알부민혈증 등이 나타나며 신사구체 상피변화를 초래하는 질환은?**

① nephrotic syndrome ② eclampsia ③ hydronephrosis
④ glomerulonephritis ⑤ pyelonephritis

75 **Wilm's tumor란?**

① 성인에 발생되는 방광의 악성종양 ② 성인에 발생되는 콩팥의 악성종양
③ 소아에 발생되는 콩팥의 악성종양 ④ 소아에 발생되는 방광의 악성종양
⑤ 성인에 발생되는 전립샘의 악성종양

76 **어린이와 관련된 질환이 아닌 것은?**

① erythroblastosis fetalis ② Wilms' tumor ③ hydrocephalus
④ nephroma ⑤ hyaline membrane disease

---

66. ⑤ 67. ① 68. ① 69. ② 70. ① 71. ① 72. ⑤ 73. ③ 74. ① 75. ③ 76. ④

77 **당뇨병에서 볼 수 있으며 소변 형성과 배설이 증가되는 현상은?**

① glycosuria ② pyuria ③ diuresis ④ proteinuria ⑤ anuria

78 **atony of bladder란?**

① 방광의 요 배출 힘이 부족한 것
② 방광내 요가 정체되어 있는 것
③ 요를 배출시키기 위해 방광내 통로를 만드는 것
④ 척추손상으로 방광기능이 장애를 일으키는 것
⑤ 방광괄약근의 폐쇄로 요가 배출되지 않는 것

79 **콩팥 질환, 내분비 질환 등에 의해 이차적으로 생기는 고혈압을 무엇이라고 하는가?**

① primary hypertension ② essential hypertension
③ secondary hypertension ④ adrenal hypertension
⑤ idiopathic hypertension

80 **다음 중 고혈압이 특징적으로 나타나는 질환은?**

① cerebromalacia ② glomerulonephritis ③ myocardial infarction
④ pancreatic necrosis ⑤ liver abscess

81 **출생 후 2년 이내에 나타난 매독은?**

① early congenital syphilis ② late syphilis ③ late syphilis latent
④ late syphilitic encephalitis ⑤ tabes dorsalis

82 **early syphilis, latent의 설명이 아닌 것은?**

① 임상증상은 없다. ② 혈청반응은 양성이 나온다.
③ 척수액 천자에는 매독 음성반응이 나온다. ④ 감염된지 2년 이내의 후천성 매독이다.
⑤ late syphilis와 동의어다.

83 **신장질환과 관련된 질환명으로 맞는 것은?**

가. nephrosis 나. Wilm's tumor 다. Bright's disease 라. vaginitis

① 가, 나, 다 ② 가, 다 ③ 나, 라 ④ 라 ⑤ 가, 나, 다, 라

84 **UTI에 대한 설명으로 맞는 것은?**

가. 소변검사에서 bacteria가 검출된다. 나. 투석으로 치료한다.
다. 요로의 염증질환이다. 라. 후유증으로 뇌 병변을 가져온다.

① 가, 나, 다 ② 가, 다 ③ 나, 라 ④ 라 ⑤ 가, 나, 다, 라

85 **방광의 지속적 강직이 나타나며 계속해서 소변을 보고 싶어 하는 상태는?**

① vesical tenesmus ② retention ③ incontinence
④ frequency ⑤ diuresis

---

77. ③ 78. ① 79. ③ 80. ② 81. ① 82. ⑤ 83. ① 84. ② 85. ①

86 요관의 화농성 염증을 나타내는 말은?

① ureteropyosis ② pyourethra ③ ureteropyelitis
④ hydroureter ⑤ ureteritis

87 소변 내에 고름이 나오는 증상은?

① dysuria ② anuria ③ hematuria ④ albuminuria ⑤ pyuria

88 콩팥의 위극(upper pole) 또는 아래극(lower pole)이 융합하여 말굽의 형태를 이룬 선천기형인 말굽 콩팥은?

① renal extopia ② polycystic kidney ③ horseshoe kidney
④ fused kidney ⑤ supernurery kidney

89 신장이 비대해지는 것은?

① nephromalacia ② nephromegaly ③ nephropathy
④ hypercalcemia ⑤ nephroptosis

90 방광 및 요도 괄약근의 수의적 조절이 안 되어 소변이 불수의적으로 배설되는 상태는?

① polyuria ② vesical tenesmus ③ retention of urine
④ urinary incontinence ⑤ oliguria

91 1회 소변량은 상관없이 횟수가 증가하는 경우를 뜻하는 용어는?

① diuresis ② urination ③ incontinence ④ frequency ⑤ retention

92 소변 내에 포도당이 검출되는 경우의 용어는?

① pyuria ② proteinuria ③ glycosuria ④ hematuria ⑤ uremia

93 콩팥 기능장애로 인하여 혈액 내에 질소가 증가하는 경우의 용어는?

① uremia ② azotemia ③ nephremia ④ nephrosis ⑤ renal failure

94 감염에 의한 콩팥 실질조직의 화농성 병소는?

① renal tuberculosis ② nephrosis ③ renal failure
④ renal abscess ⑤ hydronephrosis

95 요관내에 소변이 고여 있는 상태는?

① ureteral spasm ② hydroureter ③ ureter insufficiency
④ pyoureter ⑤ urinary incontinence

96 신장의 위치가 아래로 내려온 경우는?

① renal calcinosis ② nephroptosis ③ renal failure
④ nephrosis ⑤ nephropathy

---

86. ① 87. ⑤ 88. ③ 89. ② 90. ④ 91. ④ 92. ③ 93. ② 94. ④ 95 ② 96. ②

97 **신장에 생기는 악성 종양으로 주로 성인에 발생하는 질환은?**

① Wilms' tumor ② hypernephroma ③ nephrolithiasis
④ pyelonephritis ⑤ nephrotic syndrome

98 **방광이 아래쪽으로 제 위치에 벗어 나간 상태는?**

① stricture of urethra ② prolapse of bladder ③ trigonitis
④ urethritis ⑤ interstitial cystitis

99 **cystocele이나 rectocele의 가장 흔한 원인은?**

① 산과적 손상 ② 선천성 결손 ③ 기계적 손상
④ 골반내의 염증질환 ⑤ 방사선적 손상

100 **비뇨기계에서 실시하는 검사용어는?**

가. KUB	나. retrograde pyelography
다. IVP	라. renal angiography

① 가, 나, 다 ② 가, 나 ③ 다, 라 ④ 라 ⑤ 가, 나, 다, 라

101 **비뇨기계 질환을 진단하기 위하여 실시하는 검사로 조합된 것은?**

가. IVP	나. KUB	다. VCUG	라. RGP

① 가 ② 나, 라 ③ 다, 라 ④ 가, 나, 다 ⑤ 가, 나, 다, 라

102 **IVP에서 촬영되는 병변 부위는?**

① kidney, ureter, bladder ② kidney, urethra, prostate ③ kidney, spleen, liver
④ pelvis, vein, lymph node ⑤ liver, kidney, gallbladder

103 **정맥내에 조영제를 주사하여 신우내로 배설되는 소견을 관찰하는 검사명은?**

① VCU ② retrograde pyelogram ③ ultrasonography
④ IVP ⑤ CT scan

104 **요관을 통하여 신우에 조영제를 주사하여 시행하는 신우 촬영법은?**

① intravenous pyelography ② cystoscopy ③ renal angiography
④ retrograde pyelogram ⑤ voiding cystourethrogram

105 **요 분석 검사 항목이 아닌 것은?**

① casts ② color ③ blood
④ glucose ⑤ phenylketonuria

106 **요 분석 검사의 원주(cast)의 형태가 아닌 것은?**

① epithelial cast ② blood cast ③ fat cast
④ waxy cast ⑤ protein cast

97. ② 98. ② 99. ① 100. ⑤ 101. ⑤ 102. ① 103. ④ 104. ④ 105. ⑤ 106. ⑤

107 콩팥의 이상을 진단하기 위한 검사가 아닌 것은?

① BUN ② KUB ③ IVP ④ HD ⑤ RGP

108 KUB에서 촬영되는 병변부위는?

① kidney, ureter, bladder ② kidney, urethra, prostate ③ kidney, spleen, liver
④ pelvis, vein, lymph node ⑤ liver, kidney, gallbladder

109 STS는 무슨 검사인가?

① 자궁질환 검사 ② 매독 혈청 검사 ③ 성병 통계 분석 검사
④ 적혈구 응집검사 ⑤ 배란 유무 검사

110 syphilis 진단을 위한 검사는?

① vaginoscopy ② castration ③ STD ④ TPHA ⑤ RGP

111 매독진단을 위한 검사용어로 맞는 것은?

가. STS	나. PPD test	다. TPHA	라. Wasserman test

① 가, 나, 다 ② 가, 다 ③ 나, 라 ④ 가, 다, 라 ⑤ 가, 나, 다, 라

112 신장을 절제하는 수술명은?

① nephrectomy ② nephrostomy ③ nephrolysis
④ nelphropexy ⑤ nephrotomy

113 calculus in renal pelvis라는 진단시 처치하는 수술명은?

① nephropexy ② pyelolithotomy ③ nephrolithotomy
④ pyelomyotomy ⑤ colporectomy

114 콩팥의 수술명 용어로 맞는 것은?

가. nephrotomy - 콩팥 제거술	나. nephrolithotomy - 신우 절석술
다. transplantation - 콩팥 분리술	라. nephropexy - 콩팥 고정술

① 가, 나, 다 ② 가, 다 ③ 나, 라 ④ 라 ⑤ 가, 나, 다, 라

115 nephroptosis 환자에게 실시하는 수술은?

① nephrotomy ② nephrectomy ③ nephrolithotomy
④ nephropexy ⑤ nephrorrhaphy

116 요로 결석을 치료하는 방법이 아닌 것은?

① pyelolithotomy ② ureterolithotomy ③ ESWL
④ epididymectomy ⑤ nephrolithotomy

107. ④ 108. ① 109. ② 110. ④ 111. ④ 112. ① 113. ② 114. ④ 115. ④ 116. ④

117 요관과 방광을 연결하는 수술은?

① ureteroneocystomy ② suprapubic cystostomy ③ ureterocystostomy
④ colocystoplasty ⑤ urethrocystostomy

118 방광 속에 있는 돌을 제거하기 위한 수술은?

① pyelolithotomy ② cystotomy ③ ureterolithiasis
④ cystolithotomy ⑤ ureterocystostomy

119 pyelolithotomy는 어떤 경우에 하는가?

① glomerulonephritis ② nephrolithiasis ③ urethral stricture
④ pyelonephritis ⑤ hypernephroma

120 peritoneal dialysis에 대한 설명으로 맞는 것은?

가. 복막염의 치료를 위한 방법이다.	나. 복막투석이다.
다. 병원 입원이 필수적이다.	라. CAPD라고도 한다.

① 가, 나, 다 ② 가, 다 ③ 나, 라 ④ 라 ⑤ 가, 나, 다, 라

121 콩팥 부전 환자의 혈액 노폐물을 투석하는 시술명은?

① cystectomy ② hemodialysis ③ renal transplantation
④ urinalysis ⑤ ultrasonography

122 혈액 투석에 대한 설명 중 맞는 것은?

가. 혈액내 노폐물을 제거한다.	나. hemodialysis 라고 한다.
다. 혈관 통로를 만든다.	라. 집에서 간편히 할 수 있다.

① 가, 나, 다 ② 가, 다 ③ 나, 라 ④ 라 ⑤ 가, 나, 다, 라

123 소변의 양을 증가시키는 약물은?

① antibiotics ② diuretics ③ antidiabetic drug
④ cardiotonics ⑤ antihistamines

124 약어의 설명이 잘못된 것은?

① BUN - 혈액뇨 질소 ② BPH - 양성 전립샘 비대 ③ GFR - 사구체 여과율
④ CRF - 만성 콩팥부전 ⑤ AGN - 급성 콩팥 부전

125 양성 전립샘 비대증을 나타내는 약어는?

① HPV ② STDS ③ BPH ④ STS ⑤ VD

126 약어풀이가 잘못된 것은?

① ADH - antidiuretic hormone ② PKU - polyketonuria
③ CRF - chronic renal failure ④ CMG - cystometrogram
⑤ VCU - voiding cystourethrogram

117. ③ 118. ④ 119. ② 120. ③ 121. ② 122. ① 123. ② 124. ⑤ 125. ③ 126. ②

08 남성 생식기

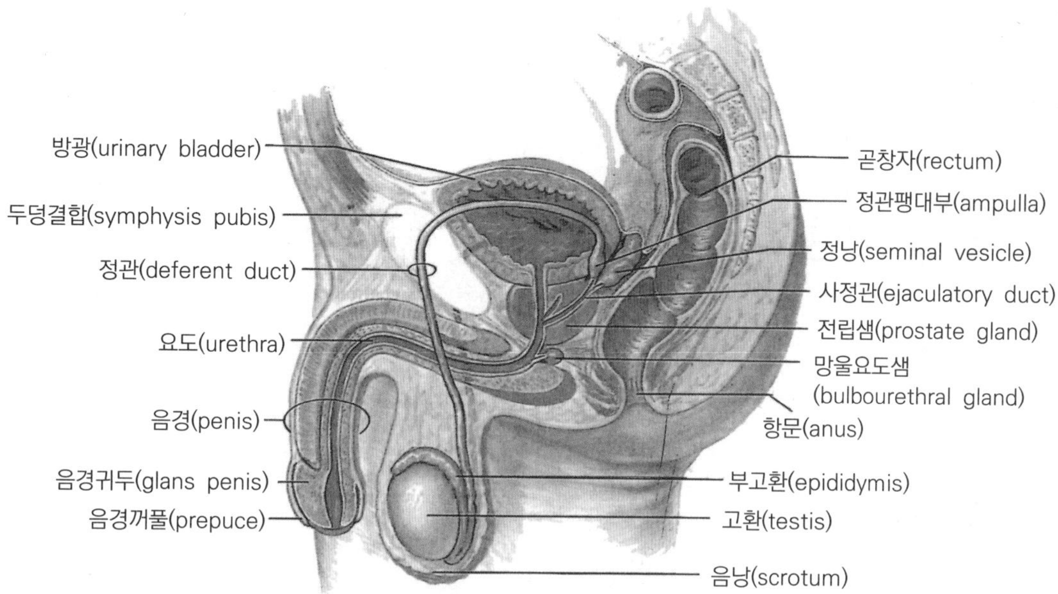

그림 8-1. 남성 생식기(시상단면)

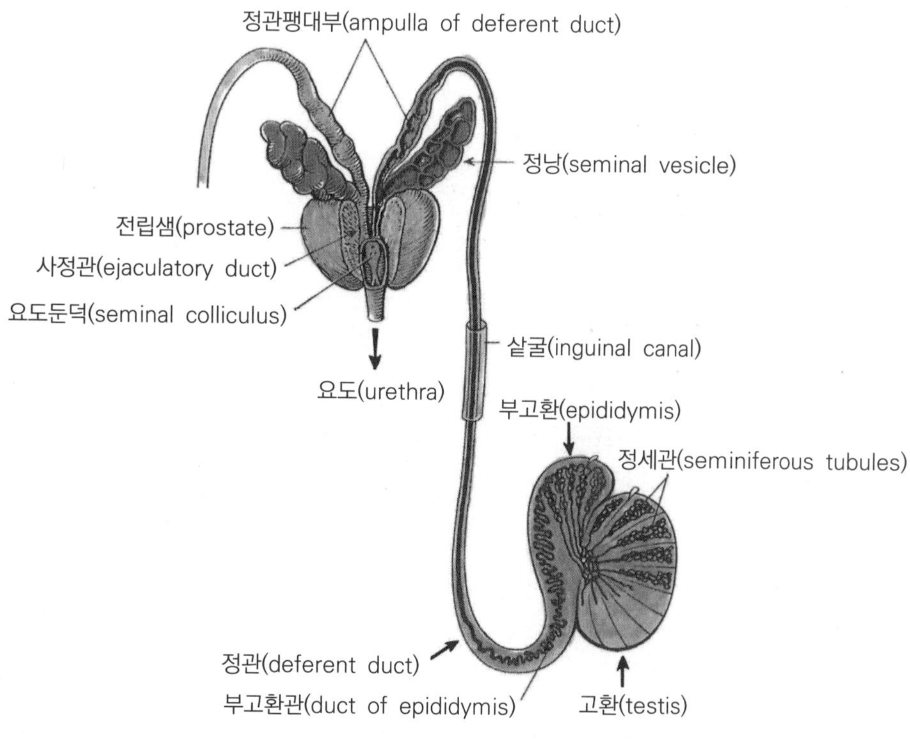

그림 8-2. 고환, 부고환, 정관, 정낭, 전립샘

1. 해부학적 용어(Anatomic terms)

1) Testes 고환
   - seminiferous tubules 정세관
   - interstitial cell 간질세포
2) Epididymis 부고환
3) Vas deferens 정관
4) Urethra 요도
5) Prostate gland 전립샘
6) Bulbourethral glands, Cowper's glands 요도구샘
7) Spermatic cord 정삭
8) Seminal vesicle 정낭
9) Penis 음경

2. 정자 유출경로

정세관 (seminiferous tubules) → 부고환 (epididymis) → 정관 (vas deferens) → 사정관 (ejaculatory duct) → 요도 (urethra) → 음경 (penis) → 정자는 신체 밖으로 배출

3. 용어분석(Analysis of terms)

gonad/o	생식샘
orch/o, orchi/o, orchid/o, test/o	고환
epididym/o	부고환
vas/o	혈관, 맥관
phall/o	음경
balan/o	귀두
posth/o	포피

funicul/o	정삭
vesicul/o	정낭
sperm/o, spermat/o	정자
andr/o	남성
crypt/o	숨은, 잠복
prostat/o	전립샘
vener/o	성접촉

남성 생식기 문제

01 **남성 생식기에 대한 설명 중 옳지 않은 것은?**

① seminal vesicle은 정액의 일부를 분비한다. ② ductus deferens는 정자의 통로이다.
③ epididymis는 남성 호르몬을 분비한다. ④ testis에서 정자를 생산한다.
⑤ bulbourethral gland에서 점액성 분비물을 분비한다.

02 **남성 생식기계에 해당되지 않는 것은?**

① epididymis ② testis ③ vas deferens ④ ureter ⑤ scrotum

03 **남성 생식 기관에 해당하는 것은?**

① fimbriae ② clitoris ③ Bartholin's gland
④ Cowper's gland ⑤ Skene's duct

04 **고환에서 parenchymal tissue는 ( )이며, stromal tissue에는 ( )이 포함된다. ( )안에 알맞는 것은?**

가. scrotum	나. seminiferous tubule	다. vas deferens
라. blood vessel	마. epididymis	

① 가, 다 ② 나, 마 ③ 나, 라 ④ 라, 다 ⑤ 라, 마

05 **남성 생식기의 accessory gland(부속샘)에 속하는 기관은?**

① testis ② seminal vesicle ③ epididymis
④ vas deferens ⑤ urethra

06 **복벽의 일부가 돌출되어 형성된 것은?**

① scrotum ② seminal vesicles ③ spermatic cord
④ testis ⑤ prostate gland

07 **testis와 epididymis를 간직하고 있는 곳은?**

① perineum ② prostate ③ scrotum
④ peritoneum ⑤ ductus deferens

08 **남성 생식기계의 정자 유출 경로는?**

가. testis	나. vas deferens	다. urethra
라. epididymis	마. seminal vesicle	

① 가-나-마-라-다 ② 나-가-마-라-다 ③ 가-라-나-마-다
④ 라-마-나-가-다 ⑤ 가-나-라-마-다

---

1. ③ 2. ④ 3. ④ 4. ③ 5. ② 6. ① 7. ③ 8. ③

09 정자의 유출로(tract)가 아닌 것은?

① epididymis ② testis ③ vas deferens ④ ureter ⑤ urethra

10 sperm이 통과하는 기관이 순서대로 된 것은?

가. seminiferous tubule	나. urethra	다. vas deferens
라. epididymis	마. ejaculatory duct	

① 나-라-마-다-가 ② 가-라-다-마-나 ③ 라-다-마-가-나
④ 다-라-마-가-나 ⑤ 마-나-라-가-다

11 정자를 생성하는 곳은?

① epididymis ② vas deference ③ scrotum ④ urethra ⑤ testis

12 정액을 운반 또는 생산하는 곳은?

① vas deferens ② epididymis tubule ③ seminiferous
④ seminal vesicle ⑤ ovary

13 정자를 정낭으로 나르는 관은?

① scrotum ② seminal vesicle ③ ejaculatory
④ vas deferens ⑤ prostate gland

14 고환의 배출관으로서 정낭의 배출관과 합쳐 사정관을 형성하는 것은?

① ductus deferens ② seminal vesicle ③ straight tubule
④ epididymis ⑤ spermatic cord

15 사정관과 요도가 만나는 곳이며 알칼리성 액체를 분비하는 기관은?

① ductus deferens ② seminal vesicle ③ scrotum
④ prostate gland ⑤ spermatic cord

16 excretory ducts에 포함되지 않는 것은?

① straight tubule ② efferent ductules ③ epididymis
④ ductus deferens ⑤ prostate gland

17 남성의 요도 주위에 있는 두 개의 exocrine gland는?

① Cowper's gland ② vas deferens ③ vulvovaginal gland
④ greater vestibular gland ⑤ Bartholin's gland

18 남성의 망울 요도샘과 동일한 여성의 생식기관은?

① ovary ② fallopian tube ③ Bartholin's gland
④ uterus ⑤ breast

---

9. ④ 10. ② 11. ⑤ 12. ③ 13. ④ 14. ① 15. ④ 16. ⑤ 17. ① 18. ③

19 **남성의 구요도선은 여성의 (　　)와 동일한 기능을 한다. (　　)은?**

① ovary ② fallopian tube ③ Bartholin's gland
④ uterus ⑤ breast

20 **남성과 여성에게 공통으로 있는 외부 생식기는?**

① gland penis ② hymen ③ perineum ④ testis ⑤ vulva

21 **남녀의 상동 기관 중 옳지 않은 것은?**

① ovary-testis ② uterus-prostate gland ③ clitoris-penis
④ scrotum-vagina ⑤ bulbourethral gland-greater vestibular gland

22 **여성의 성선과 남성의 성선을 바르게 연결한 것은?**

① ovary-testis ② ovum-sperm ③ fallopian tube-testis
④ uterus-testis ⑤ fallopian tube-prostate gland

23 **hydrocele과 관련이 있는 남성 생식 기관은 무엇인가?**

① prostate ② testis ③ spine ④ brain ⑤ nerve

24 **음낭수종을 뜻하는 용어는?**

① hydrocele ② anorchism ③ cryptorchism
④ ectopy of testis ⑤ balanitis

25 **전립샘이 비대된 상태의 의학적 용어는?**

① synorchism ② hypertrophy of prostate ③ orchitis
④ cryptorchism ⑤ atrophy of prostate

26 **castration과 같은 뜻의 용어는?**

① orchiectomy ② salpingostomy ③ oophoroplasty
④ orchiopexy ⑤ dilatation and curretage

27 **고환 초막내에 액체가 축적된 상태는?**

① anorchism ② spermatocele ③ inguinal hernia
④ hydrocele ⑤ scrotal varicocele

28 **부고환에 생긴 염증은?**

① epididymitis ② orchitis ③ vasitis ④ prostatitis ⑤ urethritis

29 **testis의 염증은?**

① syphilis ② orchitis ③ epididymitis ④ balanitis ⑤ prostatitis

30 **glans의 염증은?**

① anorchism ② epididymitis ③ epispadias ④ balanitis ⑤ hydrocele

---

19. ③ 20. ③ 21. ② 22. ① 23. ② 24. ① 25. ② 26. ① 27. ④ 28. ① 29. ② 30. ④

31 **hydrocele의 설명으로 맞는 것은?**

가. 음낭수종	나. 수류라고도 함
다. 고환초막내 액체가 저류됨	라. 귀두의 탈출현상

① 가, 나, 다 ② 가, 다 ③ 나, 라 ④ 라 ⑤ 가, 나, 다, 라

32 **balanitis에서 염증이 생긴 부위는?**

① urethra ② prostate ③ scrotum ④ glans penis ⑤ epididymis

33 **남성의 요도 출구가 음경의 하부에 열려 있는 선천적 발육 이상은?**

① phimosis ② cryptorchism ③ hydrocele ④ hypospadias ⑤ varicocele

34 **고환의 악성 종양으로 미분화된 원시 생식세포에 생긴 것은?**

① hordeolum ② teratocarcinoma ③ seminoma
④ chalazion ⑤ trachoma

35 **포피구(orifice of the prepuce)가 좁은 상태는?**

① balanitis ② phimosis ③ redundant prepuce
④ orchitis ⑤ hypospadias

36 **정액 내에 정자수가 감소하는 상태는?**

① azoospermia ② oligospermia ③ hyperspermia
④ dyspermia ⑤ urethral irritation

37 **정액 내에 정자가 없는 상태는?**

① azoospermia ② oligospermia ③ dyspermia
④ polyspermia ⑤ scanty spermia

38 **요도의 내강이 좁아진 상태는?**

① stress incontinence ② prolapse of bladder ③ stricture of urethra
④ trigonitis ⑤ urethritis

39 **요도에 혈액이 고인 상태는?**

① urethrostaxis ② urethrorrhea ③ urethroblenorrhea
④ urethemphrexis ⑤ trigonitis

40 **고환이 복강에서 음낭내로 내려오지 못한 상태는?**

① anorchism ② cryptorchism ③ epispadias
④ ectopy of testis ⑤ hydrocele

41 **cryptorchism은 testis가 어느 곳에 있는가?**

① abdomen ② vas deference ③ seminal vesicle
④ glans ⑤ bladder

---

31. ① 32. ④ 33. ④ 34. ③ 35. ② 36. ② 37. ① 38. ③ 39. ① 40. ② 41. ①

42 **cryptochism의 설명 중 맞는 것은?**

가. 고환이 형성되지 않는 증상이다.	나. 불임의 원인이다
다. 수술로 교정할 수가 없다.	라. 대부분 복강 내에 고환이 존재한다.

① 가, 나, 다 ② 가, 다 ③ 나, 라 ④ 라 ⑤ 가, 나, 다, 라

43 **congenital abscence of the testis는?**

① anorchism ② cryptorchism ③ phimosis
④ varicocele ⑤ inguinal hernia

44 **scrotum이 서혜부로 탈출된 현상은?**

① inguinal hernia ② scrotoma ③ phimosis
④ balanitis ⑤ femoral hernia

45 **귀두의 끝부분이 피부에 덮여 있는 상태는?**

① phimosis ② circumcision ③ glands
④ prostate gland ⑤ epididymis

46 **보통 전립샘에 많이 나타나는 선상피 세포의 악성 종양은?**

① actinomycosis ② adenocarcinoma ③ anorchism
④ prostatitis ⑤ cryporchism

47 **배뇨장애를 보이며 전립샘이 비대되는 질환은?**

① BPH ② STD ③ anorchism ④ hydrocele ⑤ spermatocele

48 **BPH의 설명 중 맞는 것은?**

가. dysuria를 호소함	나. 노인성 질환
다. prostatectomy로 치료함	라. benign prostatic hypertrophy의 약어

① 가, 나, 다 ② 가, 다 ③ 나, 라 ④ 라 ⑤ 가, 나, 다, 라

49 **성염색체의 장애로 인한 선천성 질환으로 불임을 초래하는 것은?**

① Turner's syndrome ② Konig's syndrome ③ Ridley's syndrome
④ Reye's syndrome ⑤ Werner's syndrome

50 **염색체의 이상으로 고환 위축과 생식기능 저하를 동반하여 남성 불임증을 초래하는 증후군은?**

① Klinefelter syndrome ② Dumping syndrome ③ Down's syndrome
④ congenital syndrome ⑤ Adult Immuno Deficiency Syndrome

51 **Treponema pallidum 균에 의한 감염증은?**

① gonorrhea ② genital herpes ③ trichomoniasis
④ endometritis ⑤ chancre

---

42. ③ 43. ① 44. ① 45. ① 46. ② 47. ① 48. ⑤ 49. ① 50. ① 51. ⑤

52 **성 관계에 의해 전염되는 질환이 아닌 것은?**

① syphilis ② gonorrhea ③ granuloma inguinale
④ genital warts ⑤ scrotal varicocele

53 **성병에 속하는 질환이 아닌 것은?**

① gonorrhea ② syphilis ③ herpes simplex
④ trichomoniasis ⑤ chlamydial infection

54 **STD disease에 속하는 질환은?**

가. gonorrhea	나. epispadias	다. syphilis	라. balanitis

① 가, 나, 다 ② 가, 다 ③ 나, 라 ④ 라 ⑤ 가, 나, 다, 라

55 **이하선염의 후유증으로 영향을 미치는 곳은?**

① 여성 생식기능 ② 남성 생식기능 ③ 여성 감각기능 ④ 남성 감각기능 ⑤ 남성 신경계

56 **정관의 통로를 다시 복구시키려고 정관 통로를 연결하는 시술명은?**

① vasoligation ② circumcision ③ vasovasostomy
④ vasectomy ⑤ vasotomy

57 **불임을 목적으로 정관을 묶는 수술명은?**

① vasovasotomy ② epididymovasotomy ③ epididymectomy
④ vasoligation ⑤ circumcision

58 **고환이 음낭내로 하강하지 않았을 때 해줄 수 있는 치료는?**

① gonadotropin injection ② orchiopexy ③ orchioplasty
④ testectomy ⑤ epididymectomy

59 **hydrocele의 치료를 위한 수술은?**

① hydrocelectomy ② penectomy ③ vasoligation
④ vasovasostomy ⑤ orchiectomy

60 **phimosis에 대한 수술명은?**

① phimosectomy ② circumcision ③ orchiopexy
④ prostate gland ⑤ epididymectomy

61 **circumcision에 대한 설명 중 맞는 것은?**

가. 윤절술이다.	나. 불임을 예방하는 수술이다.
다. phimosis에 대한 수술이다.	라. congenital deformity에 대한 수술이다.

① 가, 나, 다 ② 가, 다 ③ 나, 라 ④ 라 ⑤ 가, 나, 다, 라

52. ⑤ 53. ③ 54. ② 55. ② 56. ③ 57. ④ 58. ② 59. ① 60. ② 61. ②

62 수술명이 맞게 연결된 것은?

가. orchiopexy-fixation of testis	나. castration-circumcision
다. balanoplasty-plastic surgery of glans penis	라. orchiectomy-prostatectomy

① 가, 나, 다 ② 가, 다 ③ 나, 라 ④ 라 ⑤ 가, 나, 다, 라

63 만성 부고환 염증이 있는 환자에게 시행하는 수술은?

① vasectomy ② orchiopexy ③ prostatectomy
④ cystectomy ⑤ epididymectomy

64 sterilization을 목적으로 하는 수술은?

① vesiculectomy ② circumcision ③ prostatectomy
④ vasectomy ⑤ ureterocystostomy

62. ② 63. ⑤ 64. ④

09 여성 생식기

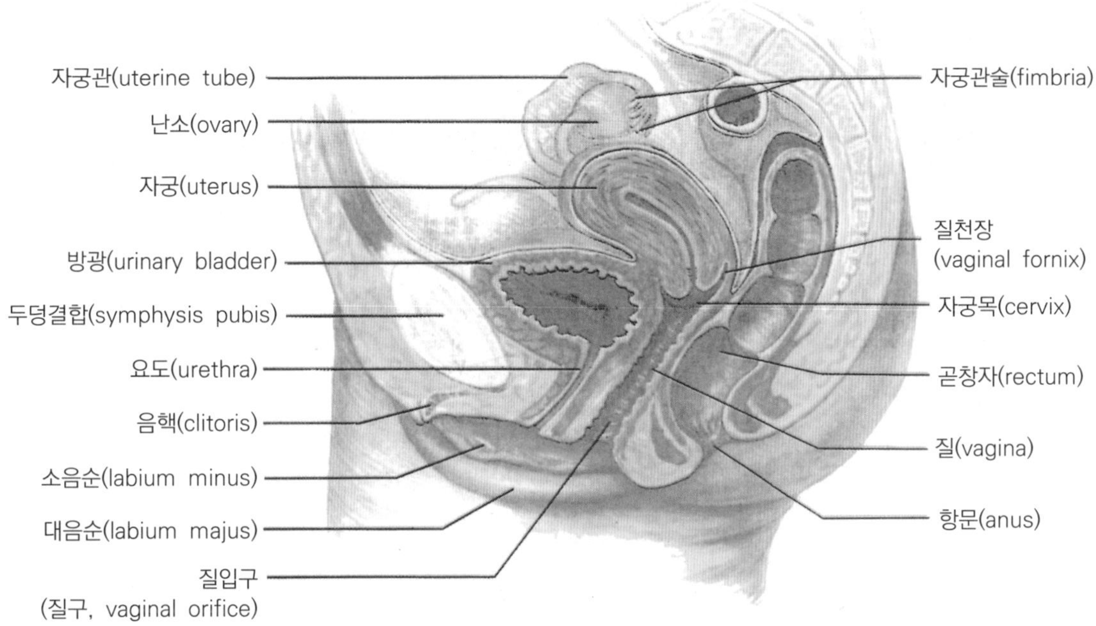

그림 9-1. 여성 생식기

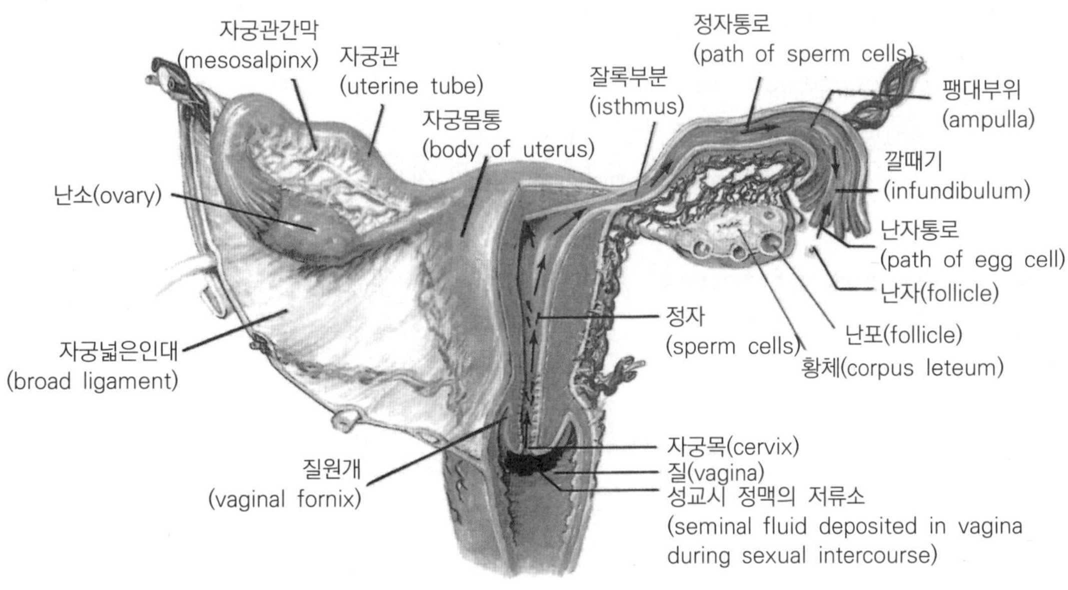

그림 9-2. 자궁몸통, 난관, 난소

1. 해부학적 용어(Anatomic terms)

1) Ovary 난소 : 여성생식기의 주체로서 수정에 필요한 난자 생산
2) Fallopian tube, uterine tube 난관, 자궁관
3) Uterus 자궁
   - uterine fundus 자궁바닥
   - uterine body, corpus uteri 자궁체
   - uterine cervix, cervix uteri 자궁목
4) Cul-de-sac, Douglas pouch, rectouterine pouch 막힌 주머니 또는 더글라스와
5) Vagina 질
6) Vulva 외음
   - labium majus 대음순
   - labium minus 소음순
   - vestibule 안뜰, 전정
   - Bartholin's glands, vulvovaginal glands 질어귀샘, 음문질선
   - clitoris 음핵
   - hymen 처녀막

2. 분만과정

- Effacement(소실) : 자궁벽이 얇아지는 현상
- Dilatation(개대) : 자궁경부의 이완
- Station(하강도) : 태아선진부의 하강정도 파악
  - 1기 : cervical effacement and dilatation(자궁경부 소실과 개대)
  - 2기 : fetal expulsion(태아만출까지)
  - 3기 : placental separation and expulsion(태반이 산모로부터 나올 때까지)

3. 용어분석(Analysis of terms)

colp/o, vagin/o	질
episi/o	외음
perine/o	회음
men/o	월경
labia	입술
hymen	처녀막
cervic/o, trachel/o	경부
hyster/o, metr/o	자궁

ovari/o, oophor/o	난소
salping/o	난관
gynec/o	여자
gravid/o, -cyesis, -ception	임신
-tocia	출산
para	분만
chori/o	융모막
amni/o	양막

여성 생식기 문제

01 성숙한 난포가 터지면서 난자가 난소 밖으로 나오는 현상은?

① graafian follicle ② infertility ③ menstruation
④ gravidarum ⑤ ovulation

02 난자와 정자의 수정을 뜻하는 용어는?

① mensturation ② parturition ③ fertilization ④ gestation ⑤ ovulation

03 ovum과 sperm의 수정이 이루어지는 곳은?

① body of uterus ② isthmus ③ fundus
④ ampulla of uterine tube ⑤ ovary

04 수정란이 착상하기에 가장 적당한 시기는?

① menstrual phase ② premenstrual phase ③ proliferative phase
④ progestational phase ⑤ secretory phase

05 남성이나 여성에게 있어서 수정 능력이 시작되는 시기는?

① puberty ② coitus ③ gestation ④ primigravida ⑤ ovulation

06 자궁 내막에서 일어나는 정상 생리적인 자궁 내막이 탈락하는 현상은?

① menorrhea ② dysmenorrhea ③ menorrhagia
④ amenorrhea ⑤ dysfunctional uterine bleeding

07 수정이 안 되고 생리가 일어나는 상태를 설명한 것은?

① 배란이 일어난다. ② estrogen과 progesteron의 수치가 낮아진다.
③ estrogen이 생성된다. ④ FHS와 LH의 분비가 중단된다.
⑤ progesteron이 생성된다.

08 자궁에서 월경시 탈락되는 조직은?

① myometrium ② endometrium ③ parametrium
④ epimetrium ⑤ perimetrium

09 임신 중 자궁벽에 위치하여 임부로부터 태아에게 영양을 공급하는 태아 기관은?

① chorionic membrane ② placenta ③ pediatrics
④ uterine ligament ⑤ adnexa

10 질 입구를 덮고 있는 막은?

① clitoris ② labia minora ③ perineum ④ hymen ⑤ vesitubule

---

1. ⑤ 2. ③ 3. ④ 4. ⑤ 5. ① 6. ① 7. ② 8. ② 9. ② 10. ④

11 **질(vagina)바로 아래쪽 위치하며 윤활제가 분비되는 곳은?**

① perineal gland ② Bartholin's gland ③ Skene's gland
④ ovary ⑤ Cul-de-sac

12 **pelvic cavity 내에 있는 장기가 아닌 것은?**

① kidney ② bladder ③ ovary
④ uterus ⑤ prostate gland

13 **자궁의 신생물을 검사하는 위치로 직장과 자궁사이의 함몰된 부위는?**

① rectum ② cul-de-sac ③ ovary
④ labia minora ⑤ vaginal orifice

14 **germinal epithelium을 볼 수 있는 곳은?**

① lung ② ovary ③ heart ④ brain ⑤ urethra

15 **자궁의 체 상단부를 ( )라고 하며, 자궁 아래의 좁은 부분을 ( )라고 한다.**

① cervix - uterine orifice ② fundus - cervix ③ body - fundus
④ cervix - fundus ⑤ uterine orifice - cervix

16 **일부의 요도선을 전정에 연결하는 관으로, 없는 경우도 있는 것은?**

① ductus deferens ② straight tubule ③ bulbourethral gland
④ Skene's gland ⑤ fallopian tubes

17 **자궁 외 임신의 호발 부위는?**

① ovary ② abdominal cavity ③ oviduct
④ cul-de-sac ⑤ peritoneum

18 **여성의 바깥 생식기 구조에 속하지 않는 것은?**

① labia ② hymen ③ vaginal vestibule
④ clitoris ⑤ ovary

19 **여성의 2차 성징을 나타내는 호르몬인 estrogen, progesteron을 분비하는 기관은?**

① pituitary gland ② breast ③ uterus
④ fallopian tube ⑤ ovary

20 **Douglas pouch가 있는 곳은?**

① vesicouterine ② rectouterine ③ scrotum
④ cecum ⑤ vagina

21 **Douglas pouch의 위치는 어느 곳인가?**

① 질 입구 ② 방광과 직장사이 ③ 방광과 자궁사이
④ 직장과 자궁사이 ⑤ 질과 직장사이

---

11. ② 12. ① 13. ② 14. ② 15. ② 16. ④ 17. ③ 18. ⑤ 19. ⑤ 20. ② 21. ④

22 **배란된 직후의 난포의 상태를 무엇이라고 하는가?**

① 원시난포 ② 성숙난포 ③ 황체 ④ 백체 ⑤ 초기난포

23 **corpus luteum에 관한 설명 중 틀린 것은?**

① 황체라고 한다. ② 비어 있는 그래피안 난포이다. ③ 노란색이다.
④ 배란 후 난소에 남아 있다. ⑤ 자궁부속기 중 하나이다.

24 **외음절개술을 뜻하는 용어는?**

① version ② episiotomy ③ vacuum extraction
④ amniotomy ⑤ forcep delivery

25 **용어의 뜻이 서로 틀린 것은?**

① tuboovarian cyst - 난관 난소 낭포 ② hysteropexy - 자궁 고정술
③ cervicectomy - 자궁 경관 절개술 ④ trachelectomy - 자궁 경부 절제술
⑤ dilatation and curretage - 자궁 경관 확장 소파술

26 **여성 생식기계의 결합형의 뜻이 맞는 것은?**

가. colpo - vagina	나. episio - perineum
다. hymen - membrane	라. meno - vulva

① 가, 나, 다 ② 가, 다 ③ 나, 라 ④ 라 ⑤ 가, 나, 다, 라

27 **DUB에 대한 설명 중 맞는 것은?**

가. displacement uterus bladder	나. artificial abortion
다. dysfuntional uterus and bladder	라. dysfunctional uterine bleeding

① 가, 나, 다 ② 가, 다 ③ 나, 라 ④ 라 ⑤ 가, 나, 다, 라

28 **cauterization이란?**

① test of fertility ② destruction of tissue by burning
③ removal of prepuce ④ suture of the vagina
⑤ using cold temperatures to destroy tissue

29 **냉동 부식법은?**

① electrocauterization ② cryocauterization ③ phototherapy
④ chemotherapy ⑤ pap smear

30 **pseudocyesis란?**

① difficult labor ② false pregnancy ③ blue baby
④ prevention of pregnancy ⑤ rupture of the uterus

22. ③ 23. ⑤ 24. ② 25. ③ 26. ① 27. ④ 28. ② 29. ② 30. ②

31 용어의 뜻이 서로 잘못 연결된 것은?

① entocia - 정상분만 ② trimester - 삼개월간 ③ dystocia - 난산
④ postpartum - 산전 ⑤ parturition - 분만

32 용어의 뜻이 틀리게 연결된 것은?

① endometriosis - 자궁내막증 ② conization - 동결소작술
③ parturition - 분만 ④ placenta previa - 전치태반
⑤ endocervicitis - 자궁경내막염

33 용어의 뜻이 옳지 않은 것은?

① metratonia - 자궁이완증 ② hydrometra - 자궁수종 ③ metremia - 자궁출혈
④ oophorrhagia - 난관출혈 ⑤ colpatresia - 질폐쇄증

34 용어의 뜻이 옳은 것은?

① metrorrhagia - 자궁루 ② oligomenorrhea - 월경곤란
③ pyometritis - 화농성 자궁염 ④ trachelorrhaphy - 자궁경 형성술
⑤ parametrium - 자궁내막염

35 용어의 뜻이 잘못된 것은?

① fetus - 태아 ② meconium - 태변 ③ quickening - 태위
④ still birth - 사산 ⑤ dystocia - 난산

36 뜻이 서로 잘못 연결된 것은?

① 미숙 분만 - immature delivery ② 건성 분만 - xerotocia
③ 겸자 분만 - precipitate labor ④ 조숙 분만 - premature delivery
⑤ 가성 분만 - false labor

37 반대 용어 끼리 짝지어진 것 중 옳지 않은 것은?

① menarche ↔ menopause ② hydramnios ↔ oligohydramnios
③ postpartum ↔ antepartum ④ menorrhagia ↔ oligomenorrhagia
⑤ urinary frequency ↔ urinary incontinence

38 cephalic presentation이 아닌 것은?

① occipital presentation ② footling presentation ③ face presentation
④ vertex presentation ⑤ brow presentation

39 puerperium에 대한 설명이 옳은 것은?

① 6 weeks after pregnancy ② 6 months after pregnancy
③ 6 weeks after delivery ④ 6 months after delivery
⑤ 6 days after pregnancy

40 정상 분만(normal delivery)을 뜻하는 것은?

① eutocia ② dystocia ③ parturition ④ coitus ⑤ primigravida

---

31. ④ 32. ② 33. ④ 34. ③ 35. ③ 36. ③ 37. ⑤ 38. ② 39. ③ 40. ①

41 **임신을 나타내는 단어가 아닌 것은?**

① conception ② gestation ③ encyesis ④ pregnancy ⑤ sterilization

42 **불임을 의미하는 용어는?**

가. menometrorrhagia	나. sterility	다. infertility	라. menarche

① 가, 나, 다 ② 가, 다 ③ 나, 다 ④ 라 ⑤ 가 ,나, 다, 라

43 **유산의 용어는?**

① sterilization ② conception ③ menopause
④ ectopic pregnancy ⑤ abortion

44 **임신부의 입덧을 뜻하는 용어는?**

① quickening ② hyperemesis gravidarum ③ Goodell sign
④ toxemia ⑤ hydramnios

45 **effacement 100%, station +3의 뜻은?**

① 자궁경부 두께가 완전히 얇아졌고, 태아선진부가 하방에 완전히 내려옴
② 자궁경부 두께가 완전히 얇아졌으나 태아선진부가 전혀 내려오지 못함
③ 자궁경부 두께의 변화가 전혀없고, 태아선진부는 완전히 내려옴
④ 자궁경부 두께의 변화도 전혀없고, 태아선진부도 전혀 내려오지 못함
⑤ 자궁경부 두께의 변화는 없으나 태아선진부는 좌골극에 머무름

46 **처음 시작하는 월경인 초경은?**

① menopause ② LMP ③ PMP ④ menarche ⑤ menorrhea

47 **월경과다는?**

① oligomenorrhea ② amenorrhea ③ metrorrhagia
④ menorrhagia ⑤ dysmenorrhea

48 **mensturation과 관련된 용어는?**

가. menorrhagia	나. metrorrhagia
다. hypermenorrhea	라. endometriosis

① 가, 나, 다 ② 가, 다 ③ 나, 라 ④ 라 ⑤ 가, 나, 다, 라

49 **pregnancy, childbirth and puerperium은 어떤 분야인가?**

① obstetrics ② gynecology ③ pediatrics
④ geriatrics ⑤ neonatology

41. ⑤ 42. ③ 43. ⑤ 44. ② 45. ① 46. ④ 47. ④ 48. ② 49. ①

50 **용어의 뜻이 서로 맞지 않는 것은?**

① amnion - 태아를 둘러싸고 있는 가장 안쪽의 막
② fetus - 보통 임신 3개월 이전의 생명체
③ placenta - 자궁에 있으며 태아에게 영양분을 공급한다.
④ secundines - 출산 후에 배출되는 태반 및 양막
⑤ chorion - 태아를 둘러싸고 있는 가장 바깥쪽의 막

51 **용어의 해석이 잘못된 것은?**

① amnion - 양막 ② chorion - 융모막 ③ umbilical cord - 탯줄
④ embryo - 배아 ⑤ perineum - 외음

52 **유방촬영술을 뜻하는 용어는?**

① mammography ② surgical biopsy ③ mamoplasty
④ carotid angiography ⑤ chest X-ray

53 **태아나 신생아의 용혈성 빈혈을 뜻하는 용어는?**

① erythroblastosis fetalis ② premature separation ③ hydramnios
④ hyperemesis gravidarum ⑤ hydatidiform mole

54 **자궁경관 확장 소파술은?**

① dilatato ② curettage ③ excision
④ removal ⑤ dilatation and curettage(D&C)

55 **난관 결찰술은?**

① dilation & curettage ② cesarean section ③ tubal ligation
④ exenteration ⑤ hysterectomy

56 **자궁경부암의 조기 진단 방법은?**

① vaginal excision biopsy ② vaginal endoscopic biopsy ③ Pap smear
④ uterine incisional biopsy ⑤ vaginal tomogram

57 **cold knife cone biopsy와 동일한 명칭은?**

① culdoscopy ② cryosurgery ③ conization ④ laparoscopy ⑤ aspiration

58 **임신 진단 검사는?**

① Pap test ② HCG test ③ pelvimetry ④ Apgar score ⑤ VDRL

59 **자궁내막 증식증은?**

① endometrial hyperplasia ② endometritis ③ vaginitis
④ oophoritis ⑤ endocervicitis

60 **자궁경부의 염증은?**

① myometritis ② cervicitis ③ oophoritis ④ salpingitis ⑤ PID

---

50. ② 51. ⑤ 52. ① 53. ① 54. ⑤ 55. ③ 56. ③ 57. ③ 58. ② 59. ① 60. ②

61 **태반 형성이 자궁의 아래쪽에 이루어진 경우는?**

① placenta abruptio ② placenta previa ③ placenta accreta
④ premature placenta

62 **자궁벽 아래쪽에 착상된 태반은?**

① placenta accreta ② placenta previa ③ placenta abruption
④ placenta increta ⑤ placenta centralis

63 **hyaline membrane disease란?**

① 신생아의 양수막이 파열되는 질환 ② 신생아에 발생하는 호흡 곤란증
③ 신생아에게 생기는 폐 기형 ④ 신생아의 안구 초자막에 염증이 발생하는 상태
⑤ 신생아의 기관지 장애로 인한 폐 허탈

64 **erythroblastosis fetalis에 관한 설명 중 옳지 않은 것은?**

① 신생아 적아구증이라고 한다.
② 태아 또는 신생아의 용혈성 빈혈이다.
③ 모체와 태아와의 혈액형 부적합으로 생긴다.
④ 혈액형 부적합으로 모체에도 치명적인 질환이 발생한다.
⑤ RH negative형의 혈액과 관계가 있다.

65 **cephalic presentation에 속하지 않는 것은?**

① vertex ② flank ③ occipital ④ face ⑤ brow

66 **임부에게 경련, 혼수, 고혈압, 부종 등을 일으키는 질환은?**

① hyperemesis gravidarum ② PID ③ cervix carcinoma
④ ovarian tumor ⑤ eclampsia

67 **자궁내막외의 다른 곳에서 자궁 내막 조직이 발견되는 것은?**

① perimetriosis ② myometriosis ③ parametriosis
④ endometriosis ⑤ epimetrium

68 **pruritus vulva란?**

① 외음의 자반증 ② 외음의 가려움증 ③ 외음의 통증
④ 질의 염증 ⑤ 외음의 확장

69 **여성 생식기 질환 시 보여지는 질분비물은?**

① leukorrhea ② rhinorrhea ③ diarrhea
④ metrorrhagia ⑤ menorrhagia

70 **외음의 소양증은?**

① colpitis ② pruritus vulva ③ leukorrhea
④ pyocolpos ⑤ vaginitis

---

61. ② 62. ② 63. ② 64. ④ 65. ② 66. ⑤ 67. ④ 68. ② 69. ① 70. ②

71 자궁 경부의 개대없이 혈성 배출이 있어서 ABR이 요구되는 유산의 형태는?

① spontaneous abortion ② missed abortion ③ inevitable abortion
④ threatened abortion ⑤ criminal abortion

72 spontaneous abortion이 3회 이상 계속될 때 지칭하는 용어는?

① criminal abortion ② habitual abortion ③ regular abortion
④ missed abortion ⑤ inevitable abortion

73 태아가 사망하여 4주 이상 자궁 내에 머무르는 유산 형태는?

① missed abortion ② habitual abortion ③ criminal abortion
④ inevitable abortion ⑤ threatened abortion

74 분만 후에 생긴 감염상태를 뜻하는 용어는?

① placentitis ② prolapse of cord ③ puerperal infection
④ inverted uterus ⑤ placenta previa

75 난자의 변성으로 인한 비정상적 임신을 뜻하며 자궁막 융모의 수포변성으로 자궁내강을 채우는 질환은?

① hydrosalpinx ② hydramnios ③ hydatidiform mole
④ teratoma ⑤ dermoid cyst

76 분만 시 자궁 수축력이 없거나 약한 자궁 무력증은?

① xentocia ② uterine inertia ③ dystocia
④ false labor ⑤ eutocia

77 임신 또는 유산에 따라 나타날 수 있는 자궁 융모막의 악성 암종은?

① ovarion carcinoma ② choriocarcinoma ③ hydatidiform mole
④ dermoid cyst ⑤ teratoma

78 난관에 삼출액이 고인 난관 수종은?

① hematosalpinx ② hydrosalpinx ③ pyosalpinx ④ hemothorax ⑤ pyothorax

79 유선(젖샘)의 악성종양은?

① fibrocyst ② ovarian cyst ③ fibroids
④ carcinoma of breast ⑤ cervical carcinoma

80 분만 후 산욕기간 중 감염 상태를 뜻하는 것은?

① placental infection ② uterine infection ③ puerperal infection
④ bilateral salpingitis ⑤ inevitable uterus

81 난소 내에 물혹이 형성된 상태는?

① hydrocele ② hematosalpinx ③ hydronephrosis
④ ovarian tumor ⑤ ovarian cyst

---

71. ④ 72. ② 73. ① 74. ③ 75. ③ 76. ② 77. ② 78. ② 79. ④ 80. ③ 81. ⑤

82 **자궁평활근에 생기는 자궁 근종은?**

① rhabdomyoma ② leiomyoma ③ sarcoma ④ ovary tumor ⑤ myosarcoma

83 **난관염, 자궁내막 주위염, 난소염 등 골반내의 염증은?**

① endometritis ② pyosalpinx ③ ovarian cyst
④ adenomyosis ⑤ pelvic inflammatory disease

84 **주로 난소나 고환에 많이 발생하는 기형종은?**

① choriocarcinoma ② hydrocele ③ hordeolum
④ varicocele ⑤ teratoma

85 **자궁경부(목)의 정상 소재암은?**

① CIS ② metastasis ③ localized
④ regional ⑤ remote or disseminated

86 **uterine tube에 발생한 질병 용어는?**

가. pyometra	나. pyosalpinx
다. ovarian tumor	라. salpingo-oophoritis

① 가, 나, 다 ② 가, 다 ③ 나, 라 ④ 라 ⑤ 가, 나, 다, 라

87 **생리 주기가 아니면서 자궁으로부터 발생하는 출혈은?**

① menorrhea ② metrorrhagia ③ menometrorrhagia
④ dysmenorrhea ⑤ oligomenorrhea

88 **gonorrhea에 관한 설명 중 옳지 않은 것은?**

① 성관계를 통하여 전염되며 청년층에 빈번히 발생한다.
② 남성의 경우 부고환염, 전립선염을 초래한다.
③ 여성에게는 Batholin's gland와 vagina 등에 염증을 초래한다.
④ 만성 난관염을 초래해 불임의 원인이 된다.
⑤ 외생식기, 입술, 항문 주위 등에 궤양이 생긴다.

89 **P.I.D에 관한 설명 중 옳지 않은 것은?**

① 난관염, 자궁내막염 등을 포함한다.
② 원인균은 주로 임질균, 연쇄상 구균이다.
③ 증상은 하복부 통증, 월경곤란증, 화농성 분비물이 생긴다.
④ 콩팥의 염증성 질환이다.
⑤ 치료로는 hysterectomy, salpingo-oophorectomy를 해준다.

90 **자궁 주위염을 뜻하는 용어는?**

가. parametritis	나. endometritis
다. pelvic inflammatory disease	라. pan-peritonitis

① 가, 나, 다 ② 가, 다 ③ 나, 라 ④ 라 ⑤ 가, 나, 다, 라

---

82. ② 83. ⑤ 84. ⑤ 85. ① 86. ③ 87. ② 88. ⑤ 89. ④ 90. ②

91 월경 시에 나타나는 통증은?

① menorrhagia ② dystocia ③ dysmenorrhea
④ dysuria ⑤ dysphasia

92 임부의 질병치료를 위해 실시하는 "인공적 유산"은?

① spotaneous abortion ② missed abortion ③ threatened abotion
④ therapeutic abortion ⑤ inevitable abortion

93 uterine tube와 ovary를 절제하는 수술은?

① salpingectomy ② salpingooophorectomy ③ vaginal hysterectomy
④ oophorectomy ⑤ ureterocystectomy

94 excision of vagina는?

① tubal ligation ② oophoropexy ③ radical vulvectomy
④ colpectomy ⑤ forcep delivery

95 vagina와 vulva를 봉합하는 수술은?

① colpoperineoplasty ② episioplasty ③ metroperinoplasty
④ colpovulvorrhaphy ⑤ salpingectomy

96 자궁경부는 남긴 채 자궁을 절제하는 수술은?

① subtotal hysterectomy ② hysterectomy ③ total hysterectomy
④ radical uterectomy ⑤ radical vulvectomy

97 Wertheim's operation란 어떤 수술인가?

① colpoperineoplasty ② vaginal hysterectomy ③ ureterocystostomy
④ radical hysterectomy ⑤ salpingo-oophorectomy

98 자궁, 자궁경부, 난소, 난관과 질을 포함하여 주위의 림프절까지 절제하는 자궁근치절제술과 같은 수술명은?

① subtotal hysteretomy ② abdominal hysterotomy ③ Wertheim's operation
④ radical hysterolysis ⑤ Mile's operation

99 D&C에 대한 설명으로 맞는 것은?

가. hysterectomy 후에 실시한다. 나. induced abortion을 목적으로 실시한다.
다. cauterization의 종류이다. 라. 수술용 기구를 이용해 자궁벽을 긁어내는 것이다.

① 가, 나, 다 ② 가, 다 ③ 나, 라 ④ 라 ⑤ 가, 나, 다, 라

100 난관 결찰 및 절제를 통한 여성의 불임 수술은?

① vasectomy ② Mile's operation ③ Whipple's operation
④ salpingo-oophorectomy ⑤ Pomeroy's operation

---

91. ③ 92. ④ 93. ② 94. ④ 95. ④ 96. ① 97. ④ 98. ③ 99. ③ 100. ⑤

101 **남여의 거세술(castration)로 조합된 것은?**

가. vasectomy	나. orchiectomy	다. salpingectomy	라. oophorectomy

① 가 ② 나, 라 ③ 다, 라 ④ 가, 나, 다 ⑤ 가, 나, 다, 라

102 **진통(labor) 중에 태아의 심박동률을 기록하는 기구는?**

① culdoscopy ② culdocentesis ③ fetal monitoring
④ pelvimetry ⑤ pap test

103 **양수를 분석하기 위하여 양수막 공간 내로 천자 하는 임신 검사는?**

① aspiration cytology ② colposcopy ③ electrophoresis
④ laparoscopy ⑤ amniocentesis

104 **태아 만출의 가능성을 타진하기 위해 실시한 골반 계측법은?**

① pelvic graphy ② pelvicmetry ③ mammography
④ thermography ⑤ sonography

105 **영아의 신체 상태를 5개 항목으로 구분하여 측정하는 신생아 점수 척도는?**

① grading system ② TNM ③ Apgar score
④ SNOP ⑤ SNOMED

106 **exenteration이란?**

① 부식 물질로 조직을 파괴하는 것 ② 표본 조직에서 여분의 근육 조직을 제거하는 것
③ 체강 내용물의 근치적 절제 ④ 기관의 일부가 개구를 통해 튀어 나온 상태
⑤ 게실을 새로운 위치에 외과적으로 고정하는 것

107 **내부 장기를 적출하는 처치는?**

① tubal ligation ② cryosurgery ③ cauterization
④ exenteration ⑤ absorption

108 **여성의 긴장성 요실금을 치료하기 위해 해줄 수 있는 수술은?**

① vesicourethral fistula ② urethropexy ③ rectovesical fistula
④ perineorrhaphy ⑤ cystostomy

109 **유방의 악성종양 환자에게 대흉근은 제거하지 않고 인접한 림프절과 소흉근을 포함한 유방을 제거하는 수술은?**

① radical mastectomy ② lumpectomy ③ partial mastectomy
④ simple mastectomy ⑤ modified radical mastectomy

110 **피임 기구를 뜻하는 약어는?**

① VD ② TPHA ③ IUD ④ VDRL ⑤ STS

---

101. ② 102. ③ 103. ⑤ 104. ② 105. ③ 106. ③ 107. ④ 108. ② 109. ⑤ 110. ③

111 성관계에 의해 전파되는 질병을 뜻하는 약어는?

① VDRL ② STD ③ STS ④ AIDS ⑤ TPHA

112 다음 약어의 설명 중 잘못된 것은?

① AFP - alphafeto protein
② CVS - chorionic villus sampling
③ IUD - intrauterine defect
④ ERT - estrogen replacement therapy
⑤ TAH - total abdominal hysterectomy

113 약어의 설명 중 잘못된 것은?

① CRF - chronic renal failure
② VCU - voiding cystourethrogram
③ ADH - antidiuretic hormone
④ CMG - cystometrogram
⑤ IVP - intravascular pyelogram

114 약어의 해석이 맞는 것은?

가. HD-hemodialysis
나. IVP-intravenous pyelgram
다. UTI-urinary tract infection
라. U/A-urine analysis

① 가, 나, 다 ② 가, 다 ③ 나, 라 ④ 라 ⑤ 가, 나, 다, 라

115 DUB란 무엇의 약어인가?

① disseminated uterine bleeding
② dysfunctional uterine bleeding
③ dilatation uteral beat
④ dilatation uteral disease
⑤ dysuterine formation

111. ② 112. ③ 113. ⑤ 114. ⑤ 115. ②

10 내분비계

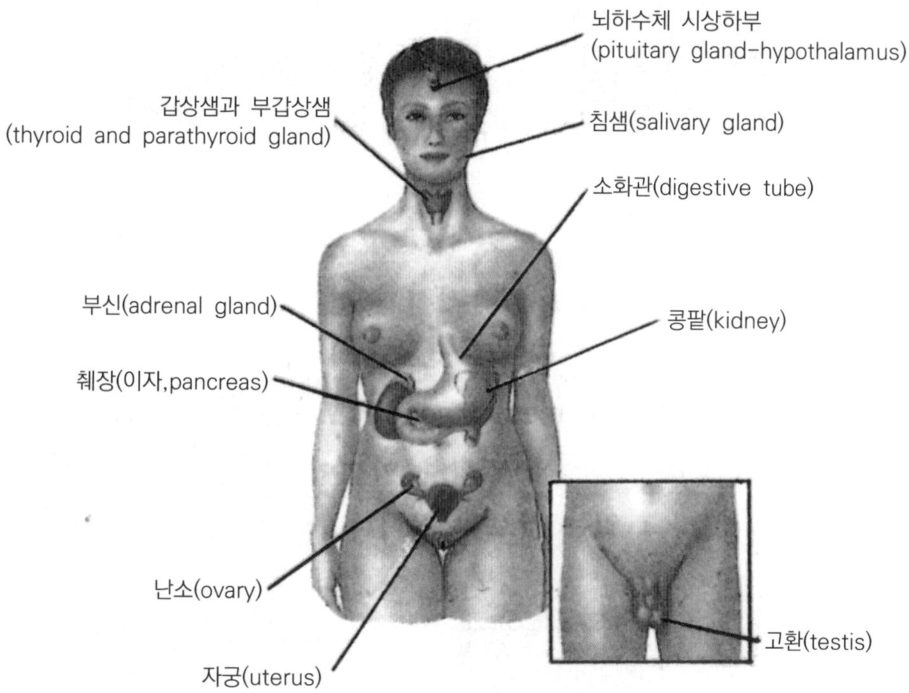

그림 10-1. 내분비샘의 위치(남 · 여)

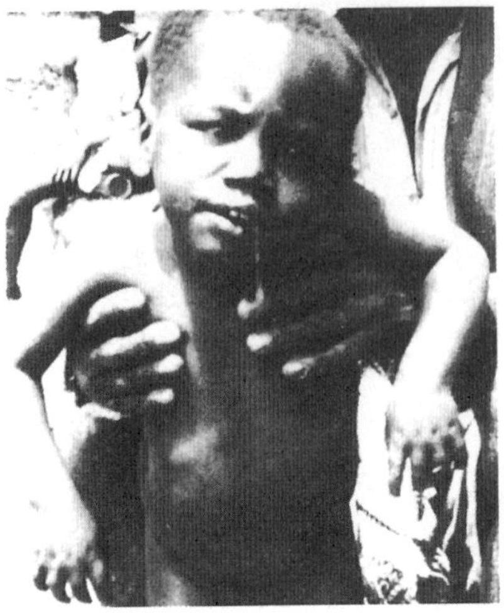

크레틴병(cretinism disease)

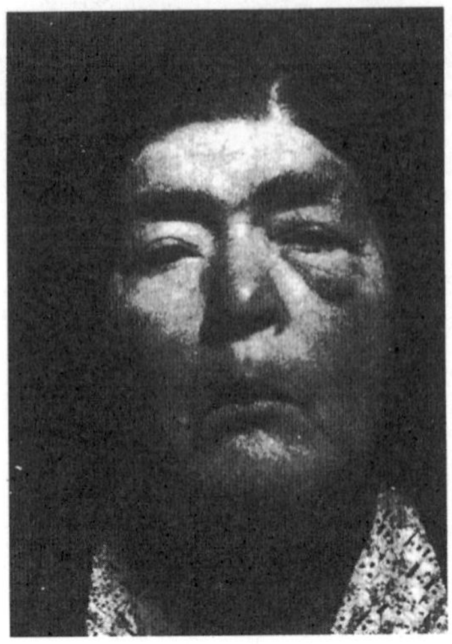

점액수종(myxedema)

그림 10-2. 갑상샘 기능저하증

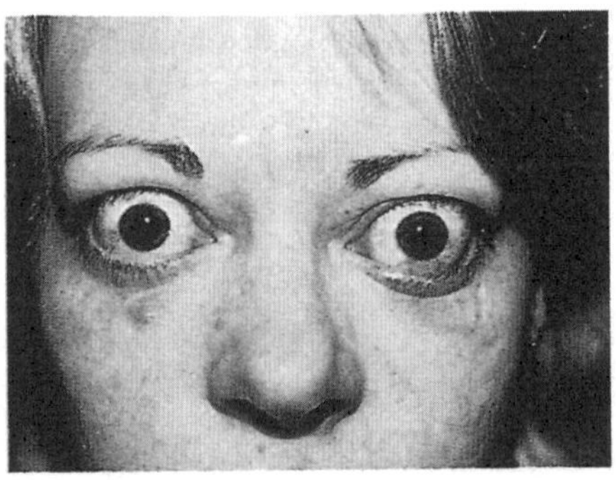

바세도우병(basedow's disease)

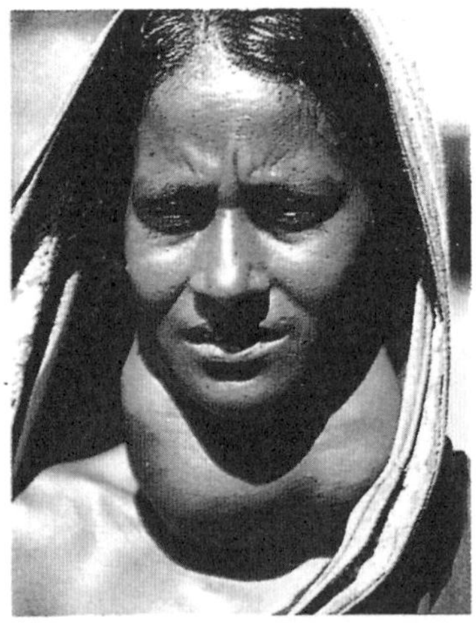

갑상샘종(goiter)

그림 10-3. 갑상샘 기능항진증

1. 내분비샘(Endocrine glands)의 종류

1) 갑상샘(Thyroid gland)

- Thyroxine, tetraiodothyronine, triiodothyronine
  : 세포의 산소흡수율을 도와 신체에서의 대사율 높여줌
- 칼시토닌 Calcitonin(thyrocalcitonin) : 혈액 내의 칼슘의 수준 저하시킴

2) 부갑상샘(Parathyroid glands)

- 부갑상샘 호르몬 Parathyroid hormone(PTH)
  : 뼈로부터 칼슘을 혈류 내로 이동시킴으로서 혈류 내의 칼슘의 농도 조절

3) 부신샘(Adrenal glands)=suprarenal glands

(1) 부신 겉질(adrenal cortex)

- 알도스테론(aldosterone) : 콩팥세뇨관에서 혈류 속으로 Sodium(Na)의 재흡수 증가, Potassium(K)의 분비 자극
- 코티졸(cortisol) : 지방과 단백질로부터 당을 만들어내는 세포의 능력을 증진시키며 혈액과 세포 내의 당, 지방 단백질의 양 조절
- 남성호르몬(androgens)
- 여성호르몬(estrogens, progesterons)

(2) 부신 속질(adrenal medulla)

- 에피네프린(epinephrine)=아드레날린(adrenaline) : 심장활동을 증가, 기관지 확장, 당원(glycogen)으로부터 당(glucose)의 생성, 동공확대, 교감신경 흥분
- 노르에피네프린(norepinephrine)=noradrenaline : 혈관을 수축하여 혈압을 상승시킴

4) 췌장(Pancreas)

- 글루카곤(glucagon)
- 인슐린(insulin)

5) 뇌하수체(Pituitary gland, hypophysis)

(1) 전엽(anterior lobe)

- 성장호르몬(growth hormone, GH) = somatotropin : 뼈조직에 작용하여 신체성장 촉진
- 갑상샘자극호르몬(thyroid stimulating hormone, TSH) = thyrotropin
  : 갑상샘의 성장과 티록신(thyroxine)분비 자극
- 부신피질자극호르몬(adrenocorticotropic hormone, ACTH)
  : 부신겉질 성장에 작용하며 스테로이드(주로cortisol)의 분비를 촉진
- 생식샘자극호르몬(gonadotropic hormone)
  : 여성의 난소와 남성의 고환 성장, 생식샘에서의 호르몬 분비에 영향
  - 난포자극호르몬(follicle stimulating hormone, FSH)
  - 황체형성호르몬(luteinizing hormone, LH)
- 프로락틴, 젖분비호르몬(prolactin, PRL)
- 멜라닌세포 자극호르몬(melanocyte stimulating hormone, MSH)

(2) 후엽(posterior lobe)

- 항이뇨호르몬(antidiuretic hormone) : 원위곡 세뇨관과 집합관에서 수분 흡수 조절
- 옥시토신(oxytocin) : 출산 시 자궁수축 및 진통 유지, 유즙 분비

6) 난소(Ovaries)

- 에스트로겐(estrogen) : 체모, 유방발육과 같은 2차 성징
- 프로게스테론(progesterone) : 임신 시 자궁의 준비와 유지

7) 고환(Testes)

- 테스토스테론(testosterone) : 남성의 2차 성징

8) 솔방울샘(Pineal gland, pineal body)

- 멜라토닌(melatonin) : 유년기에 생식샘의 발달에 영향

9) 가슴샘(Thymus gland)

- 티모신(thymosin) : 면역체계의 발달과 성숙에 필요한 펩티드로 구성

2. 용어분석(Analysis of terms)

aden/o	샘
thyroid/o, thyr/o	갑상샘
toxic/o	독
crin/o	분비
end/o	내(內)의
parathyroid/o	부갑상샘
adren/o, adrenal/o	부신
cortic/o	겉질
gonad/o	성샘
pituitar/o	뇌하수체
kal/i	칼륨
natr/o	나트륨

gluc/o, glyc/o	당
calc/o	칼슘
pineal/o	솔방울샘(송과선)
thym/o	가슴샘
somat/o	몸
galact/o, lact/o	우유,유즙
gynec/o, estr/o	여자
andr/o	남자
pancreat/o	췌장
acr/o	사지,선단(말단)
test/o	고환
dips/o	갈증

내분비계 문제

01 testosterone을 분비하는 곳은?

① adenohypophysis ② neurohypophysis ③ testis
④ ovaries ⑤ pancreas

02 FSH(난포자극 호르몬)가 분비되는 곳은?

① adenohypophysis ② neurohypophysis ③ adrenal gland
④ ovary ⑤ parathyroid gland

03 neurohypophysis와 같은 의미의 용어는?

① adenohypophysis ② anterior pituitary gland ③ pineal body
④ parathyroid gland ⑤ posterior pituitary gland

04 anterior pituitary gland의 의미는?

① adrenal gland ② suprarenal gland ③ adenohypophysis
④ neurohypophysis ⑤ adrenal cortex

05 티록신을 분비하는 내분비선은?

① pituitary gland ② thyroid gland ③ adrenal gland
④ thymus ⑤ pancreas

06 prolactin을 분비하는 곳은?

① pituitary gland ② thyroid gland ③ adrenal gland
④ thymus ⑤ pancreas

07 성장 호르몬을 분비하는 곳은?

① thyroid gland ② hypophysis ③ parathyroid gland
④ adrenal cortex ⑤ adrenal medulla

08 뇌의 시상하부에 있으며 피부 색소 침착에 관계하는 기관은?

① pineal gland ② testis ③ placenta ④ ovary ⑤ thymus gland

09 TSH(갑상선 자극 호르몬)는 어디에서 분비되는가?

① adenohypophysis ② thyroid gland ③ adrenal cortex
④ adrenal medulla ⑤ parathyroid gland

10 인슐린을 분비하는 곳은?

① pancreas의 β-cell ② adrenal medulla ③ thymus
④ hypophysis ⑤ adrenal cortex

---

1. ③ 2. ① 3. ⑤ 4. ③ 5. ② 6. ① 7. ② 8. ① 9. ① 10. ①

11 **ACTH(부신 피질 자극 호르몬)는 어디에서 분비하는가?**

① adenohypophysis ② neurohypophysis ③ adrenal gland
④ thyroid gland ⑤ parathyroid gland

12 **흉골 뒤에 위치해 있으며 항체 생산을 하는 내분비 기관은?**

① pineal gland ② adenohypophysis ③ thymus gland
④ neurohypophysis ⑤ adrenal cortex

13 **종격동(mediastinum)의 전 상부에 위치하며 신체 면역 기능의 발달에 영향을 미치는 장기는?**

① pineal gland ② thymus gland ③ thyroid gland
④ testis ⑤ pituitary gland

14 **뇌의 나비뼈 내에 위치하고 있는 것은?**

① ovary ② pancreas ③ pituitary gland
④ pineal gland ⑤ thyroid gland

15 **당(唐)대사와 관련 있는 호르몬 분비기관은?**

가. ovary	나. adrenal gland	다. thyroid gland	라. pancreas

① 가, 나, 다 ② 가, 다 ③ 나, 라 ④ 라 ⑤ 가, 나, 다, 라

16 **내분비선이 아닌 것은?**

① thyroid ② testis ③ pancreas ④ pituitary ⑤ uterus

17 **인체의 내분비선이 아닌 것은?**

① hypophysis ② thyroid gland ③ pancreas ④ thymus ⑤ spleen

18 **내분비선에 속하는 것으로 짝 지워진 것은?**

① ovaries, thymus, pancreas, adrenal gland
② adenohypophysis, liver, neurohypophysis
③ hypophysis, adrenal medulla, stomach
④ pituitary gland, kidney, adrenal cortex
⑤ sweat gland, lacrimal gland, salivary gland, mammary gland

19 **혈액 내 칼슘의 일정 농도를 유지하는데 관여하는 호르몬은?**

① steroid ② parathormone ③ aldosterone ④ estrogen ⑤ epinephrine

20 **adrenal cortex에서 분비되는 호르몬이 아닌 것은?**

① aldosterone ② cortisol ③ androgen ④ estrogen ⑤ glucagon

21 **부신피질에서 분비되는 호르몬끼리 짝지어진 것은?**

① oxytocin, ADH ② prolactin, GH ③ thyroxin, calcitonin
④ adrenalin, noradrenalin ⑤ androgen, estrogen

---

11. ① 12. ③ 13. ② 14. ③ 15. ④ 16. ⑤ 17. ⑤ 18. ① 19. ② 20. ⑤ 21. ⑤

22 **adrenal cortex와 관련 있는 호르몬은?**

가. aldosterone	나. cortisol	다. androgen	라. catecholamine

① 가, 나, 다 ② 가, 다 ③ 나, 라 ④ 라 ⑤ 가, 나, 다, 라

23 **신경 뇌하수체에서 분비되며, "vasopressin"이라고도 하는 것은?**

① antidiuretic hormone ② prolactin ③ testosterone
④ epinephrine ⑤ adrenocorticotropic hormone

24 **남성 호르몬 이름과 분비 장소가 맞게 연결된 것은?**

① androgen - testis ② androgen - adrenal cortex
③ progesterone - adrenal cortex ④ estrogen - adrenal cortex
⑤ aldosterone - testis

25 **고환(testis)에서 분비되는 남성 호르몬은?**

① androgen ② estrogen ③ cortisol ④ aldosterone ⑤ progesterone

26 **분만 시 자궁의 평활근을 수축시켜 태아의 분만을 돕는 호르몬은?**

① prolactin ② oxytocin ③ vasopressin
④ luteinizing hormone ⑤ epinephrine

27 **성 호르몬과 관계없는 것은?**

① estrogens ② progestin ③ aldosterone ④ testosterone ⑤ androgen

28 **epinephrine의 작용과 관계없는 것은?**

① 기관지 확장 ② 심장활동 억제 ③ 혈압상승 ④ 동공확대 ⑤ 교감신경 흥분

29 **난포 호르몬은 어느 것인가?**

① estradiol ② androgens ③ aldosterone ④ testosterone ⑤ amylase

30 **췌액 분비 자극 호르몬은?**

① oxytocin ② gastrin ③ MSH ④ secretin ⑤ ADH

31 **난소, 고환, 태반에서 만들어지며 여성의 2차 성징을 발현시키는 것은?**

① progesterone ② testosterone ③ noradrenaline ④ estrogen ⑤ adrenaline

32 **뇌하수체에서 분비되는 호르몬이 아닌 것은?**

① FSH ② PRL ③ estrogen ④ ACTH ⑤ ADH

33 **부신수질에서 분비되며 epinephrine이라고도 불리는 것은?**

① calcitonin ② cortisol ③ adrenalin ④ androgen ⑤ estradiol

---

22. ① 23. ① 24. ② 25. ① 26. ② 27. ③ 28. ② 29. ① 30. ④ 31. ④ 32. ③ 33. ③

34 adrenaline은 (   )에서 분비되며 심장기능을 (   )시킨다. (   )속에 들어갈 알맞은 것?

① adrenal medulla, 억제 ② adrenal cortex, 억제 ③ adrenal medulla, 촉진
④ thyroid gland, 촉진 ⑤ thyroid gland, 억제

35 피부색 및 동물 보호색과 관계있는 호르몬은?

① ADH ② MSH ③ ACTH ④ LH ⑤ FSH

36 Basedow병과 관계있는 호르몬은?

① progesterone ② thyroxin ③ aldosterone
④ androgen ⑤ glucagon

37 뇌하수체 전엽에서 분비되는 호르몬은?

① ACTH ② vasopressin ③ glucagon
④ PTH ⑤ oxytocin

38 뇌하수체 전엽에서 분비되며 뼈의 성장을 촉진하는 호르몬은?

① prolactin ② somatotropin ③ thyroxine
④ norepinephrine ⑤ follicle-stimulating hormone

39 neurohypophysis에서 분비되는 호르몬은?

가. ADH	나. TSH	다. oxytocin	라. somatotropin

① 가, 나 ② 가, 라 ③ 가, 다 ④ 나, 라 ⑤ 다, 라

40 혈압 상승 및 수분 재흡수에 작용하는 호르몬은?

① TSH ② LH ③ ADH ④ FSH ⑤ GH

41 pineal gland와 관련 있는 호르몬은?

가. calcitonin	나. aldosterone	다. vasopressin	라. melatonin

① 가, 나, 다 ② 가, 다 ③ 나, 라 ④ 라 ⑤ 가, 나, 다, 라

42 antidiuretic hormone은 뇌하수체 후엽에서 분비하여 원위곡 세뇨관과 집합관에서 (   )를 조절한다.

① 요산 흡수 ② Na 흡수 ③ 수분 흡수
④ 혈장 단백질 흡수 ⑤ 수분 배출

43 뇌하수체 전엽에서 분비되는 호르몬이 아닌 것은?

① MSH ② ACTH ③ PTH ④ LH ⑤ TSH

---

34. ③ 35. ② 36. ② 37. ① 38. ② 39. ③ 40. ③ 41. ④ 42. ③ 43. ③

44 췌장(pancreas)에서 분비되는 호르몬은?

가. epinephrine	나. androgen	다. insulin
라. glucagon	마. estrogen	바. norepinephrine

① 다, 라 ② 가, 바 ③ 나, 마 ④ 가, 나 ⑤ 다, 바

45 신장에서 분비되는 호르몬으로 적혈구 생산을 자극하는 것은?

① gastrin ② erythropoietin ③ cholecystokinin
④ melatonin ⑤ glucagon

46 부신피질에서 분비되는 호르몬으로 전해질의 균형을 유지하는데 관여하는 것은?

① glucocorticoid ② estradiol ③ aldosterone ④ cortisol ⑤ glucagon

47 부신수질에서 분비하는 2가지 호르몬을 통칭하여 일컫는 말은?

① steroids ② aldosterone ③ mineralocorticoids
④ cortisone ⑤ catecholamines

48 갑상샘에서 분비되는 호르몬으로 칼슘이 혈중에서 뼈 속으로 들어가도록 하여 혈중 칼슘의 수치를 정상으로 되도록 하는 호르몬은?

① iodine ② thyroxine ③ melatonin ④ calcitonin ⑤ androgen

49 췌장의 β세포에서 분비되는 호르몬은?

① renin ② insulin ③ glucagon ④ calcitonin ⑤ oxytocin

50 prolactin 호르몬의 기능은?

① 유즙분비 촉진 ② 분만 촉진 ③ 성장 촉진
④ 갑상샘 기능항진 ⑤ 부갑상샘 기능항진

51 분만 촉진을 위한 호르몬은?

① androgen ② aldosterone ③ oxytocin ④ ADH ⑤ TSH

52 난소에서 분비되는 호르몬끼리 연결된 것은?

① estrogen - progesteron ② cortisol - aldosteron ③ oxytocin - prolactin
④ parahormone - cortisone ⑤ testosteron - insulin

53 성장 호르몬이 과다하게 분비되어 나타나는 질환이 사춘기 이전과 이후에 각기 다르다. 그 2가지가 맞게 조립된 것은?

가. gigantism	나. dwarfism	다. acromegaly
라. sirilism	마. exophthalmos	

① 가, 다 ② 나, 다 ③ 나, 마 ④ 다, 라 ⑤ 가, 마

44. ① 45. ② 46. ③ 47. ⑤ 48. ④ 49. ② 50. ① 51. ③ 52. ① 53. ①

54 **여성이 나이가 들면서 성 호르몬의 생성이 적어지는 시기는?**

① puberty ② menarche ③ menopause ④ menstruation ⑤ dysmenorrhea

55 **내분비선과 분비되는 호르몬이 잘못 연결된 것은?**

① pineal body - melatonin ② thyroid gland - calcitonin
③ adrenal cortex - androgen ④ adenohypophysis - prolactin
⑤ adenohypophysis - oxytocin

56 **내분비선과 분비되는 호르몬이 잘못 연결된 것은?**

① pituitary gland - FSH, ACTH
② adrenal cortex - glucocorticoid, aldosteron
③ pancreas - insulin, glucagon
④ parathyroid gland - epinephrine, norepinephrine
⑤ thyroid gland - thyroxine, calcitonin

57 **갑상선에서 분비되는 호르몬끼리 연결된 것은?**

① thyroxine, calcitonin ② thyroxin, oxytocin ③ oxytocin, calcitonin
④ epinephrine, norepinephrine ⑤ epinephrine, calcitonin

58 **결합형(combining form)과 그 뜻이 잘못 연결된 것은?**

① lact/o - milk ② somat/o - body ③ andr/o - female
④ phys/o - growing ⑤ dips/o - thirst

59 **접두사(predix) 및 접미사(suffix)의 뜻이 맞게 연결된 것은?**

① eu- : bad ② pan- : a little ③ tetra- : three
④ -tropin : stimulating ⑤ -uria : urine condition

60 **호르몬과 분비되는 내분비선의 이름이 잘못 연결된 것은?**

① aldosterone - adrenal cortex ② testosterone - testis
③ thyroxine - thyroid gland ④ epinephrine - adrenal medulla
⑤ oxytocin - adenohypophysis

61 **Basedow's disease와 관계있는 것은?**

① 갑상선의 기능항진 ② 부신피질 기능항진 ③ 부신 기능의 저하
④ 갑상선 기능저하 ⑤ 뇌하수체 전발적 기능저하

62 **내분비샘의 명칭과 우리말 이름이 잘못 연결된 것은?**

① parathyroid gland - 부갑상샘 ② thymus gland - 가슴샘 ③ pineal gland - 송과체
④ adrenal cortex - 부신수질 ⑤ pancreas - 췌장

63 **vasopressin을 뜻하는 호르몬은?**

① GH ② PRC ③ ADH ④ TSH ⑤ LH

---

54. ③ 55. ⑤ 56. ④ 57. ① 58. ③ 59. ④,⑤ 60. ⑤ 61. ① 62. ④ 63. ③

64 pituitary hormone의 해석이 잘못된 것은?

① GH - 성장호르몬 ② LH - 황체호르몬 ③ PRC - 유즙분비호르몬
④ FSH - 난포자극호르몬 ⑤ ACTH - 갑상선 자극 호르몬

65 갑상선 염증의 용어는?

① Basedow's disease ② thyroiditis ③ aldosteronism
④ Addison's disease ⑤ acromegaly

66 갑상선 기능항진과 관련된 용어가 아닌 것은?

① exophthalmus ② goiter ③ palpitation
④ Basedow's disease ⑤ Simmond's disease

67 갑상선 기능 저하증을 뜻하는 용어는?

① thyroid crisis ② thyrotoxicosis ③ Simmond's disease
④ hypothyroidism ⑤ hypoadrenalism

68 갑상선 중독증을 뜻하는 용어는?

① thyroiditis ② goiter ③ thyrotoxicosis
④ thyroid dysfunction ⑤ thyrasthenia

69 갑상선 결손을 뜻하는 용어는?

① thyropathy ② thyroactive ③ thyrasthenia ④ thyroprivia ⑤ thyroiditis

70 사지 말단 비대증은?

① gigantism ② goiter ③ myxedema ④ acromegaly ⑤ cretinism

71 일명 pituitary cachexia라고 하는 것은?

① dwarfism ② hyperthyroidism ③ SIADH
④ tophus ⑤ Simmond's disease

72 점액수종을 뜻하는 용어는?

① goiter ② glycosuria ③ myxedema ④ exopthalmos ⑤ palpitation

73 다모증을 뜻하는 것은?

① dwarfism ② hirsutism ③ tetany ④ myxedema ⑤ cretinism

74 왜소증을 뜻하는 용어는?

① myxedema ② dwarfism ③ giantism ④ tetany ⑤ acromegaly

75 의학용어와 그 뜻이 맞게 연결된 것은?

① polydipsia - 다식증 ② hyperglycemia - 고당뇨증
③ glycosuria - 단백뇨 ④ hypophysectomy - 대뇌절제술
⑤ homeostasis - 항상성

---

64. ⑤ 65. ② 66. ⑤ 67. ④ 68. ③ 69. ④ 70. ④ 71. ⑤ 72. ③ 73. ② 74. ② 75. ⑤

76 **Simmond's disease의 또 다른 용어는?**

① acromegaly ② giantism ③ panhypopituitarism
④ Froehlich's syndrome ⑤ diabetes insipidus

77 **exophthalmic goiter와 동의어는?**

① myxedema ② cretinism ③ hypothyrodism
④ Grave's disease ⑤ thyroditis

78 **다음 호르몬 이름에 대한 동의어의 연결이 잘못된 것은?**

① growth homone - somatotropin ② thyroid hormone - thyroxin
③ antidiuretic hormone - vasopressin ④ mineral corticoid hormone - aldosterone
⑤ epinephrine - noradrenaline

79 **pituitary gland와 동의어는?**

① thymus ② hypophysis ③ pancreas
④ renal gland ⑤ adrenal medulla

80 **부신을 절제하는 것의 용어는?**

① thymectomy ② hypophysiotomy ③ parathyroidectomy
④ hypophysectomy ⑤ adrenalectomy

81 **부신의 신경아세포종을 뜻하는 용어는?**

① adenoma ② adenocarcinoma ③ melanoma
④ pheochromocytoma ⑤ neuroblastoma

82 **부신수질에 생기는 종양을 뜻하는 용어는?**

① pinealbastoma ② pheochromocytoma ③ neuroblastoma
④ thymoma ⑤ cystadenoma

83 **생물의 신체 상태를 항상 일정하게 유지하는 경향을 나타내는 용어는?**

① homeostasis ② equivalense ③ neutralization
④ sympathomimetic ⑤ secretion

84 **갑상선 기능장애를 뜻하는 용어는?**

① giantism ② thyroid dysfunction ③ Cushing's syndrome
④ Addison's disease ⑤ Simmond's disease

85 **dwarfism과 관계가 있는 것은?**

① hyperhypophysis ② hypothyroidism ③ hypophysis
④ hyperthytroidism ⑤ hyperadrenalism

86 **임신 진단용으로 쓰이는 것은?**

① adrenaline ② HCG ③ ADH ④ testosterone ⑤ androgen

---

76. ③ 77. ④ 78. ⑤ 79. ② 80. ⑤ 81. ⑤ 82. ② 83. ① 84. ② 85. ③ 86. ②

87 **diabetes mellitus의 증상으로 맞게 설명한 것은?**

① 인슐린 과잉으로 요당이 증가하고 수분섭취와 배뇨량이 증가하는 질병
② 인슐린 부족으로 혈당과 요당이 증가하고 수분섭취와 배뇨량이 증가하는 질병
③ 부신의 기능 저하로 생기는 질병
④ 뇌하수체의 기능 항진으로 생기는 질병
⑤ AHD의 부족으로 생기는 질병

88 **당뇨병의 환자에게서 흔히 볼 수 없는 증상은?**

① polydipsia ② polyuria ③ diarrhea ④ fatigue ⑤ hyperglycemia

89 **당뇨병의 합병증이 아닌 것은?**

① acidosis ② diabetic gangrene ③ ketosis
④ ileus ⑤ diabetic foot

90 **뇌하수체 기능 저하와 관련된 용어는?**

① giantism ② acromegaly ③ dwarfism ④ myxedema ⑤ obesity

91 **갑상선 호르몬 분비저하와 관련된 용어끼리 짝지어진 것은?**

① cretinism, myxedema ② Basedow's disease, goiter
③ giantism, acromegaly ④ Cushing's disease, obesity
⑤ Addison's disease, pigmentation

92 **성인에서 나타나는 진전된 갑상샘 기능저하증은?**

① myxedema ② exophthalmos ③ endemic goiter
④ giantism ⑤ acromegaly

93 **thyrotoxicosis와 같은 의미의 질환은?**

① Simmond's disease ② Basedow's disease ③ Cushing's disease
④ Addison's disease ⑤ dwarfism

94 **갑상샘 기능항진으로 인해 생기며 "thyrotoxicosis"로 명명하는 질환은?**

① Addison's disease ② Cushing syndrome ③ Grave's disease
④ Cushing disease ⑤ myxedema

95 **요오드 성분 섭취부족으로 인해서 나타나는 갑상샘 비대는?**

① endemic goiter ② cretinism ③ nodular goiter
④ hyperthyroidism ⑤ myxedema

96 **갑상샘 기능 저하 증세가 유아기 이전에 발생하여 생기는 질환은?**

① myxedema ② lymphocytic thyroiditis ③ Sheehan's syndrome
④ cretinism ⑤ simple goiter

---

87. ② 88. ③ 89. ④ 90. ③ 91. ① 92. ① 93. ② 94. ③ 95. ① 96. ④

97 **갑상샘 기능 저하증으로 인해 초래되는 질환은?**

① exophthalmic goiter ② adrenal virilism ③ pheochromocytoma
④ hypercalcemia ⑤ cretinism

98 **thyroid gland 호르몬 분비 이상으로 발생하는 질환으로 조합된 것은?**

가. cretinism	나. myxedema
다. Hashimoto's disease	라. pheochromocytoma

① 가, 나, 다 ② 가, 다 ③ 나, 라 ④ 라 ⑤ 가, 나, 다, 라

99 **낭성 섬유성 골염(osteitis fibrosa cystica)은 어떤 내분비관의 호르몬이 과잉 생산하여 생기는 질환인가?**

① adrenal cortex ② thyroid ③ parathyroid
④ neurohypophysis ⑤ pancreas

100 **부갑상선 기능 항진과 관련된 질병 용어가 아닌 것은?**

① fracture ② osteoporosis ③ renal calculi
④ tetany ⑤ osteitis fibrosa cystica

101 **하수체 전엽 호르몬의 분비 이상으로 생기는 질환이 아닌 것은?**

① acromegaly ② SIADH ③ giantism
④ dwarfism ⑤ panhypopituitarism

102 **부갑상샘 호르몬의 부족으로 생기는 질환은?**

① osteoporosis ② myxedema ③ cretinism
④ tetany ⑤ dwarfism

103 **neurohypophysis 호르몬 분비 이상으로 발생하는 질환은?**

가. dwarfism	나. IDDM	다. tetany	라. diabetes insipidus

① 가, 나, 다 ② 가, 다 ③ 나, 라 ④ 라 ⑤ 가, 나, 다, 라

104 **뇌하수체 호르몬의 전반적인 부족 시에 나타나는 질환은?**

① acromegaly ② Addison's disease ③ Cushing syndrome
④ Simmond's disease ⑤ dwarfism

105 **Cushing's syndrome과 관계없는 것은?**

① 비만(obesity)과 달덩이 얼굴(moon face)이 증상으로 나타난다.
② 부신피질로부터 코티졸이 부족하게 생산되어 나타나는 증후군이다.
③ 부신피질의 종양으로 인해 올 수 있다.
④ 고혈당증, 고나트륨혈증, 고칼륨혈증, 골다골증 등이 나타난다.
⑤ ACTH의 과도한 자극을 받아 부신피질의 과형성이 나타난다.

97. ⑤ 98. ① 99. ③ 100. ④ 101. ② 102. ④ 103. ④ 104. ④ 105. ②

106 **Cushing's disease와 관계없는 것은?**

① ACTH ② cortisol ③ Addison's disease
④ moon face ⑤ obesity

107 **moon face와 관계있는 것은?**

① 갑상선 기능항진 ② 부갑상선 기능항진 ③ 부신피질 기능저하
④ 부신피질 기능항진 ⑤ 부갑상선 기능저하

108 **부신피질 기능항진으로 나타나는 만월안(moon face)이 특징적인 질환명은?**

① Addison's disease ② Cushing's disease ③ Simmond's disease
④ Hashimoto's disease ⑤ pheochromocytoma

109 **Addison씨 병이 나타나는 경우는?**

① 부신피질 기능저하 ② 부신피질 기능항진 ③ 뇌하수체 기능저하
④ 뇌하수체 기능항진 ⑤ 갑상선 기능저하

110 **pheochromocytoma가 생기는 곳은?**

① 갑상선 ② 부갑상선 ③ 부신수질 ④ 부신피질 ⑤ 뇌하수체

111 **인슐린(insulin)의 분비부족으로 세포의 당, 전분, 지방대사가 이루어지지 않는 질환은?**

① diabetes mellitus ② diabetes insipidus ③ cretinism
④ hyperinsulinism ⑤ syndrome of inappropriate ADH

112 **항이뇨 호르몬의 불충분한 분비로 인해 신세뇨관이 필요한 물과 염분을 재흡수하지 못함으로 인해 생기는 질환은?**

① syndrome of inappropriate ADH ② diabetes insipidus
③ panhypopituitarism ④ pheochromocytoma
⑤ acromegaly

113 **사춘기 이후에 뇌하수체선의 분비 과다로 말단부위가 커지는 것은?**

① dwarfism ② Addison's disease ③ panhypopituitarism
④ pheochromocytoma ⑤ acromegaly

114 **여성에게 androgen의 분비과다로 무월경이나 다모증 등이 나타나는 증상은?**

① gigantism ② acromegaly ③ pheochromocytoma
④ virilism ⑤ aldosteronism

115 **어린나이에 발생되는 노쇠 현상은?**

① progeria ② exophthalmos ③ goiter ④ giantism ⑤ dwarfism

116 **유즙이 지나치게 계속 분비되는 상태는?**

① mastorrhagia ② galactorrhea ③ mastorrhea
④ mammorrhea ⑤ galactopoiesis

---

106. ③ 107. ④ 108. ② 109. ① 110. ③ 111. ① 112. ② 113. ⑤ 114. ④ 115. ① 116. ②

117 자기 면역성 내분비 질환에 속하는 것은?

① Grave's disease ② Cushing's disease ③ diabetic mellitus
④ adrenal virilism ⑤ pheochromocytoma

118 남성의 유선 조직이 과도하게 발육된 상태는?

① mammomegaly ② mastoplasia ③ galactosis
④ gynecomastia ⑤ mastocytosis

119 다음 증후군 중 내분비계와 관계가 적은 것은?

① Down syndrome ② Cushing syndrome ③ Sheehan syndrome
④ Zollinger-Ellison syndrome ⑤ Carcinoid syndrome

120 호르몬 분비 과소와 관련 있는 질환은?

가. Addison's disease	나. diabetes mellitus
다. Simmond's disease	라. osteitis fibrosa cystica

① 가, 나, 다 ② 가, 다 ③ 나, 라 ④ 라 ⑤ 가, 나, 다, 라

121 호르몬 분비 기관과 관련 질환이 맞는 것은?

가. thyroid gland - Cushing's disease	나. adrenal cortex - Addison's diseaes
다. pancreas - acromegaly	라. adenohypophysis - Simmond's disease

① 가, 나, 다 ② 가, 다 ③ 나, 라 ④ 라 ⑤ 가, 나, 다, 라

122 질병명과 내분비선의 기능이 잘못 연결된 것은?

① Simmond's disease - panhypopituitarism ② Basedow's disease - hyperthyroidism
③ Cushing's disease - hyperadrenocorticism ④ Addison's disease - hypoadrenalism
⑤ diabetes mellitic - hyperthyrodism

123 다음 내분비선 질환에 대한 연결이 다르게 기재된 것은?

① 갑상선 호르몬 과소분비 - myxedema
② 부신피질 호르몬 과소분비 - Cushing's disease
③ 부갑상선 호르몬 과소분비 - tetany
④ 뇌하수체 호르몬 과다분비 - giantism
⑤ 뇌하수체 호르몬 과소분비 - Simmond's disease

124 질환명과 내분비 기관의 연결이 잘못된 것은?

① Addison's disease - adrenal cortex ② Simmond's disease - adenohypophysis
③ diabetes mellitus - pancreas ④ virilism - neurohypophysis
⑤ adrenaline - adrenal medulla

117. ① 118. ④ 119. ① 120. ① 121. ③ 122 ⑤ 123. ② 124. ④

125 **질환명과 내분비 기관의 연결이 틀린 것은?**

① thyroxine 분비 증가 - Basedow's disease ② ADH 분비과다 - SIADH
③ ACTH분비과다 - Cushing's disease ④ thyroid 호르몬의 분비과다 - Grave's disease
⑤ 갑상샘 호르몬 분비 저하 - Sheehan's syndrome

126 **다음 중 내용이 서로 틀리게 연결된 것은?**

① hypothyroidism - myxedema ② hyperparathyroidism - bone inflammation
③ hyperpituitarism - giantism ④ hypoadrenalism - Cushing's disease
⑤ hypoparathyroidism - tetany

127 **BST 결과 혈당이 정상치보다 높게 나온 경우는?**

① hyperkalemia ② hypernatremia ③ hyperuricemia
④ hyperglycemia ⑤ hypercholemia

128 **FBS test(공복 시 혈당검사) 결과 혈당수치가 높게 나왔다면 무엇이라 하는가?**

① hyperglycosuria ② hyperglycemia ③ hypercholia
④ hyperinsulinism ⑤ hyperlipidemia

129 **성장 호르몬을 투여하여 치유하는 질환명은?**

① giantism ② dwarfism ③ acromegaly ④ DI ⑤ D.M

130 **갑상선 종양의 치료에 이용되는 것은?**

① insulinization ② thymectomy ③ radioactive iodine
④ hypophysectomy ⑤ adrenalectomy

131 **뇌하수체를 제거하는 수술은?**

① thyroidectomy ② thymectomy ③ parathyroidectomy
④ hypophysectomy ⑤ adrenalectomy

132 **부갑상선을 제거하는 수술은?**

① thymectomy ② adrenalectomy ③ thyroidectomy
④ hypophysectomy ⑤ parathyroidectomy

133 **radioactive iodine이란?**

① 혈당과 관계있다. ② 체내에 인슐린이 부족할 때 투여한다.
③ 균형있는 식사를 위해 투여한다. ④ 갑상선을 전체적으로 절재한다.
⑤ 1-131에서 나오는 베타선을 이용하여 갑상선 종양을 파괴한다.

134 **흉선 절제술은?**

① adrenalectomy ② thyroidectomy ③ hypothyroidectomy
④ thymectomy ⑤ parathyroidectomy

---

125. ⑤ 126. ④ 127. ④ 128. ② 129. ② 130. ③ 131. ④ 132. ⑤ 133. ⑤ 134. ④

135 **Frohlich's syndrome이란?**

① 갑상선의 비대 ② 부갑성선 기능저하 ③ 지방성기 이영양증
④ 성장저하 ⑤ 발육장애

> adposogenital dystrophy : 시상하부 기능부전이나 뇌하수체전엽의 종양이 발생하여 생식기의 발육부전과 여성적인 체지방의 분포 및 여성의 2차 성징이 나타나는 특징이 있다. 주로 청년기 남자에게 발생한다.

136 **갑상샘 기능검사(thyroid function test) 시 측정하는 것끼리 조합된 것은?**

가. T3	나. T4	다. TSH	라. RIA

① 가, 나, 다 ② 가, 다 ③ 나, 라 ④ 라 ⑤ 가, 나, 다, 라

137 **DM과 관련된 약어는?**

① PTH ② ADH ③ FBS ④ DI ⑤ CVA

138 **endocrine system에서 사용된 BMR이란?**

① basal metabolic rate ② biceps muscle retraction
③ base metabolic relation ④ blood muscle rhythm
⑤ blood metabolic rate

135. ③ 136. ① 137. ③ 138. ①

11 신경정신계

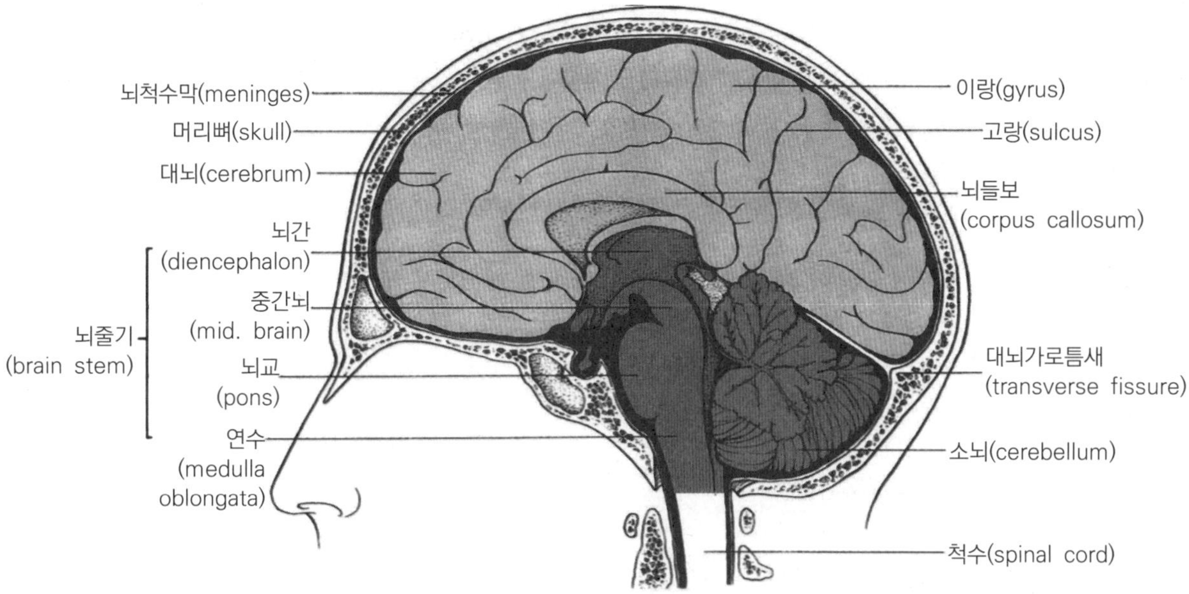

그림 11-1. 뇌의 구분

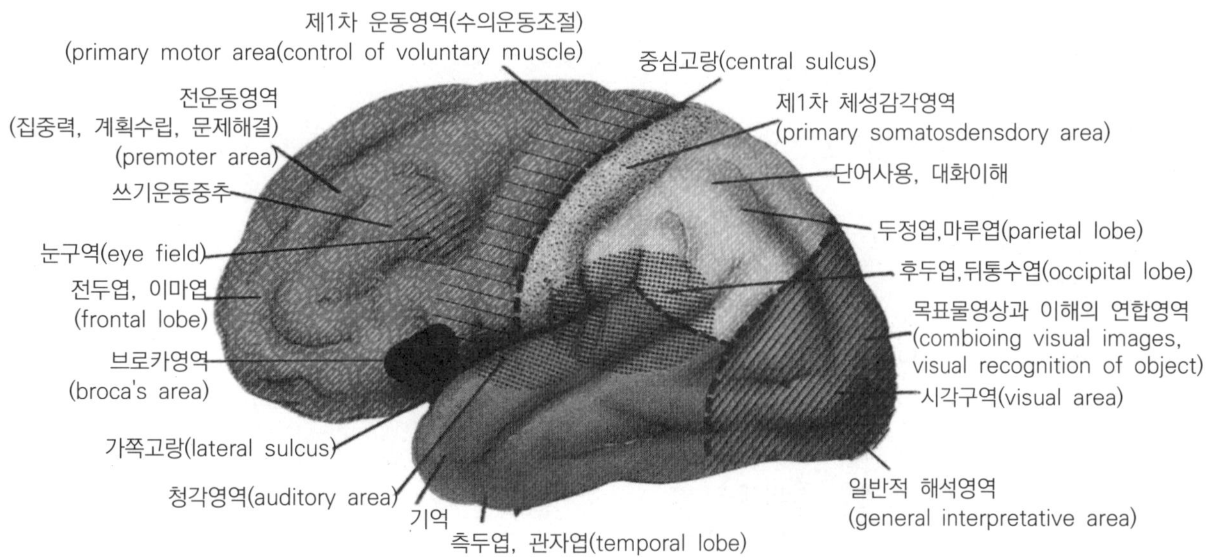

그림 11-2. 대뇌반구의 구분

1. Nervous system 신경계

1) Central nervous system 중추신경계 : Brain(뇌), spinal cord(척수)

2) Peripheral nervous system 말초신경계

(1) cranial nerve 뇌신경 12쌍

- olfactory nerve 후각신경
- optic nerve 시각신경
- oculomotor nerve 눈돌림신경
- trochlear nerve 도르래신경
- trigeminal nerve 삼차신경
- abducens nerve 가돌림신경
- facial nerve 얼굴신경
- vestibulocochlear nerve 안뜰달팽이신경
- glossopharyngeal nerve 혀인두신경
- vagus nerve 미주신경
- accessory nerve 더부신경
- hypoglossal nerve 혀밑신경

(2) spinal nerve 척수신경 31쌍

- cervical nerve 목신경, 경신경 : 8쌍
- thoracic nerve 가슴신경, 흉신경 : 12쌍
- lumbar nerve 허리신경, 요신경 : 5쌍
- sacral nerve 엉치신경, 천신경 : 5쌍
- coccygeal nerve 꼬리신경, 미추신경 : 1쌍

3) Autonomic nervous system 자율신경계

: 내장의 불수의적의 기능을 지배하는 신경계로 길항작용을 하는 두 개의 신경계

- 교감신경(sympathetic) : 긴장상태, 심박동↑, 혈압↑, 기관지 확장, 에피네프린 분비, 동공확장, 배설 기능↓, 위장관 분비 억제
- 부교감신경(parasympathetic) : 정상상태, 심박동↓, 혈압↓, 동공축소, 기관지 축소, 위장관 분비 항진

2. Nervous tissue 신경조직

1) Neuron, Nerve cell 신경세포

- cell body 세포체
- dendrite 가지돌기
- axon 축삭

2) Neuroglial cell 신경아교세포

- astrocyte 별아교세포, 성상세포
- microgliacyte 미세아교세포, 소교세포
- ependymal cell 뇌실막세포, 상의세포
- oligodendrocyte 희소돌기아교세포, 핍지교

3. 뇌의 기능

- cerebrum 대뇌 : 사고, 추론, 운동, 기억
- thalamus 시상 : 신체감각(통증), 미각 및 청각 등의 연결 장소
- hypothalamus 시상하부 : 체온, 수면, 식욕, 정서, 뇌하수체의 조절
- cerebellum 소뇌 : 평형유지, 근육상태의 조절, 수의운동의 조절
- pons 다리뇌 : 신경섬유로의 연결
- medulla oblongata 숨뇌 : 신경섬유 교차, 심장, 혈관, 호흡기계를 조절하는 센터

4. Meninges 뇌막

: 결합조직의 세층으로 되어 있으며 뇌와 척수를 둘러싸고 있는 막

- 경질막(dura mater) - 가장 바깥층
- 거미막, 지주막(arachnoid membrane) - 중간층
- 연질막(pia mater) - 가장 안쪽층

5. 뇌실, 뇌척수액 Ventricle, Cerebrospinal fluid

1) 뇌실

- lateral membrand 오른 및 왼 가쪽뇌실
- third ventricle 셋째뇌실
- fourth ventricle 넷째뇌실

2) 뇌척수액

- choroid plexus(맥락얼기, 맥락총)에서 생성
- 완충작용, 영양분 및 노폐물의 운반
- 가쪽뇌실 → 뇌실사이구멍 → 셋째뇌실 → 중간뇌수도 → 넷째뇌실 → 루쉬카구멍, 마젠디구멍 → 거미막밑공간

6. 용어분석(Analysis of terms)

neur/o	신경
encephal/o	뇌
cereber/o	대뇌
cerebell/o	소뇌
ventricul/o	뇌실
mening/o	뇌막,수막
myel/o	척수

spin/o	척추
lept/o	얇은
pachy	두꺼운
narc/o	혼미
hypn/o, somn/o	수면
psych/o, ment/o, phren/o, -thymia	정신
somat/o	신체

신경정신계 문제

01 질병과 관계없는 뇌신경으로 연결 지어진 것은?

가. Bell's palsy - 제7 뇌신경	나. gastric ulcer - 제10 뇌신경
다. deafness - 제8 뇌신경	라. anosmia - 제3 뇌신경

① 가, 나, 다 ② 가, 다 ③ 나, 라 ④ 라 ⑤ 가, 나, 다, 라

02 뇌와 척수를 둘러싸고 있는 막을 무엇이라 하는가?

① dendrites ② cerebellum ③ myelinsheath ④ neurilemma ⑤ meninges

03 thalamus에 대한 설명이 맞는 것은?

① 뇌속의 강이다. ② 뇌속의 맑은 액체이다. ③ 평형유지기능이 있다.
④ 교와 척수의 사이에 있다. ⑤ 회백질 덩어리로 시각, 미각, 청각의 중계역할을 한다.

04 체온조절, 수면, 식욕조절 중추가 있는 곳은?

① hypothalamus ② ventricle ③ medulla oblongata
④ thalamus ⑤ cerebrum

05 medulla oblongata의 주요 기능은?

① 사고, 감각, 기억 ② 호흡중추 ③ 체온조절, 수면
④ 식욕 ⑤ 통증

06 cerebrum의 설명이 아닌 것은?

① 최고 정신기능 중추이다. ② 좌·우 반구가 있다. ③ 뇌의 부분중 가장 크다.
④ 지각, 운동기능이 이루어진다. ⑤ 호흡중추가 있다.

07 뇌의 가장 큰 부분으로 기억, 지성의 중추가 있는 신경 중추는?

① cerebellum ② midbrain ③ pons
④ medulla oblongata ⑤ cerebrum

08 spinal cord 끝나는 부위에 말꼬리 모양으로 아래로 뻗는 척수 신경은?

① 교막 ② 말총 ③ 소뇌천막 ④ 계관 ⑤ 뇌들보

09 자극이 중추신경에서 골격, 내장으로 전달되는 신경을 무엇이라 하는가?

① sensory nerve ② motor nerve ③ spinal nerve
④ cranial nerve ⑤ neuroglia

10 다음 중 중추신경계(CNS)에 속하지 않는 것은?

① cerebrum ② midbrain ③ spinal cord ④ vagus nerve ⑤ hypothalamus

---

1. ④ 2. ⑤ 3. ⑤ 4. ① 5. ② 6. ⑤ 7. ⑤ 8. ② 9. ② 10. ④

11 **다음 질환과 뇌신경의 연결이 틀린 것은?**

① vertigo - 제3 신경 ② gastric ulcer - 제10 신경 ③ deafness - 제8 신경
④ Bell's palsy - 제7 신경 ⑤ trigeminal neuralgia - 제5 신경

12 **3개층의 수막중 미세한 혈관층으로 구성된 혈관막으로 가장 안쪽에 위치하는 것은?**

① pia mater ② dura mater ③ falx cerebri
④ tentorium cerebelli ⑤ arachnoid membrane

13 **결합조직의 세층으로 되어 있으며 뇌와 척수를 둘러싸고 있는 막은?**

① meninges ② nerve fiber ③ gala aponeurotica
④ thalamus ⑤ corpus callosum

14 **medulla oblongata의 주요 기능은 무엇인가?**

① 뇌의 주요 연결센터로 시각, 미각, 청각의 중계역할을 한다.
② 교와 척수사이에 위치하며 평형유지 기능이다.
③ 호흡, 심장, 혈관운동, 연하, 구토를 취급하는 중추가 있다.
④ 최고 정신기능 중추이며 사고 판단을 하는 기능이다.
⑤ 체온조절, 수면, 식욕조절 중추이다.

15 **뇌의 가장 큰 부분으로 기억, 지성의 중추가 있는 신경 중추부는?**

① cerebellum ② midbrain ③ pons
④ medulla oblongata ⑤ cerebrum

16 **CNS의 구성은?**

가. spinal cord	나. spinal nerve	다. brain	라. cranial nerve

① 가, 나, 다 ② 가, 다 ③ 나, 라 ④ 라 ⑤ 가, 나, 다, 라

17 **신경계를 가장 올바르게 분류한 것은?**

① brain, cranial nerve, autonomic nerve
② central nerve system, peripheral nerve system
③ CNS, PNS, autonomic nerve system, somatic nerve system
④ central nerve system, sympathetic nerve system, parasympathetic nerve system

18 **뇌척수액에 관한 설명으로 옳지 않은 것은?**

① 뇌실과 경(질)막하강 사이를 순환한다.
② 무색이며 혈장과 동일한 성분이다.
③ 주요기능은 뇌 및 척수의 보호 작용이다.
④ 주로 뇌막염, 뇌출혈 진단을 위해 검사한다.
⑤ 대부분 허리부위에서 뇌척수액을 채취한다.

11. ① 12. ① 13. ① 14. ③ 15. ⑤ 16. ② 17. ② 18. ①

19 척수 바로 위에 위치하고 있으며 호흡, 심박동을 조절하는 기능을 담당하는 것은 (A)이고, 소뇌 앞에 위치하고 있으며 연수와 중뇌 사이에 있는 것은 (B)이다. A, B에 해당하는 것은?

가. hypothalamus	나. hypophysis	다. medulla oblongata
라. cerebellum	마. pons	바. thalamus

① 바, 나 ② 다, 가 ③ 라, 마 ④ 다, 바 ⑤ 다, 마

20 neuroglial cell에 해당하는 것은?

① Kupffer's cells ② megakaryocyte ③ astrocyte
④ reticulocyte ⑤ monocyte

21 내장의 불수의적 기능을 지배하는 신경계로 길항작용을 하는 신경계는?

① somatic nervous system ② central nervous system
③ plexus ④ sympathetic nervous system
⑤ autonomic nervous system

22 신경원(neuron)의 구성은?

가. axon	나. dendrite	다. cell body	라. synapse

① 가, 나, 다 ② 가, 다 ③ 나, 라 ④ 라 ⑤ 가, 나, 다, 라

23 뇌에 분포하는 동맥이 아닌 것은?

① vertebral artery ② internal carotid artery
③ superior mesenteric artery ④ anterior communicating artery
⑤ anterior cerebral artery

24 신경계의 실질세포(parenchyma)의 기본 단위는?

① dendrite ② neuron ③ stroma ④ axon ⑤ synapse

25 신경계의 기본단위로서 신경자극을 전달하는 역할을 하는 것은?

① myelin sheath ② axon ③ schwann cell ④ neuron ⑤ ganglion

26 뇌와 척수 이외에 장소에 있는 신경세포의 집단은?

① neuroglia ② axon ③ dendrites ④ neurolemma ⑤ ganglion

27 cranial nerve와 spinal nerve의 수는?

① 11쌍, 30쌍 ② 10쌍, 30쌍 ③ 12쌍, 32쌍 ④ 11쌍, 31쌍 ⑤ 12쌍, 31쌍

28 신경자극을 중추신경으로 전달하는 신경은 ( )nerve이다.

① proximal ② afferent ③ distal ④ efferent ⑤ central

---

19. ⑤ 20. ③ 21. ⑤ 22. ① 23. ③ 24. ② 25. ④ 26. ⑤ 27. ⑤ 28. ②

29 **신경계의 efferent 신경근 이란 무슨 의미인가?**

① 중추신경계에세 골격근으로 자극을 전달하는 감각신경
② 중추신경계에서 골격근으로 자극을 전달하는 운동신경
③ 말초신경에서 받은 감각을 중추신경으로 전달하는 원심성
④ 감각신경으로 받아들인 자극을 중추신경으로 전달하는 원심성
⑤ 감각기에서 중추신경으로 자극을 전달하는 구심성

30 **뇌신경의 담당기능이 잘못 연결된 것은?**

① 제1 뇌신경 - 후각 ② 제2 뇌신경 - 시각 ③ 제3 뇌신경 - 안구운동
④ 제8 뇌신경 - 미각 ⑤ 제11 뇌신경- 머리 및 어깨운동

31 **감각기에서 중추신경으로 자극을 전달하는 감각신경근을 무엇이라 하는가?**

① afferent ② efferent ③ ganglia ④ interneuron ⑤ plexus

32 **brain stem을 설명한 것이다. 맞지 않는 것은?**

① 연수, 뇌교, 중뇌로 구성되어 있다. ② 호흡중추가 있다.
③ 좌우 신경섬유가 교차하고 있다. ④ 12개 뇌신경이 대부분 뇌간으로부터 시작한다.
⑤ 수의적 운동조절기능을 수행한다.

33 **brain stem을 이루는 것은?**

가. medulla oblongata	나. midbrain	다. pons	라. thalamus

① 가, 나, 다 ② 가, 다 ③ 나, 라 ④ 라 ⑤ 가, 나, 다, 라

34 **뇌척수액의 통과 경로가 아닌 것은?**

① lateral ventricles ② cerebral aqueduct ③ epidural space
④ foramen of magendie ⑤ subarachnoid space

35 **chronological age에서 chrono-의 의미는?**

① time ② mind ③ appearance ④ body ⑤ psyche

36 **척삭종을 뜻하는 용어는?**

① chordoma ② neuroblastoma ③ meningioma
④ medulloblastoma ⑤ giloma

37 **causalgia에서 cause-의 의미와 같이 사용된 것은?**

① presbycusis ② regurgitation ③ pyrosis ④ pyorrhea ⑤ narcosis

38 **Freud에 의한 personality 구조에 포함하고 있는 요소는?**

가. ego	나. knowledge	다. id	라. occupation

① 가, 나, 다 ② 가, 다 ③ 나, 라 ④ 라 ⑤ 가, 나, 다, 라

29. ② 30. ④ 31. ① 32. ⑤ 33. ① 34. ③ 35. ① 36. ① 37. ③ 38. ②

39 **용어의 해석이 맞게 연결된 것은?**

① 두정(마루엽) - frontal lobe
② 측두(관자엽) - occipital lobe
③ 후두(뒤통수엽) - temporal lobe
④ 전두(이마엽) - parietal lobe
⑤ 기저핵 - basal ganglia

40 **용어의 뜻이 맞는 것은?**

① dura mater - 연막
② leptomeninges - 경막
③ thrombosis - 색전
④ medulla oblongata - 연수
⑤ pons - 공

41 **용어에 관한 설명이 잘못된 것은?**

① paresis-incomplete paralysis - 부전마비
② hemiplegia-paralysis of only one half of the body - 한쪽마비
③ monoplegia-paralysis of a single limb - 단일마비
④ paresthesia-imparied muscle tone - 근육긴장도 이상
⑤ rigidity-stiffness - 경직

42 **뇌혈전증을 뜻하는 것은?**

① cerebral thrombosis
② cerebral infarct
③ cerebral ischemia
④ epidural hematoma
⑤ cerebral embolus

43 **이상감각을 뜻하는 것은?**

① asthenia
② aphasia
③ paresthesia
④ paraparesis
⑤ dysesthesia

44 **뇌종양의 용어로 옳은 것은?**

가. astrocytoma - 성상세포종 나. ependymoma - 뇌실막세포종 다. medulloblastoma - 속질모세포종 라. oligodendroglioma - 희소돌기아교세포종

① 가, 나, 다
② 가, 다
③ 나, 라
④ 다
⑤ 가, 나, 다, 라

45 **안구진탕을 뜻하는 것은?**

① tic
② vertigo
③ nystagmus
④ tremor
⑤ torpor

46 **사지마비를 뜻하는 것은?**

① paraplegia
② diplegia
③ panplegia
④ paraparesis
⑤ tetraplegia

47 **뇌종양의 해석이 잘못된 것은?**

① astrocytoma - 성아세포종(별아교세포종)
② ependymoma - 상의세포종(뇌실막세포종)
③ oligodendroglioma - 핍지 신경교종(희소돌기아교세포종)
④ medulloblastoma - 수막종(수막모세포종)
⑤ glioblastoma multiform - 다형성교아종

39. ⑤ 40. ④ 41. ① 42. ① 43. ③ 44. ⑤ 45. ③ 46. ⑤ 47. ④

48 **뇌진탕은 cerebral (　　)이고, 뇌타박상은 (　　)이라 한다.**

가. contusion	나. hernia	다. concussion
라. hematoma	마. ischemia	

① 가, 라　② 다, 가　③ 다, 라　④ 나, 마　⑤ 마, 라

49 **척수 발육 부전을 뜻하는 것은?**

① atelomyelia　② radiculo dysplasia　③ myelomatosis
④ amyelia　⑤ dystrophic dysplasia

50 **무뇌증을 뜻하는 것은?**

① cerebral aneurysm　② encephalocele　③ anencephaly
④ hydrocephalus　⑤ meningocele

51 **냉담 또는 무감동을 뜻하는 것은?**

① sympathy　② apathy　③ transference　④ narcissism　⑤ dysphoria

52 **용어의 뜻이 잘못 연결된 것은?**

① illusion - 착각　② conversion - 편집증　③ compulsion - 강박
④ hallucination - 환각　⑤ aura - 전조

53 **단어 설명이 옳은 것은?**

가. hypochondriasis - 건강염려증	나. somnambulism - 몽유병
다. narcolepsy - 수면발작(기면증)	라. delirium - 착각

① 가, 나, 다　② 가, 다　③ 나, 라　④ 라　⑤ 가, 나, 다, 라

54 **성전환증을 뜻하는 것은?**

① transsexualism　② sadism　③ masochism　④ fetishism　⑤ transvestism

55 **진전마비를 뜻하는 용어는?**

① tremor　② extrapyramidal system　③ paralysis agitans
④ chorea　⑤ nystagmus

56 **용어의 해설이 옳은 것은?**

가. delusion - 망상	나. dissociation - 해리
다. hypnosis - 최면요법	라. paranoia - 편집증

① 가, 나, 다　② 가, 다　③ 나, 라　④ 라　⑤ 가, 나, 다, 라

57 **용어의 해석이 맞는 것은?**

① aphasia - 실어증　② ataxia - 감각장애　③ coma - 경련
④ convulsion - 혼수　⑤ tremor - 마비

48. ②　49. ①　50. ③　51. ②　52. ②　53. ①　54. ①　55. ③　56. ⑤　57. ①

58 **대마비를 뜻하는 용어는?**

① hemiplegia ② diplegia ③ paraplegia ④ tetraplegia ⑤ quadriplegia

59 **과대망상을 뜻하는 용어는?**

① delusion ② anxiety ③ odssesion ④ dementia ⑤ euphoria

60 **대발작을 뜻하는 용어는?**

① grand mal seizure ② petit mal seizure ③ tonic seizure
④ chronic seizure ⑤ epilepsy

61 **몽유병을 뜻하는 용어는?**

① somnambulism ② insomnia ③ nightmare
④ hypochondriasis ⑤ disorientation

62 **눌어증(말더듬이)은?**

① dysarthria ② dysphagia ③ dyskinesia ④ aphasia ⑤ aphagia

63 **건망증을 뜻하는 용어는?**

① dementia ② amnesia ③ delusion ④ phobia ⑤ autism

64 **용어의 해석이 잘못된 것은?**

① blepharoptosis - 눈꺼풀 처짐증 ② nystagmus - 눈떨림
③ diplopia - 복시 ④ stupor - 혼수
⑤ tremor - 떨림

65 **질환 용어의 해석이 잘못된 것은?**

① encephalitis - 뇌염 ② meningitis - 뇌막염 ③ myelitis - 골수염
④ poliomyelitis - 회백수염 ⑤ poliencephalitis - 회백수염

66 **뇌색전증을 뜻하는 용어는?**

① atherosclerosis ② cerebral embolism ③ cerebral thrombosis
④ cerebral contusion ⑤ cerebral sclerosis

67 **sciatic neuritis란?**

① 뇌신경 7번신경마비 ② 뇌신경 5번신경마비 ③ 좌골신경통
④ 삼차신경통 ⑤ 척수신경염

68 **정신신경증 종류 중 전환의 용어는?**

① phobia ② anxiety ③ conversion ④ schizophrenia ⑤ delusion

69 **신경교종을 뜻하는 것은?**

① meningioma ② glioma ③ neuroblastoma ④ astrocytoma ⑤ ependymoma

---

58. ③ 59. ① 60. ① 61. ① 62. ① 63. ② 64. ④ 65. ⑤ 66. ② 67. ③ 68. ③ 69. ②

70 **경막외 혈종은?**

① subdural hematoma ② epidural hematoma ③ cerebral embolism
④ cerebral thrombosis ⑤ cerebral concussion

71 **용어에 관한 설명 중 맞는 것은?**

① stupor - 심한 자극에도 반응이 없는 상태
② semicoma - 자극에 의해 의식이 부분적으로 돌아오는 상태
③ drowsiness - 자극에 의해 곧 의식을 되찾을 수 있는 상태
④ confusion - 자극에 기분적인 반응은 보이나 의식은 돌아오지 않는 상태
⑤ coma - 일관적인 사고를 할 수 없는 상태

72 **뇌혈류의 갑작스런 감소로 인해 일시적으로 의식을 잃는 상태인 실신을 뜻하는 것은?**

① paresthesia ② dizziness ③ semicoma ④ syncope ⑤ disorientation

73 **중추신경계의 감염으로 나타나는 매독 제3기 증상을 뜻하는 용어는?**

① tabes dorsalis ② polyneuritis ③ encephalitis ④ meningitis ⑤ chorea

74 **매독균이 척수에 감염되어 발생하는 locomotor ataxia증상을 나타내는 즉 척수로는?**

① general paresis ② tabes dorsalis ③ Huntington's chorea
④ congenital syphilis ⑤ Parkinson's disease

75 **주위물체나 환자 자신이 빙글빙글 도는 것 같은 어지러움을 느끼는 상태인 현기증을 뜻하는 것은?**

① tinnitus ② epilepsy ③ vertigo ④ hallucination ⑤ visual aura

76 **facial palsy라 하며, 제7 뇌신경장애로 인한 안면신경 마비를 무엇이라 하는가?**

① Guillian-Barre syndrome ② sciatica ③ Bell's palsy
④ trigeminal neuralgia ⑤ Tic douloureux

77 **뇌신경의 장애로 인한 질환은?**

① dyskinesia ② diplegia ③ CVA ④ TIA ⑤ Bell's palsy

78 **일명 Von Recklinghausen's Disease라고 하는 다발성 신경 섬유종은?**

① neurofibromatosis ② neuroganglioma ③ acoustic neuroma
④ astrocytoma ⑤ medulloblastoma

79 **뇌척수액의 순환장애로 뇌실이 확대되고 뇌압이 상승하는 질환은?**

① Buerger's disease ② syringomyelia ③ cerebral aneurysm
④ varicose vein ⑤ hydrocephalus

80 **뇌실과 지주막하에 CSF가 증가 저류된 상태를 무엇이라 하는가?**

① hydrocephalus ② cerebrocele ③ hidrocele ④ hydrocele ⑤ hidrocephalus

---

70. ② 71. ③ 72. ④ 73. ① 74. ② 75. ③ 76. ③ 77. ⑤ 78. ① 79. ⑤ 80. ①

81 **다음 중 말초신경에 침범하여 심한 수포성 발진을 일으키는 증상은 어느 것인가?**

① epilepsy ② shingles ③ pemphigus
④ eruption ⑤ multiple sclerosis

82 **다운증후군(Down's syndrome)에 대한 설명이 아닌 것은?**

① 21번의 삼염색체증이다.
② 일명 몽고리즘이라고 한다.
③ 저능적인 얼굴을 나타내며, 정신박약이 있다.
④ 신생아는 얼굴의 특징이 몽골리안의 모습과 비슷하여 mongolism이라고 한다.
⑤ 신체적 결함은 작고 평평한 두개골, 작고 쳐진 눈으로 치매를 동반한다.

83 **장. 노년층의 신경계의 퇴행성 질환으로 Paralysis Agitans 또는 Sharking palsy라고 하는 것은?**

① multiple sclerosis ② cerebral palsy ③ Sydenham's chorea
④ Parkinson's disease ⑤ myasthenia gravis

84 **nausea, vomiting을 수반하는 주기적인 편두통은?**

① neuralgia ② causalgia ③ migraine ④ apraxia ⑤ palsy

85 **소아기에 많이 발생하는 고열(high fever)로 인한 열성 경련은?**

① tetanic convulsion ② choreic convulsion ③ febrile convulsion
④ tonic convulsion ⑤ mimetic convulsion

86 **척추 갈림증과 수막류(수막 헤르니아)가 동시에 있는 상태는?**

① rachischisis posterior ② spina bifida occulta
③ spina bifida with meningocele ④ rachiscoliosis
⑤ spina bifida with meningomyelocele

87 **다리(lower extermity)의 양측 마비는?**

① hemiparesis ② hemiplegia ③ paraplegia ④ quadriplegia ⑤ tetraplegia

88 **대뇌의 Broca 영역의 이상으로 말할 능력을 소실한 운동성 실어증은?**

① sensory aphasia ② auditory aphasia ③ motor aphasia
④ optic aphasia ⑤ semantic aphasia

89 **virus균 감염에 의해 발생하는 뇌신경절 및 척수후근의 염증성 질환으로 대상포진이라고 하는 것은?**

① Kuru ② Shingles ③ rabies ④ croup ⑤ Kwashiorkor

90 **경(질)막과 지주막(거미막) 사이의 출혈을 무엇이라 하는가?**

① interventricular hemorrhage ② extradural hemorrhage
③ subarachnoid hemorrhage ④ epidural hemorrhage
⑤ subdural hemorrhage

---

81. ② 82. ⑤ 83. ④ 84. ③ 85. ③ 86. ③ 87. ③ 88. ③ 89. ② 90. ⑤

91 강력한 자극을 주어도 환자의 의식이 회복되지 않는 무의식 상태를 뜻하는 것은?

① lethargy ② stupor ③ somnolence ④ syncope ⑤ coma

92 herpes virus에 의한 대상 포진은?

① zoster ② small pox ③ viral warts ④ rubella ⑤ measles

93 자극을 주면 불수의적으로 반응하는 것을 나타내는 단어는?

① reflex ② ataxia ③ gait ④ paralysis ⑤ stupor

94 이완된 무릎힘줄을 두드리면 하퇴가 불수의적으로 튀어오르는 현상을 무엇이라 하는가?

① Babinski's reflex ② Moro's reflex ③ sucking reflex
④ deep tendon reflex ⑤ Romberg's sign

95 이완한 무릎힘줄을 두드리면 아래다리가 불수의적으로 튀어 오르는 현상은?

① Babinski's reflex ② sucking reflex ③ knee jerk
④ posteral reflex ⑤ Romberg's sign

96 운동실조를 뜻하는 것은?

① hyponoia ② ataxia ③ apraxia ④ akinesia ⑤ aphrasia

97 motor incoordination은?

① tic ② aura ③ ataxia ④ chorea ⑤ migraine

98 마비, 운동, 감각의 손상없이 의도하는 행동을 하지 못하는 실행증은?

① amnesia ② apraxia ③ agraphia ④ apoplexy ⑤ akinesia

99 신체적, 정신적 장애 전에 오는 장애변화의 감지작용은?

① aura ② psychosis ③ lethargy ④ tremor ⑤ narcosis

100 단백질 대사 이상으로 인한 뇌세포 위축으로 오는 조로성 치매(predementia)를 특징으로 하는 질환은 어느 것인가?

① Alzheimer's disease ② Parkinson disease ③ Korsakoff phychosis
④ involutional psychosis ⑤ Amyotrophic Lateral Sclerosis

101 얼굴이나 사지의 근육이 불수의적으로 연축되는 상태로 무도병이라고 하는 것은?

① convulsion ② myatonia ③ chorea ④ cerebral palsy ⑤ demyelination

102 통증 등의 감각 자극에 대해 민감도가 증가하는 지각 과민 상태는?

① tingling ② hyperesthesia ③ stiffness ④ neurasthenia ⑤ catatonia

103 정신병자가 기억할 수 없는 기간 사이의 일들을 조작하여 작화하는 현상은?

① confabulation ② hyperphasia ③ hyperkinetics ④ mania ⑤ mutism

---

91. ⑤ 92. ① 93. ① 94. ④ 95. ③ 96. ② 97. ③ 98. ② 99. ① 100. ① 101. ③ 102. ② 103. ①

104 bipolar disorder보다 기간이 짧고 증상이 경미한 순환성 기분 장애는?

① dysthymic disorder ② cyclothymic disorder ③ neurasthenia
④ addiction ⑤ dementia

105 조증과 울증이 순환하며 나타나는 조울병은?

① Korsakoff's phychosis ② situational phychosis ③ major depression
④ involutionary melancholia ⑤ manic-depressive phychosis

106 높은 곳을 두려워하는 고소 공포증은?

① agoraphobia ② social phobia ③ acrophobia
④ claustrophobia ⑤ zoophobia

107 급성 회백수염은?

① rabies ② viral meningitis ③ acute poliomyelitis
④ acute febrile polyneuritis ⑤ polyneuritis

108 자극이나 통증에 대한 감각이 없는 상태는?

① aphasia ② atonia ③ apraxia ④ analgesia ⑤ ataxia

109 수초의 파괴로 딱딱한 조직으로 대체되어 척수와 뇌의 백질부위 경화조직이 다양하게 덮으며, 근육약화, 동작이 느려지며, 마비, 진전, 척수강직, 시력 장애를 초래한다. 완화와 재발이 반복되고, 대부분 사망에 이르는 질환은?

① multiple sclerosis ② myasthenia gravis ③ meningitis
④ polyneuritis ⑤ amyotrophic lateral sclerosis

110 부정확하고 잘못된 지각적 인상이나 착각을 뜻하는 것은?

① hallucination ② illusion ③ dementia ④ euphoria ⑤ delirium

111 자연적으로 또는 치료 도중 발생한 병적 상태로서 동기나 원인을 알 수 없는 것은?

① iatrogenic ② therapeutic ③ palliative ④ cataplexy ⑤ ipsilateral

112 알코올 중독이 원인이 되는 정신질환은?

① senile dementia ② hypochondriasis ③ narcolepsy
④ Korsakoff's psychosis ⑤ cyclothymia

113 right side paralysis를 나타낸 용어는?

① hemiplegia ② diplegia ③ paraplegia ④ tetraplegia ⑤ quadriplegia

114 알코올이나 마약류를 끊었을 때 나타나는 금단 증후군을 뜻하는 것은?

① dumping syndrome ② Horner's syndrome ③ sick sinus syndrome
④ Marfan's syndrome ⑤ withdrawal syndrome

---

104. ② 105. ⑤ 106. ③ 107. ③ 108. ④ 109. ① 110. ② 111. ① 112. ④ 113. ① 114. ⑤

115 **자기만을 중요하다고 생각하는 자기애를 지나치게 나타내는 것은?**

① self euphora ② selfshiness ③ narcism
④ delusion ⑤ manic disorder

116 **지나치게 완벽함을 중요시 하는 강박성 장애는?**

① antisocial personality disorder ② independent personality
③ paranoia ④ schizophrenia
⑤ obsessive compulsive disorder

117 **지남력 상실을 뜻하는 용어는?**

① autism ② disorientation ③ amnesia ④ dementia ⑤ mutism

118 **정상적인 지능 발육이 되지 않아 평균 지능보다 낮은 상태를 말하는 것은?**

① dissociative amnesia ② amnesia ③ delusion
④ schizophrenia ⑤ mental retardation

119 **다른 사람을 의심, 질투하고, 타인의 숨은 동기에 과도한 관심, 남에게 화를 잘내는 personality disorder는?**

① dependent P.D ② compulsive P.D ③ narcissistic P.D
④ independent P.D ⑤ paranoid P.D

120 **뇌기능발작성 질환은?**

① epilepsy ② depression ③ mental disorder
④ illusion ⑤ anxiety

121 **새로운 장소나 넓은 광장 등에 친숙해지지 못하는 공포장애는?**

① social phobia ② agoraphobia ③ acrophobia ④ claustrophobia ⑤ zoophobia

122 **지나치게 완벽을 보이는 강박성 인격장애는?**

① dependent P.D ② antisocial P.D ③ schizoid P.D
④ paranoid P.D ⑤ compulsive P.D

123 **타인에게 성적 학대를 함으로써 성적 만족을 느끼는 성적 가학증을 무엇이라고 하는가?**

① sadism ② transvestism ③ masochism
④ claustophobia ⑤ voyeurism

124 **외부인에게 응답을 하지 않고 타인에 대한 반응을 보이지 않으며, 내면사고에 몰입, 퇴행, 언어 발달 등의 지체가 나타나는 질환은?**

① hypochondriasis ② conversion disorder ③ autism
④ bulimia ⑤ schizophrenia

---

115. ③ 116. ⑤ 117. ② 118. ⑤ 119. ⑤ 120. ① 121. ② 122. ⑤ 123. ① 124. ③

125 정신분열증의 한 유형으로 방위 태세를 늦추지 못하며 외부환경에 반응하지 않는 긴장형 타입은?

① latent type ② paranoid type ③ catatonic type
④ schizoaffective type ⑤ hebephrenic type

126 자신의 건강에 대하여 지나친 생각에 집착해서 공포를 가지는 건강염려 상태는?

① conversion disorder ② phobia ③ schizophrenia
④ hypochondriasis ⑤ delirium

127 떨림 섬망(delirium tremens)은 ( )중독과 관계 깊은 질병이다.

① alcohol ② antipyretics ③ laxatives ④ sedatives ⑤ amphetamine

128 밀폐된 장소에 대한 공포증을 무엇이라 하는가?

① agoraphobia ② acrophobia ③ claustrophobia
④ xenophobia ⑤ photophobia

129 갱년기에 발생하는 우울증의 유형은?

① major depression ② hypokinesia ③ delusion
④ involutional melancholia ⑤ obsessive-compulsive disorder

130 신경정신적 요인으로 식욕감소, 운동과잉증, 부적절한 식이조절 등 대개 젊은 여성에게 나타나는 신경성 식욕부진을 뜻하는 것은?

① sadism ② anorexia cachexia ③ bulemia
④ masochism ⑤ anorexia nervosa

131 서로 다른 두개의 감정이 병립하는 "이중성"을 뜻하는 것은?

① remission ② aggression ③ ambivalence ④ agitation ⑤ sympathy

132 해결되지 않는 갈등에 의한 정서장애로 산만하고 부적절하며 모순된 언어, 감각의 잘못된 인지, 시간 · 장소 · 사람에 대한 혼란을 동반하는 질환은?

① autism ② delirium ③ psychosis ④ neurosis ⑤ intoxication

133 현실을 잘못 이해하면서 불안감으로 부터 자신을 무의식으로 방어하는 기전은?

① defense mechanism ② defense action ③ self-esteem
④ situational anxiety ⑤ involutional melancholy

134 수막과 척수가 손상된 두개골이나 척추 밖으로 돌출되어 있는 상태는?

① meningocele ② meningomyelocele ③ hydrocele
④ myelocele ⑤ craniocele

135 뇌조직이 두개골 밖으로 돌출된 경우를 뜻하는 용어는?

① encephalocele ② meningocele ③ anencephaly
④ hydrocephalus ⑤ meningitis

---

125. ③ 126. ④ 127. ① 128. ③ 129. ④ 130. ⑤ 131. ③ 132. ② 133. ① 134. ② 135. ①

136 **polio virus에 의한 회백수염은?**

① myelitis ② poliomyelitis ③ encephalitis ④ cephalitis ⑤ spondylitis

137 **강력한 자극에만 자극하는 무의식 상태로 혼미는?**

① alert ② drowsy ③ coma ④ stupor ⑤ hypnosis

138 **bacteria, virus에 의한 수막의 염증은?**

① encephalitis ② menigitis ③ polyneuritis
④ acute poliomyelitis ⑤ acute febrile polyneuritis

139 **사랑하는 사람을 상징할 만한 물건을 갖고 성적으로 만족을 느끼는 상태는?**

① transsexualism ② fetishism ③ exhibitionism
④ sadism ⑤ conversion

140 **5번 뇌신경 장애 질환은?**

① Bell's palsy ② facial palsy ③ Tic Douloureux
④ Paralysis Agitans ⑤ Parkinsonism

141 **간질중 의식장애 기간이 아주 짧은 경우는?**

① grand mal seizure ② petit mal seizure ③ tonic - clonic seizure
④ Jacksonian seizure ⑤ epileptic seizure

142 **심한 전신적 경련과 무의식을 보이는 발작은?**

① absence seizure ② petit mal seizure ③ grand mal seizure
④ Jacksonian seizure ⑤ sudden momentary seizure

143 **tonic-clonic seizure는?**

① grand mal seizure ② absence seizure ③ petit mal seizure
④ momentary seizure ⑤ Jacksonian seizure

144 **현기증(dizziness)의 원인 질환이 아닌 것은?**

① labyrinthitis ② Menier's disease ③ vestibular neuronitis
④ vertebrobasilar insufficiency ⑤ Bell's palsy

145 **허혈성 뇌졸중의 유형이 아닌 것은?**

① transient ischemic attack ② subdural hemorrhage ③ cerebral infarction
④ lacunes ⑤ revisible ischemic neurologic defect

146 **Intracerebral tumor인 것은?**

① craniopharyngioma ② acoustic neuroma ③ meningioma
④ glioma ⑤ pituitary adenoma

---

136. ② 137. ④ 138. ② 139. ② 140. ③ 141. ② 142. ③ 143. ① 144. ⑤ 145. ② 146. ④

147 atelomyelia와 관계되는 것은?

가. incomplete	나. far away	다. spinal cord	라. vertebra

① 가, 나, 다 ② 가, 다 ③ 나, 라 ④ 라 ⑤ 가, 나, 다, 라

148 poliomyelitis와 관련되는 의미로 쓰인 것은?

가. many	나. 회색	다. nerve root	라. inflammation

① 가, 나, 다 ② 가, 다 ③ 나, 라 ④ 라 ⑤ 가, 나, 다, 라

149 glioma가 아닌 것은?

① glioblastoma multiforme ② astrocytoma ③ medulloblastoma
④ ependymoma ⑤ granuloma

150 petit mal과 grand mal epilepsy의 큰 차이점으로 나열된 것은?

가. coma	나. narcolepsy	다. tonic-clonic seizure	라. cerebral palsy

① 가, 나, 다 ② 가, 다 ③ 나, 라 ④ 나, 다 ⑤ 가, 나, 다, 라

151 해리반응(dissociative reaction)의 특징(or 증상)으로 볼 수 있는 것은?

① hysteria ② multiple personality ③ identification
④ denials ⑤ obsession

152 epilepsy에 관한 설명 중 옳지 않은 것은?

① 발작적으로 오는 의식장애와 경련을 주증상으로 한다.
② aura란 전조(前兆)로 간질 발작이 일어나기전에 느끼는 이상지각(異常知覺)이다.
③ anticonvulsion drug을 치료제로 사용한다.
④ myoclonic epilepsy란 대간질 발작과 교대하여 사지(四肢)의 근위부에 진전(tremor)이 일어나는 다발성 근대성질환이다.
⑤ petit mal epilepsy란 대발작으로 수분 간 경련이 지속되며 의식소실을 수반한다.

153 epilepsy에 대한 설명이 아닌 것은?

① 뇌기능 장애에 의한 일시적 발작이다. ② 뇌상해나 대사장애 뇌종양이 원인일 수 있다.
③ petit mal.에서는 10~20초 동안 나타난다. ④ grand mal.은 운동중추손상을 가져온다.
⑤ anti-epileptic 제제를 쓴다.

154 multiple sclerosis에 관한 설명은?

① 수초(myelin Sheath)가 탈락되는 중추신경계의 질환
② 매독균에 의한 척수신경의 퇴행성질환
③ 뇌척수액의 순환이 차단되어 나타나는 질환
④ 머리가 단단한 물체에 세게 부딪쳐 생기는 의식소실 현상
⑤ 혈관이 경화되어 나타나는 중 · 노년기의 퇴행성질환

147. ② 148. ③ 149. ⑤ 150. ② 151. ② 152. ⑤ 153. ④ 154. ①

155 **질병에 관한 설명 중 옳은 것은?**

① paranoia : 망상이 체계적으로 조직화되어 내적논리가 유지되는 편집광
② dissociative reaction : 어떤 대상이나 상황에 대하여 강력하면서도 불합리한 공포를 느끼는 것
③ delirium : 정신적 갈등이 신체적 장애로 나타나는 전환증
④ dementia : 반복적인 생각이나 행동을 하는 강박증
⑤ phobic reaction : 자신의 성격이나 기억의 일부를 원래의 자기에서 분리해 내어 불안을 유발하는 상황과 관련된 것들을 피하려는 해리반응

156 **A항에 나열된 단어의 의미를 B항에서 고르시오.**

A항
① sedatives ② lithium ③ bipolar disorder ④ tolerance
B항
㉮ frequent, intermixed periods of mania and depression
㉯ the development of insensitivity to a drug
㉰ drugs that lessen anxiety
㉱ a drug that treats the manic stage of manic-depressive illness

157 **sympathetic nerve에 의한 신체반응이 아닌 것은?**

① 심장 박동수의 증가 ② 동공의 확대 ③ 혈압상승
④ 배설기능의 저하 ⑤ 말초혈관의 확장

158 **불규칙적이고 느린 불수의적인 무정위 운동은?**

가. ataxia	나. anesthesia	다. apraxia	라. athetosis

① 가, 나, 다 ② 가, 다 ③ 나, 라 ④ 라 ⑤ 가, 나, 다, 라

159 **불안장애(anxiety disorder) 유형은?**

가. conversion disorder	나. compulsion	다. fetishism	라. acrophobia

① 가, 나, 다 ② 가, 다 ③ 나, 라 ④ 라 ⑤ 가, 나, 다, 라

160 **공포증의 원인이 잘못 연결된 것은?**

① hypnophobia - sleep ② claustrophobia - confinement
③ phagophobia - eating ④ agoraphobia - open space
⑤ thanatophobia - darkness

161 **organic brain syndrome(기질적 뇌증후군)에 해당하는 것은?**

① schizophrenia ② hysteria ③ depression
④ senile dementia ⑤ hypochondriasis

155. ① 156. ①-다, ②-라, ③-가, ④-나 157. ⑤ 158. ④ 159. ③ 160. ⑤ 161. ④

162 다음 장애의 설명이 틀린 것은?

① 정신장애를 위한 치료기법에는 정신치료요법, 전기경련요법, 약물요법 등이 있다.
② 전환장애란 장기의 근거하지 않은 신체증상으로 불안, 갈등의 결과로 나타난다.
③ 해리장애란 만성 또는 급성 기억상실, 주체성 또는 의식의 장애이다.
④ 전기경련요법이란 전류를 통하여 경련을 유발케하여 우울을 치료한다.
⑤ 알코올, 코케인, 환각제, 아편 등은 말초 신경계에 영향을 주는 정신 활성 물질이다.

163 다음 인격장애(personality disorder)에 속하지 않는 것은?

가. antisocial	나. narcissistic	다. passive-aggressive	라. neuritis

① 가, 나, 다 ② 가, 다 ③ 나, 라 ④ 라 ⑤ 가, 나, 다, 라

164 myasthenia gravis에 대한 설명이 아닌 것은?

① 아세틸콜린 부족이 원인이다.
② 안구, 얼굴, 혀의 근무력부터 나타난다.
③ 뇌의 충격에 의한 혈관장애를 초래한다.
④ 안면근육의 쇠약해짐을 느낀다.
⑤ 안검하수증, 복시가 나타나기도 한다.

165 Bell's palsy에 대한 설명이 맞는 것은?

① 삼차 신경통이라 한다.
② 뇌, 혈관 질환이다.
③ 원인 불명이다.
④ 사망 할 수도 있다.
⑤ 7번 뇌신경 장애로 오는 안면근의 마비이다.

166 Alzheimer's disease에 대한 설명 중 맞는 것은?

① 30~50대에서 볼 수 있는 유전성질환이다.
② Acetylcholine의 분비부족이 원인이다.
③ 마비, 진전, 척추 강직의 증상을 보인다.
④ 원인불명의 뇌의 진행성 퇴행성질환이다.
⑤ 염증질환이다.

167 sciatic neuritis는?

① Tic douloureux
② sciatica
③ nystagmus
④ blepharoptosis
⑤ Guillian-barre syndrome

168 중추신경계의 급성 전염성 질환으로 RNA 바이러스가 원인인 질병은?

① yellow-fever
② acute poliomyelitis
③ rabies
④ spotted fever
⑤ menigitis

169 Hydrophobia란?

① rabies ② typhus ③ leptospirosis ④ amebiasis ⑤ typhoid fever

170 동의어로 연결되지 않은 것은?

① confusion - 착란
② coma - 혼수
③ drowsiness - 반혼수
④ stupor - 혼미
⑤ paresthesia - 착감각(지각이상)

162. ⑤ 163. ④ 164. ③ 165. ⑤ 166. ④ 167. ② 168. ③ 169. ① 170. ③

171 apoplexy와 같은 동의어는?

① aneurysm ② stroke ③ pamplegia ④ syncope ⑤ heart block

172 fainting(실신)과 동의어는?

① tremor ② convulsion ③ palsy ④ aneurysm ⑤ syncope

173 rachischisis와 동의어는?

① spondylosis ② schizophrenia ③ rhyzolysis
④ spina bifida ⑤ bifurcation

174 Tic douloureus, 삼차 신경통과 동의어는?

① intercostal neuralgia ② glossopharyngeal neuralgia
③ trigeminal neuralgia ④ bilateral facial neuralgia
⑤ sciatic neuralgia

175 rhizotomy와 같은 의미로 사용되는 것은?

① radiculotomy ② craniotomy ③ tractomy ④ neurolysis ⑤ lobotomy

176 electroconvulsive therapy와 같은 의미의 단어는?

① electroshock therapy ② electroencephalotherapy ③ electrodialysis
④ electrophoresis ⑤ electrocardiotherapy

177 동의어가 맞게 연결된 것은?

가. Locomotor ataxia-tabes dorsalis	나. radiculoneuritis-sciatica
다. trigeminal neuralgia-Tic douloureux	라. facial palsy-Guillain Barre syndrome

① 가, 나, 다 ② 가, 다 ③ 나, 라 ④ 라 ⑤ 가, 나, 다, 라

178 syncope과 동의어는?

① tremor ② dyskinesia ③ hyperkinesia ④ fainting ⑤ convulsion

179 10번 뇌신경의 수술을 무엇이라 하는가?

① ganglionectomy ② neurotomy ③ vasotomy
④ sympathectomy ⑤ vagotomy

180 spinal tapping시에 하는 주로 천자하는 부위는?

① dura mater ② arachnoid ③ pia mater
④ subarachnoid space ⑤ epidural space

181 통증을 제거하기 위해 척수전 측삭을 절단하는 수술은?

① neurotomy ② chordotomy ③ craniotomy
④ ganglionectomy ⑤ sympathectomy

---

171. ② 172. ⑤ 173. ④ 174. ③ 175. ① 176. ① 177. ② 178. ④ 179. ⑤ 180. ④ 181. ②

182 **관상거를 이용해 두개골을 절개하는 수술을 무엇이라 하는가?**

① endarterectomy ② trephination ③ neurectomy ④ stereotaxy ⑤ fenestration

183 **electric shock therapy가 주로 이용되는 정서장애는?**

① depression ② schizophrenia ③ phobia ④ anxiety ⑤ delusion

184 **질병과 관계없는 치료법은?**

① Buerger's disease - sympathectomy
② trigeminal neuralgia - retrogasserian neurotomy
③ hydrocephalus - ventriculoperitoneal shunt
④ pituitary adenoma - hypophysectomy
⑤ multiple sclerosis - neurorrhaphy

185 **신경 박리술은?**

① crenectomy ② trephination ③ neurolysis
④ vagotomy ⑤ rhizotomy

186 **완치할 수 없지만 일시적인, 통증을 완화해 주는 방법을 무엇이라 하는가?**

① remission ② uncoordinated ③ dopamine
④ occlusive ⑤ palliative

187 **척추천자는?**

① lumbar puncture ② pleural tapping ③ myelography
④ catheterization ⑤ cerebroangiography

188 **척수전삭 절단술을 뜻하는 용어는?**

① chordotomy ② sympathectomy ③ neurolysis
④ vagotomy ⑤ neurectomy

189 **자유연상법, 꿈의 회상과 해석, 감정 전이와 같은 기법을 통해 인간의 심층심리를 인식하기 위한 정신치료법은?**

① play therapy ② group therapy ③ family therapy
④ psychoanalysis ⑤ behavior therapy

190 **신경문합술을 뜻하는 것은?**

① neurorrhaphy ② vagotomy ③ neruoanastomosis
④ sympathectomy ⑤ neurectomy

191 **cerebral angiography란?**

① 뇌의 전기적 충격을 기록한 것 ② 3,4 요추를 천자하는 것
③ 조영제 주입 후 뇌혈관을 X선 촬영하는 것 ④ 공기가 뇌실에 차면 X선 촬영하는 것
⑤ 두개골에 공기를 주입하는 것

---

182. ① 183. ① 184. ⑤ 185. ③ 186. ⑤ 187. ① 188. ① 189. ④ 190. ③ 191. ③

192 뇌막염 진단 시 필요한 검사명은?

① cerebrospinal fluid exam, Brain CT
② Brain MRI, Blink reflex
③ electroencephalography, Brain MRI
④ ventriculography, cerebral angiography
⑤ cerebrospinal fluid exam, skull X-ray

193 질병과 검사법의 연결이 잘못된 것은?

① menigitis - spinal tapping
② epilepsy - electroencephalography
③ cerebral concusson - brain MRI
④ CVA - cerebral angiogram
⑤ herniated lumbar disc - carotidography

194 성격을 측정하는 검사 방법은?

① I.Q test(intelligence quotient)
② double blind test
③ Holter Monitering test
④ Aschheim - Zondek test
⑤ MMPI(Minnesota multiphasic personality inventory)

195 신경계 질환을 진단하는 검사법이 아닌 것은?

① myelography
② tonometry
③ ventriculography
④ electroencephalography
⑤ spinal tapping

196 다음 질병과 관계없는 검사법은?

① meningitis - spinal tapping
② epilepsy - electroencephalography
③ cerebral concussion - brain CT scan
④ cerebrovascular accident - cerebral angiography
⑤ herniated lumbar disc - carotidangiography

197 수면장애를 진단하기 위하여 다양한 수면양상을 기록하는 방법을 무엇이라고 하는가?

① evoked potentials
② nerve conduction velocity
③ polysomnography
④ cisternalgraphy
⑤ electroencephalography

198 뇌혈관 촬영은?

① myelography
② ventriculography
③ cerebral angiography
④ electroencephalography
⑤ catheterization

199 (   )은 피부 이식에 필요한 도구인 피부 절제기란 의미로 한쌍의 척수신경에 의해 지배를 받는 피부 지각 영역의 뜻을 의미한다.

① dermatosis
② dermatome
③ dermotropic
④ dermophyte
⑤ dermis

200 CVA를 일으킬 수 있는 요인이라고 볼 수 없는 것은?

① hemorrhage
② embolism
③ thrombosis
④ dyskinesia
⑤ aneurysm

192. ① 193. ⑤ 194. ⑤ 195. ② 196. ⑤ 197. ③ 198. ④ 199. ② 200. ④

201 **CVA에 대한 설명이 잘못된 것은?**

① cerebrovascular accident의 약어이다. ② stroke이라고도 한다.
③ hemiplegia가 흔히 나타난다. ④ apoplexy와 동의어로 뇌졸중이라 한다.
⑤ 뇌혈관 장애로 인한 대뇌기능의 이상을 총칭한다.

202 **CVA의 동의어는?**

① apoplexy ② cerebral hemorrhage ③ cerebral embolism
④ cerebral thrombosis ⑤ aneurysm rupture

203 **HNP와 같은 경우를 뜻하는 용어는?**

① herniated intervertebral disk ② cerebral concussion
③ epidural hematoma ④ rachischisis
⑤ spina bifida

204 **검사법의 약어가 잘못 설명된 것은?**

① MRI : Magnetic Resonance Imaging ② CT : Computed Tomography
③ DSA : Digital Subtraction Angiography ④ PET : Position-Emission tomography
⑤ CXR PA view : Chest X-Ray Proximo - Afferent view

205 **뇌파검사의 약어는?**

① PVG ② EMG ③ PEG ④ EEG ⑤ ECG

206 **추간판 탈출의 약어로 조합된 것은?**

가. HIVD	나. HNP	다. HID	라. HLD

① 가, 나, 라 ② 가, 다 ③ 나, 라 ④ 라 ⑤ 가, 나, 다, 라

207 **뇌의 혈액공급의 장애로 인한 mini-stroke라도 하는 것은?**

① TIA ② hemiplegia ③ HNP ④ rabis ⑤ ALS

208 **기뇌 조영술(공기뇌 검사법)을 뜻하는 약어는?**

① PNS ② PEG ③ EEG ④ CSF ⑤ CNS

209 **중추신경계를 뜻하는 약어는?**

① CVA ② CSF ③ CNS ④ PNS ⑤ PEG

210 **stroke을 뜻하는 것은?**

① TIA ② ALA ③ ALS ④ CVA ⑤ PCN

211 **신경정신과적인 검사가 아닌 것은?**

① EEG ② MMPI ③ TAT ④ SCT ⑤ PFT

---

201. ⑤ 202. ① 203. ① 204. ⑤ 205. ④ 206. ① 207. ① 208. ② 209. ③ 210. ④ 211. ⑤

212 **C.S.F 검사를 하고자 할 때 실시하는 검사는?**

① lumbar puncture ② angiography ③ ventriculography
④ trephination ⑤ vagotomy

213 **항우울제를 뜻하는 것은?**

① antianxiety agents ② lithium ③ hallucinogens
④ sedative ⑤ antidepressant

214 **정신의학을 뜻하는 용어는?**

① psychology ② psychodrama ③ psychiatry
④ psychoanalysis ⑤ psychotherapy

215 **통증 완화제로 조합된 것은?**

가. antidiuretics	나. antipyretics	다. narcotics	라. heparin

① 가, 나, 다 ② 가, 나 ③ 나, 라 ④ 다 ⑤ 가, 나, 다, 라

212. ① 213. ⑤ 214. ③ 215. ④

12 감각기계

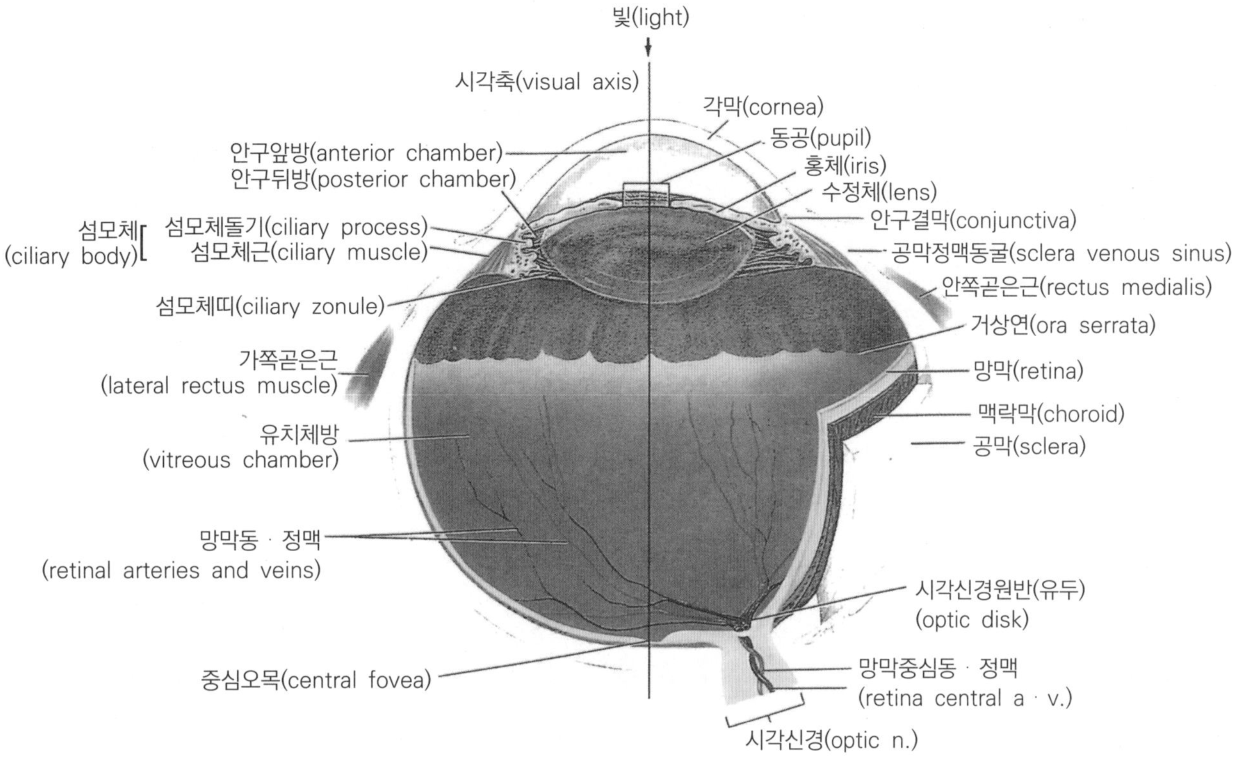

그림 12-1. 안구의 구조

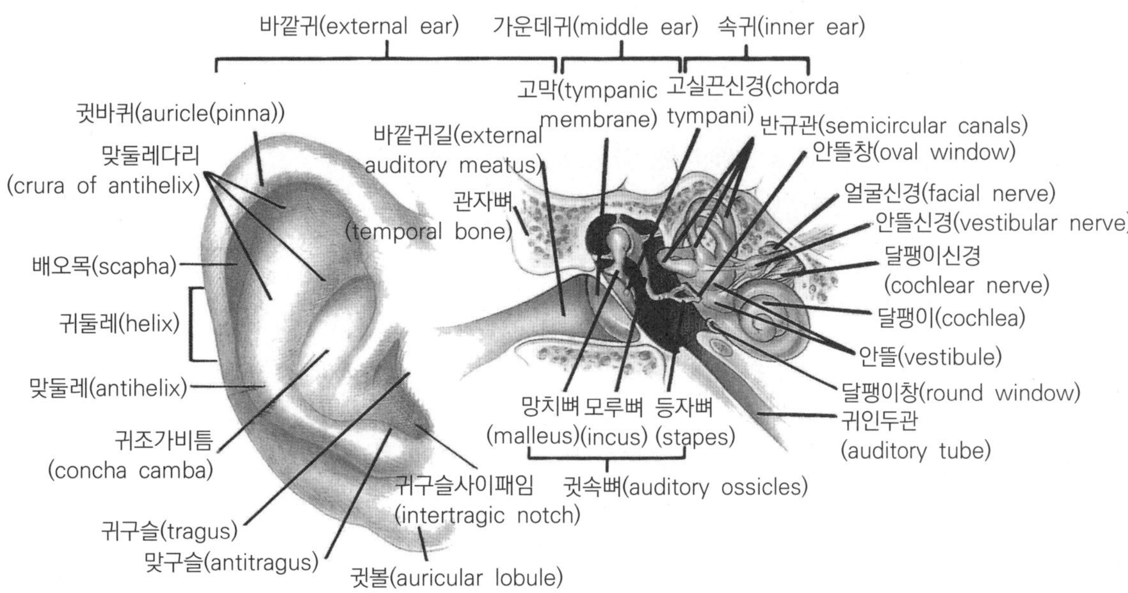

그림 12-2. 평형 · 청각기(오른쪽, 전두단면)

1. 해부학적 용어(Anatomic terms)

1) 눈의 구조

(1) Eyeball 안구, 눈알

- outer coat 외막
  - • cornea 각막, 맑은막
  - • sclera 공막, 흰자위막
- middle coat 중막, 포도막
  - • iris 홍채
  - • ciliary body 섬모체, 모양체
  - • choroid 맥락막, 얽힘막
- inner coat 내막
  - • retina 망막
- 눈내용물
  - • lens 수정체
  - • vitreous body 유리체
  - • aqueous humor 방수

(2) Accessory organ 눈부속기

- • orbit 안와
- • eyelid 눈꺼풀, 안검
- • conjunctiva 결막, 이음막
- • extraocular muscle 외안근 등

2) 귀의 구조

(1) External ear 바깥귀

- • auricle 귓바퀴
- • external auditory meatus 바깥귓길(외이도)
- • cerumen(ear wax) 귀지 분비

(2) Middle ear 중간귀

- • auditory ossicle 귓속뼈(이소골)
  : malleus 망치뼈(추골), incus 모루뼈(침골), stapes 등자뼈(등골)
- • tympanic membrane 고막
- • oval window 난원창
- • auditory tube 귀인두관

(3) Inner ear 속귀

- • bone labyrinth 뼈미로
  : cochlea 달팽이(와우), semicircular canal 반고리뼈관(반규관)
- • membraneous labyrinth 막미로
  : saccule 둥근주머니(구형낭), utricle 타원주머니(난형낭)

2. 빛의 전달 경로

각막, 맑은 막(cornea)
↓
안구앞방(anterior chamber), 안구앞방수(aqueous humor)
↓
동공(pupil)
↓
수정체(lens)
↓
유리방(vitreous chamber), 유리체(vitreous humor)
↓
망막(retina)
↓
시각신경섬유(optic nerve fiber)
↓
시각신경교차(optic chiasm)
↓
시상(thalamus)
↓
대뇌겉질(cerebral cortex)

3. 소리의 전달 경로

바깥귀: 귓바퀴(pinna) → 바깥귀길(external auditory canal) → 고막(tympanic membrane)

가운데귀: 고막(tympanic membrane) → 망치뼈(malleus) → 모루뼈(incus) → 등자뼈(stapes)

속귀: 난원창(oval window) → 달팽이(cochlea) → 코르티 기관의 청각액과 수용기(auditory liquid and receptors in the organ of corti)

귓바퀴(pinna)
↓
바깥귀길(external auditory canal)
↓
고막(tympanic membrane)
↓
망치뼈(malleus)
↓
모루뼈(incus)
↓
등자뼈(stapes)
↓
난원창(oval window)
↓
달팽이(cochlea)
↓
코르티 기관의 청각액과 수용기(auditory liquid and receptors in the organ of corti)
↓
청신경섬유(auditory nerve fibers)
↓
대뇌: cerebral cortex(대뇌겉질)

4. 용어분석(Analysis of terms)

ambly/o	희미한
blephar/o, palpebr/o	눈꺼풀
choroid/o	맥락막
conjunctiv/o	결막
cor/o, pupill/o	동공
cycl/o	모양체, 섬모체
dacryocyst/o	눈물주머니
ir/o, irid/o	홍채
is/o	동일한
kerat/o, corne/o	각막
lacrim/o, dacry/o	눈물
mydr/o	넓은
ophthalm/o, ocul/o	눈
opt/o	눈, 시야

phac/o, phak/o	수정체
phot/o	빛
presby/o	노인
retin/o	망막
scler/o	공막
uve/o	포도막
vitre/o	유리체
xer/o	건조한
acous/o, audi/o, audit/o	청각, 청력
aur/o, auricul/o, ot/o	귀
mastoid/o	꼭지돌기
myring/o, tympan/o	고실
salping/o	귀인두관
son/o, phon/o	소리

감각기계 문제

01 다음 중 설명이 맞는 것으로만 연결된 것은?

가. organ of corti는 와우에 있는 청각수 용기이다.
나. 귀의 평형기관으로는 반고리관, 구형낭, 타원낭이 있다.
다. 이관은 가운데귀와 인두를 연결하는 관으로 압력차로 인해 고막이 터지는 것을 방지한다.
라. 가운데귀의 이소골은 침골(모루뼈, incus), 추골(망치뼈, malleus), 등골(등자뼈, stapes)을 포함한다.

① 가, 나, 다 ② 가, 다 ③ 나, 라 ④ 라 ⑤ 가, 나, 다, 라

02 다음 중 중이(가운데귀, middle ear)에 속하지 않는 것은?

① tympanic membrane ② malleus ③ oval window
④ cochlea ⑤ incus

03 가운데귀와 속귀를 구분해주는 막은?

① tympanic membrane ② eustachian tube ③ oval window
④ labyrinth ⑤ pinna

04 가운데귀(middle ear)에 속하는 것은?

가. vestible 나. auditory tube 다. semicircular canal
라. tympanic membrane 마. cochlea

① 다, 라 ② 나, 마 ③ 나, 라 ④ 가, 다 ⑤ 가, 마

05 바깥귀(external ear)에 속하는 것은?

가. auricle 나. cochlea 다. eustachian tube
라. cerumen 마. external auditory meatus 바. vestibul

① 가, 라, 마 ② 가, 나, 다 ③ 나, 라, 바 ④ 다, 라, 마 ⑤ 가, 다, 바

06 음파를 뇌로 전달하는 기능을 하는 곳은?

① external auditory meatus ② auricle ③ labyrinth
④ eustachian tube ⑤ tympanic cavity

07 귀의 한 부분으로 공수와 음파의 전달에 관계되는 곳은?

① external ear ② middle ear ③ internal ear
④ auditory tube ⑤ outer ear

08 고막 내외의 압력을 대기의 압력과 일치하도록 유지하는 것은?

① cochlea ② auditory tube ③ eardrum ④ auricle ⑤ saccule

---

1. ⑤ 2. ④ 3. ③ 4. ③ 5. ① 6. ③ 7. ② 8. ②

09 눈을 통과하는 빛의 양을 조절하는 기능을 하는 것은?

① retina ② ciliarybody ③ cornea ④ conjunctiva ⑤ iris

10 청력을 감지하며 달팽이 모양을 닮은 구조는?

① eustachian tube ② cochlea ③ labyrinth
④ saccule ⑤ stapes

11 속귀에 있는 청각 수용기는?

① auricle ② labirynth ③ ossicle
④ semicircular cannal ⑤ organ of corti

12 이소골(청소골, auditory ossicle)로 연결된 것은?

① malleus - stapes - cochlea ② incus - stapes - saccule
③ malleus - incus - stapes ④ oval window - cochlea - stapes
⑤ stapes - malleus - saccule

13 이개(귓바퀴, auricle)로부터 소리의 전파경로가 맞게 연결된 것은?

① auricle - incus - mallues - auditory nerve fiber - cerebral cortex
② auricle - malleus - tympanic membrane - cochlea - cerebral cortex
③ auricle - malleus - stapes - cochlea - cerebral cortex
④ auricle - stapes - incus- oval window - cerebral cortex
⑤ auricle - malleus - cochlea - stapes - cerebral cortex

14 외이(바깥귀)와 중이(가운데귀) 사이의 막은?

① tympanic membrane ② oval window ③ malleus
④ saccule ⑤ labyrinth

15 내이(속귀)에 있는 반원상의 고리를 무엇이라 하는가?

① cochlea ② eustachian tube ③ semicircular canals
④ tympanic cavity ⑤ labyrinth

16 외부의 음파를 고막으로 전달하는 기능을 하는 곳은?

① auricle ② external auditory meatus ③ tympanic membrane
④ oval window ⑤ labyrinth

17 vertigo의 뜻은?

① mutism ② syncope ③ dizziness ④ tinitus ⑤ deafness

18 노인성 난청을 나타내는 용어는?

① vertigo ② presbycusis ③ otalgia ④ otorrhea ⑤ macrotia

19 청각 기능 이외의 또 다른 귀의 기능은?

① thinking ② memory ③ equilibrium ④ hearing ⑤ sensation

---

9. ⑤ 10. ② 11. ⑤ 12. ③ 13. ③ 14. ① 15. ③ 16. ② 17. ③ 18. ② 19. ③

20 **청각 중추가 있는 곳은?**

① frontal lobe ② parietal lobe ③ temporal lobe ④ occipital lobe ⑤ central lobe

21 **시각 중추가 있는 곳은?**

① frontal lobe ② parietal lobe ③ temporal lobe ④ occipital lobe ⑤ central lobe

22 **수정체의 굴절력은?**

① coordination ② lacrimation ③ accommodation
④ regulation ⑤ regurgitation

23 **각막과 홍채사이에 있으면서 안방수가 들어 있는 곳은?**

① posterior chamber ② vitreous body ③ sclera
④ anterior chamber ⑤ iris

24 **안구를 싸고 있으면서 흰색을 띄는 부위는?**

① choroid ② sclera ③ retina ④ cornea ⑤ pupil

25 **눈의 중심에 있는 검은 부분을 무엇이라 하나?**

① pupil ② conjunctiva ③ cornea ④ sclera ⑤ lens

26 **눈의 동공(pupil) 뒤에 있으면서 투명하고 양쪽으로 둥근면을 가진 것은?**

① crystalline lens ② cornea ③ iris ④ cones ⑤ choroid

27 **굴절과 관련 있는 눈의 구조는?**

가. cornea	나. lens	다. anterior chamber	라. pupil

① 가, 나, 다 ② 가, 다 ③ 나, 라 ④ 라 ⑤ 가, 나, 다, 라

28 **포도막(uvea)에 대한 내용으로 맞게 연결된 것은?**

① 동공, 홍채, 결막 ② 맥락막, 각막, 공막 ③ 맥락막, 홍채, 모양체
④ 동공, 결막, 각막 ⑤ 홍채, 망막, 모양체

29 **안구의 혈관층은?**

① cornea ② sclera ③ uvea ④ choroid ⑤ retina

30 **빛이 통과하는 기관을 순서대로 나열한 것 중 옳은 것은?**

① cornea-lens-retina-pupil ② cornea-lens-retina-thalamus
③ conjunctiva-pupil-anterior chamber-lens ④ conjunctiva-optic nerve fibers-retina-lens
⑤ cornea-lens-pupil-retina

31 **눈의 감각 신경층으로 불리는 막은?**

① cornea ② choroid ③ iris ④ retina ⑤ uvea

---

20. ③ 21. ④ 22. ③ 23. ④ 24. ② 25. ① 26. ① 27. ① 28. ③ 29. ③ 30. ② 31. ④

32 안구의 구조에 대한 용어가 잘못 연결된 것은?

① eyelid-안검 ② sclera-공막 ③ cornea-각막 ④ choroid-포도막 ⑤ iris-홍채

33 안구 전방의 외막은?

① cornea ② sclera ③ choroid ④ retina ⑤ iris

34 안구의 후방에 있는 중간막의 이름은?

① cornea ② sclera ③ choroid ④ ciliary body ⑤ iris

35 수정체와 망막사이 공간에 있는 젤리같은 물질을 무엇이라 하는가?

① orbit ② vitreous body ③ crystalline lens
④ iris ⑤ trabeculae

36 coloboma에서 나타나는 결손조직은?

① iris, ciliary body, choroid ② iris, pupil ③ pupil, retina, lens
④ retina, lens, choroid ⑤ sclera, cornea

37 다음 중 설명이 옳은 것으로만 짝지어진 것은?

> 가. visual acuity test는 시력검사표를 사용하여 시각의 명료성을 검사하는 것을 말한다.
> 나. 어두운 곳에서는 홍채의 방사근이 동공을 확장시켜 빛이 많이 들어오도록 한다.
> 다. 원시를 교정하기 위해서 양면 볼록렌즈를 사용한다.
> 라. 모양체는 수정체(lens)의 모양과 두께를 조절하여 빛의 굴절을 돕는다.

① 가, 나, 다 ② 가, 다 ③ 나, 라 ④ 라 ⑤ 가, 나, 다, 라

38 바이러스성 결막염을 뜻하는 용어는?

① viral hepatitis ② viral meningitis ③ viral conjunctivitis
④ poliomyelitis ⑤ enteritis

39 accommodation은 (   )란 뜻으로 (   )곡면의 변화로서 외부로부터 들어오는 광선을 이용하여 (   )위에 상을 맺게 하는 기능이다. 맞게 연결된 것은?

① 집중, 홍채, 거미막 ② 조절, 수정체, 망막 ③ 집중, 수정체, 망막
④ 조절체, 홍채, 거미막 ⑤ 집중, 수정체, 지주막

40 용어의 해석이 잘못된 것은?

① otitis media-가운데 귀염(중이염) ② salpingitis-귀인두관염
③ labyrinthitis-미로염 ④ myringitis-꼭지돌기염
⑤ aerotitis-항공성 중이염

41 꼭지돌기염을 뜻하는 용어는?

① salpingitis ② serous otitis media ③ mastoiditis
④ labyrinthitis ⑤ myringitis

---

32. ④ 33. ① 34. ③ 35. ② 36. ① 37. ⑤ 38. ③ 39. ② 40. ④ 41. ③

42 귀의 염증질환에 대한 해석이 잘못된 것은?

① otitis media-중이염 ② myringitis-고막염 ③ labyrinthitis-외이염
④ mastoiditis-유양돌기염 ⑤ salpingitis-이관염

43 화농성 중이염에서 고막에 생기는 화농성 물질을 제거함으로서 막을 수 있는 염증성 질환은?

① tympanitis ② barotitis ③ tinnitus ④ mastoiditis ⑤ otosclerosis

44 화농성 중이염을 뜻하는 용어는?

① mastoiditis ② labyrinthitis ③ myringitis
④ serous otitis media ⑤ suppurative otitis media

45 장액성 중이염은?

① suppurative otitis media ② serous otitis media ③ labyrinthitis
④ mastoiditis ⑤ salpingitis

46 진주종 또는 담지종으로 불리는 용어는?

① acoustic neuroma ② cholesteatoma ③ senile deafness
④ otosclerosis ⑤ anotia

47 지성강청(자가공명)을 뜻하는 용어는?

① autophony ② tinnitus ③ earache ④ deafness ⑤ dizziness

48 귀 또는 머리에서 시끄러운 소리가 나는 증상은?

① chronic otitis ② myringitis ③ labyrinthitis ④ tinnitus ⑤ barotitis

49 뇌의 청신경에서 유래하는 양성종양은?

① cholesteatoma ② retinoblastoma ③ acoustic neuroma
④ glaucoma ⑤ macrotia

50 음파의 방해로 내이(속귀, internal ear)까지 소리가 전달되지 못하여 생기는 난청은?

① acquired deafness ② conductive deafness ③ senile deafness
④ contral deafness ⑤ congenital deafness

51 연령이 증가함에 따라 귀에 생기는 진행성 청력 감퇴는?

① presbyopia ② presbycusis ③ deafness
④ otosclerosis ⑤ Meniere's disease

52 hearing disturbance는?

① tinnitus ② otalgia ③ deafness ④ otorrhea ⑤ autophony

53 외이가 없는 것을 뜻하는 용어는?

① anotia ② microtia ③ aural atresia ④ otitis media ⑤ otosclerosis

---

42. ③ 43. ④ 44. ⑤ 45. ② 46. ② 47. ① 48. ④ 49. ③ 50. ② 51. ② 52. ③ 53. ①

54 가운데귀(middle ear)에서 고름(pus)을 형성하는 염증은?

① serous media ② purulent otitis media ③ serous otitis interna
④ purulent otitis interna ⑤ serous otitis externa

55 귀의 압력(pressure)이 증가되어 생긴 염증은?

① serous otitis ② purulent otitis ③ barotitis ④ tympanitis ⑤ tinnitus

56 귓볼(pinna)이 비정상적으로 비대해진 것은?

① microtia ② macrotia ③ otosclerosis ④ otitis ⑤ otorrhea

57 이개가 비정상적으로 비대해지는 것은?

① microtia ② otosclerosis ③ macrotia ④ otitis ⑤ otorrhea

58 바깥귀(external)에서 분비되며 일명 Ear Wax라고 하는 것은?

① cilia ② endolymph ③ cerumen ④ perilymph ⑤ labyrinth

59 dried ear wax를 뜻하는 용어는?

① microtia ② deafness ③ otorrhea
④ cerumen ⑤ impacted cerumen

60 amblyopia가 뜻하는 것은?

① 근시 ② 원시 ③ 약시 ④ 노안시 ⑤ 복시

61 다음 중 안구건조증을 뜻하는 용어는?

① entropion ② exotropia ③ hemianopia ④ mydriasis ⑤ xerophthalmia

62 안구가 건조해져 있는 상태는?

① xerophthalmia ② xeropia ③ xeroderma
④ ophthalmopathy ⑤ xerostomia

63 다음 중 각막염을 나타내는 용어는?

① iritis ② keratitis ③ scleritis ④ conjunctivitis ⑤ blephalitis

64 용어의 뜻이 바르게 연결된 것은?

가. pterygium - 군날개	나. entropion - 눈꺼풀속말림
다. exotropia - 외사시	라. hordeolum - 콩다래끼

① 가, 나, 다 ② 가, 다 ③ 나, 라 ④ 라 ⑤ 가, 나, 다, 라

65 용어의 해석이 잘못된 것은?

① coloboma-결손증 ② cataract-각막염 ③ glaucoma-녹내장
④ aphakia-무수정체증 ⑤ blepharoptosis-안검하수증

54. ② 55. ③ 56. ② 57. ③ 58. ③ 59. ④ 60. ③ 61. ⑤ 62. ① 63. ② 64. ① 65. ②

66 안구진탕증을 뜻하는 용어는?

① cataract ② glaucoma ③ nystagmus ④ strabismus ⑤ chalazion

67 망막박리를 뜻하는 용어는?

① corneal detachment ② scleral detachment ③ retinal detachment
④ retinal atherosclerosis ⑤ retinal atrophy

68 사시를 뜻하는 용어는?

① hemianopia ② amblyopia ③ strabismus ④ nystagmus ⑤ myopia

69 사시(사팔뜨기)를 설명한 용어가 아닌 것은?

① esotropia-내사시 ② exotropia-외사시 ③ hypertropia-상사시
④ hypotropia-하사시 ⑤ hemiatropia-반사시

70 안구의 불수의적 운동을 나타낸 용어는?

① cataract ② glaucoma ③ nystagmus ④ strabismus ⑤ chalazion

71 망막이 두 층으로 서로 분리되어 있는 상태를 나타내는 용어는?

① diabetic retinopathy ② retinitis pigmentosa ③ macular degeneration
④ retinal detachament ⑤ retinoblastoma

72 안구의 손상으로 인해 맥락막으로부터 망막이 분리되는 증상은?

① retinitis ② choroiditis ③ retinal detachment
④ retinitis pigmentosa ⑤ diabetic retinopathy

73 retinal detachment는 어느 막의 이상인가?

① retina와 cornea ② retina와 retina ③ retina와 choroid
④ retina와 iris ⑤ retina와 sclera

74 눈의 비정상적인 편위(사팔뜨기)를 나타내는 용어는?

① glaucoma ② astigmatism ③ hemianopia ④ mydriasis ⑤ strabismus

75 난시를 뜻하는 용어는?

① strabismus ② astigmatism ③ hypermetropia
④ myopia ⑤ aphakia

76 첩모난생을 뜻하는 용어는?

① trachoma ② pterygium ③ trichiasis ④ emmetropia ⑤ chalazion

77 눈다래끼를 뜻하는 용어는?

① hordeolum ② ectropion ③ entropion ④ chalazion ⑤ hypopyon

---

66. ③ 67. ③ 68. ③ 69. ⑤ 70. ③ 71. ④ 72. ③ 73. ③ 74. ⑤ 75. ② 76. ③ 77. ①

78 용어의 해석이 잘못된 것은?

① trichiasis-첩모난생 ② astigmatism-난시 ③ pterygium-맥립종
④ chalazion-산립종 ⑤ presbyopia-노안

79 홍채 유착증은?

① synechia ② epiphora ③ aniridia ④ aphakia ⑤ amaurosis

80 시력에 관한 용어의 해석이 잘못된 것은?

① strabismus-사시 ② astigmatism-난시 ③ myopia-근시
④ hypopia-원시 ⑤ achromatopia-색맹

81 신생아 안결막염을 뜻하는 용어는?

① ophthalmia neonatorum ② bacterial conjunctivitis ③ allergic conjunctivitis
④ trachoma ⑤ chlamydial keratoconjunctivitis

82 눈의 각막이나 수정체의 만곡(굴곡)에 의해 발생하는 것은?

① strabismus ② astigmatism ③ epiphora ④ nystagmus ⑤ presbyopia

83 속눈썹의 일부 또는 전부가 불규칙하게 안구쪽으로 향하는 것을 나타내는 용어는?

① epiphora ② scotoma ③ xerophthalmia ④ trichiasis ⑤ injection

84 눈꺼풀 피지샘의 세균성 감염으로 인해 생기는 국소적이며 화농성인 증상은?

① meibomian cyst ② hordeolum ③ scotoma ④ chalazion ⑤ hemianopia

85 용어의 해석이 잘못된 것은?

① achromatopia-색맹 ② nyctalopia-야맹 ③ amblyopia-색약
④ diplopia-복시 ⑤ amblyopia-약시

86 눈의 외과적 병변은 없으면서 시신경이나 뇌질환에서 오는 실명증은?

① amaurosis ② aphakia ③ achromatopia ④ amblyopia ⑤ aniridia

87 다음 중 시선이 바깥측으로 편위되어 있는 상태를 나타내는 것은?

① entropion ② exotropia ③ hypertropia ④ ectropion ⑤ esotropia

88 수정체가 선천적으로 혹은 후천적으로 없는 상태를 나타내는 용어는?

① mydriasis ② aphakia ③ aniridia ④ amblyopia ⑤ amaurosis

89 결막의 염증을 나타내는 용어는?

① iritis ② conjunctivitis ③ scleritis ④ retinitis ⑤ keratitis

90 안구가 길거나 렌즈의 굴절력이 강해 상이 망막 앞에 맺어지는 안질환은?

① strabismus ② astigmatism ③ hyperopia ④ myopia ⑤ presbyopia

---

78. ③ 79. ① 80. ④ 81. ① 82. ② 83. ④ 84. ② 85. ③ 86. ① 87. ② 88. ② 89. ② 90. ④

91 물체의 상이 망막의 앞 부분에 맺히는 증상은?

① myopia ② hyperopia ③ emmetropia ④ presbyopia ⑤ amblyopia

92 멀리 있는 글씨나 물체가 잘 안보이는 경우를 나타내는 용어는?

① myopia ② hypermetropia ③ astigmatism ④ strabismus ⑤ diplopia

93 홍채, 모양체, 맥락막에 염증이 생긴 것은?

① iridocyclitis ② uveitis ③ choroiditis ④ iritis ⑤ retinitis

94 상이 망막 뒤에 맺어지는 현상으로 볼록렌즈로 교정하는 질환은?

① presbyopia ② amblyopia ③ hyperopia ④ diplopia ⑤ myopia

95 동공이 비정상적으로 확대된 것을 나타내는 용어는?

① photophobia ② entropion ③ blepharoptosis
④ nyctalopia ⑤ mydriasis

96 동공(pupil)이 확대되어 있는 상태는?

① corneal ulcer ② coropathy ③ corectopia ④ oculopathy ⑤ corectasis

97 렌즈의 굴절률이 짧거나 약한 증상은?

① myopia ② hyperopia ③ diplopia ④ esotropia ⑤ amblyopia

98 결막과 각막에 생기는 만성 감염증은?

① trichiasis ② chalazion ③ coloboma ④ hordeolum ⑤ trachoma

99 눈물샘(lacrimal gland)의 염증은?

① parotitis ② pterygium ③ strabismus
④ dacryoadenitis ⑤ lacrimitis

100 동공(pupil)의 크기가 서로 다른 것은?

① isocoria ② esotropia ③ anisocoria ④ emmetropia ⑤ amblyopia

101 한쪽 눈의 시선이 다른 눈의 시선에 가까워지는 사시는?

① esotropia ② exotropia ③ entropion ④ ectropion ⑤ hypotropia

102 신경세포 조직의 염증으로 간상체(막대세포, rod)와 추상체(원뿔세포, cone)로 구성된 것은?

① keratitis ② choroiditis ③ iritis ④ scleritis ⑤ retinitis

103 각막뒤 안구 전방에 고름(pus)이 고인 상태는?

① empyema ② hypema ③ aphakia ④ hypopyon ⑤ cycloplegia

104 동공(pupil)이 한 쪽으로 치우쳐 있는 상태는?

① cycloplegia ② corectopia ③ corectasis ④ coropathy ⑤ keratopathy

---

91. ① 92. ① 93. ② 94. ③ 95. ⑤ 96. ⑤ 97. ② 98. ⑤ 99. ④ 100. ③ 101. ① 102. ⑤ 103. ④ 104. ②

105 눈꺼풀이 비대해 지면서 탄력성이 없어지는 상태는?

① blepharoptosis ② blepharochalasis ③ ophthalmoplegia
④ blepharoplegia ⑤ blepharoplasty

106 노인의 경우에 시야가 비정상적인 증상은?

① myopia ② emmetropia ③ presbyopia ④ esotropia ⑤ myopia

107 시력이 희미해지는 증상은?

① presbyopia ② emmetropia ③ amblyopia ④ esotropia ⑤ diplopia

108 기질적 장애 없이 시력이 약해진 상태는?

① astigmatism ② myopia ③ diplopia ④ amblyopia ⑤ nyctalpia

109 눈꺼풀의 피지샘이 확대되면서 생기는 질환으로 작고 딱딱한 덩어리를 형성하는 증상은?

① chalazion ② hordeolum ③ glaucoma ④ cataract ⑤ strabismus

110 망막의 경화가 길어나면서 색소가 침착되는 증상은?

① retinitis ② choroiditis ③ retinitis pigmentosa
④ diabetic retinopathy ⑤ iridocyclitis

111 물체의 상이 망막의 앞 부분에 맺히는 증상과 렌즈의 굴절력이 짧거나 약한 증상은?

① hyperopia-myopia ② diplopia-emmetropia ③ amblyopia-presbyopia
④ esotropia-emmetropia ⑤ myopia-hyperopia

112 눈꺼풀이 아래로 처지는 현상을 뜻하는 용어는?

① coloboma ② cataract ③ glaucoma
④ blepharoptosis ⑤ aphakia

113 색을 구별하지 못하는 열성 유전 질환 용어는?

① hemianopia ② achromatopsia ③ photophobia
④ exotropia ⑤ hypotropia

114 물체의 상이 2개로 보이는 경우는?

① amblyopia ② diplopia ③ hypermetropia
④ astigmatism ⑤ myopia

115 근거리보다 원거리의 물체를 더 잘보는 시력은?

① myopia ② astigmatism ③ hypermetropia
④ strabismus ⑤ diplopia

116 color blindness는?

① achromatopsia ② presbyopia ③ nystagmus ④ nyctalopia ⑤ astigmatism

---

105. ② 106. ③ 107. ③ 108. ④ 109. ① 110. ③ 111. ⑤ 112. ④ 113. ② 114. ② 115. ③ 116. ①

117 **복시를 뜻하는 용어끼리 모아진 것은?**

① diplopia, myopia ② double vision, epiphora
③ hypermetropia, double vision ④ diplopia, double vision
⑤ myopia, hypermetropia

118 **epidermic parotitis와 동의어는?**

① mumps ② whooping cough ③ candidiasis
④ allergic rhinitis ⑤ viral meningitis

119 **뇌압상승과 같이 나타나는 유두부종을 뜻하는 용어는?**

① epiphora ② glaucoma ③ papilledema ④ chalazion ⑤ hordeolum

120 **용어의 해석이 맞지 않는 것은?**

① injection - congestion ② diplopia - double vision
③ nystagmus - blindness ④ amaurosis - blindness
⑤ xerophthalmia - excessive dryness

121 **안구의 충혈을 뜻하는 용어는?**

① retinal hemorrhage ② injection ③ emmetropia
④ diplopia ⑤ cyclopia

122 **시야 내에 있는 시력이 저하된 부분은?**

① injection ② scotoma ③ eyelid ④ hyphemia ⑤ emmetropia

123 **누선에 농이 형성된 상태를 뜻하는 용어는?**

① dacryoadenitis ② dacryocystitis ③ lacrimal abscess
④ conjuntivitis ⑤ blepharitis

124 **귀속에서 출혈로 혈액 응고 덩어리가 생긴 경우는?**

① otohematoma ② otorrhea ③ autophony ④ tinnitus ⑤ otosclerosis

125 **빛에 대한 공포를 나타내는 것은?**

① photophobia ② hydrophobia ③ photophilia ④ hydrophilia ⑤ diplopia

126 **용어의 연결이 잘못된 것은?**

① myopia - near sighted ② hypermetropia - far sighted
③ diplopia - double vision ④ emmetropia - abnormal vision
⑤ nyctalopia - night blindness

127 **골미로가 경화된 상태는?**

① impacted cerumen ② deafness ③ presbycusis
④ otosclerosis ⑤ cholesteatoma

---

117. ④ 118. ① 119. ③ 120. ③ 121. ② 122. ② 123. ③ 124. ① 125. ① 126. ④ 127. ④

128 **수정체가 혼탁해져서 시력이 떨어지는 것은?**

① blepharoptosis ② cataract ③ glaucoma ④ anisocoria ⑤ aphakia

129 **안압이 상승하여 발생하는 안 질환은?**

① blepharoptosis ② cataract ③ glaucoma ④ anisocoria ⑤ aphakia

130 **meniere's syndromes에 대한 설명이 아닌 것은?**

① 제8뇌신경에 의한 진행성 양성 종양이다. ② 화농성 염증 질환이 아니다.
③ 원인불명이다. ④ 청력상실로 나타난다.
⑤ vertigo, nausea, vomiting, tinnitus를 호소한다.

131 **meniere's disease는 귀의 어느 부분의 질환인가?**

① middle ear ② internal ear ③ external ear
④ orgen of corti ⑤ tympanic membrance

132 **(　　)안에 들어갈 알맞은 용어는?**

안압 조정 기능이 침해되어 안압이 상승하여 눈의 영양상태가 침해되고 결국 시력기능에 장애가 오는 상태를 (　　)이라 하고, 수정체가 혼탁한 증세를 (　　)이라고 한다.

① cataract, glaucoma ② myopia, hyperopia ③ glaucoma, cataract
④ astigmatism, presbyopia ⑤ amaurosis, cataract

133 **안과적 감염질환은?**

① poliomyelitis ② trachoma ③ viral encephalitis
④ skin pararites ⑤ scabies

134 **가운데귀의 질환은?**

가. deafness	나. otitis media	다. macrotia	라. cholesteatoma

① 가, 나, 다 ② 가, 다 ③ 나, 라 ④ 라 ⑤ 가, 나, 다, 라

135 **속귀의 질환은?**

가. otosclerosis	나. mastoiditis	다. labyrinthitis	라. myringitis

① 가, 나, 다 ② 가, 다 ③ 나, 라 ④ 라 ⑤ 가, 나, 다, 라

136 **안근 조절이 안 되면서 생기는 질환이 아닌 것은?**

① squint ② esotropia ③ exotropia
④ emmetropia ⑤ strabismus

128. ② 129. ③ 130. ① 131. ② 132. ③ 133. ② 134. ③ 135. ② 136. ④

137 **glaucoma에 대한 설명 중 맞는 것은?**

① 무색투명한 수정체 혼탁이 나타난다. ② 눈꺼풀이 아래로 쳐진다.
③ 방수 유출이 안 되어 안압이 상승한다. ④ 망막과 맥락막이 분리된다.
⑤ 안검의 염증이다.

138 **stye의 동의어는?**

① cholesteatoma ② chalazion ③ scotoma ④ hordeolum ⑤ trichiasis

139 **farsightedness와 같은 뜻은?**

① myopia ②hyperopia ③ diplopia ④ astigmatism ⑤ emmetropia

140 **keratoplasty와 동의어는?**

① corneal graft ② iridodialysis ③ blepharoplasty
④ keratocentesis ⑤ sclerectomy

141 **ear drum과 동의어는?**

① oval window ② malleus ③ incus
④ stapes ⑤ tympanic membrane

142 **earache와 동의어는?**

① otalgia ② deafness ③ otorrhea ④ dizziness ⑤ tinnitus

143 **동의어의 연결이 잘못된 것은?**

① auricle - pinna ② auditory tube - eustachian tube
③ ear drum - tympanic membrane ④ cholesteatoma - pearl tumor
⑤ salpingitis - labyrinthitis

144 **fenestration이 실시되는 해부학적 부위는?**

① 이개 ② 고막 ③ 난원창 ④ 반규관 ⑤ 이소골

145 **내이의 개창술을 뜻하는 용어는?**

① fenestration ② myringotomy ③ otoplasty
④ mastoidectomy ⑤ malleotomy

146 **이경화(otosclerosis)로 인하여 생기는 난청을 치료해 주는 수술은?**

① fenestration ② lacrimation ③ accomodation
④ pterygium ⑤ ototomy

147 **다음 중 백내장이 있을때 시행할 수 있는 수술은?**

① intracapsular extraction ② iridectomy ③ scleral bucking
④ corneocentesis ⑤ blepharoplasty

---

137. ③ 138. ④ 139. ② 140. ① 141. ⑤ 142. ① 143. ⑤ 144. ④ 145. ① 146. ① 147. ①

148 **cataract와 관련된 수술명은?**

① keratoplasty ② Elliot's operation ③ dacryocystectomy
④ vitrectomy ⑤ extracapsular extraction

149 **백내장시 수정체를 적출해 내는 낭내 적출술에 해당하는 것은?**

① ECCE ② Keratoplasty ③ Elliot's operation
④ PE tube ⑤ ICCE

150 **Elliot's operation이 실시되는 질병 용어는?**

① cataract ② glaucoma ③ photophobia ④ aphakia ⑤ astigmatism

151 **iridectomy를 하는 경우는?**

① glaucoma ② cataract ③ hordeolum ④ synechia ⑤ aniridia

152 **iridodialysis가 시행되는 경우는?**

① cataract ② synechia ③ aniridia ④ aphakia ⑤ glaucoma

153 **다음 용어의 해석이 잘못된 것은?**

① mastoidectomy - 유양돌기 절제술 ② myringotomy - 고막절개술
③ otoplasty - 안검성형술 ④ fenestration - 개창술
⑤ stapedectomy - 등골 절제술

154 **이경화증(otosclerosis)이 있을때 시행하는 처치명은?**

① mastoidectomy ② myringotomy ③ otoplasty
④ stapedectomy ⑤ audiometry

155 **tympanotomy를 실시하는 질환은?**

① salpingitis ② myringotomy ③ otosclerosis
④ macrotia ⑤ suppurative otitis media

156 **각막을 이식해 주는 수술은?**

① keratoplasty ② iridotomy ③ coroplasty ④ iridectomy ⑤ keratopathy

157 **망막 박리(retinal detachment)의 경우에 시행하는 처치명은?**

① intracapsular cataract extraction ② iridectomy
③ keratoplasty ④ buckling
⑤ extracapsular cataract extraction

158 **otitis media를 치료하는 수술은?**

① fenestration ② mastoidectomy ③ otoplasty
④ labyrinthectomy ⑤ myringotomy

---

148. ⑤ 149. ⑤ 150. ② 151. ① 152. ② 153. ③ 154. ④ 155. ⑤ 156. ① 157. ④ 158. ⑤

159 **Meniere's syndrome의 경우에 labyrinthectomy를 하는 부위는?**

① middle ear ② tympanic membrane ③ auricle
④ external ear ⑤ internal ear

160 **눈꺼풀 처짐인 경우에 하는 처치명은?**

① ophthalmoplasty ② cyclophoria ③ iridectomy
④ blepharoplasty ⑤ keratoplasty

161 **녹내장을 진단하기 위해 하는 검사는?**

① audiometry ② ophthalmoscopy ③ tonometry
④ otoscopy ⑤ visual field test

162 **청력검사를 뜻하는 용어는?**

① otoscopy ② audiometry ③ tympanometry ④ fenestration ⑤ tonometry

163 **안압측정법은?**

① tonometry ② ophthalmoscopy ③ otometry
④ fundoscopy ⑤ retinoscopy

164 **이경(otoscope)을 사용하여 귀를 검사하는 방법은?**

① audiometry ② typanometry ③ otometry ④ otoscopy ⑤ myringometry

165 **body balance를 검사 하기 위한 방법은?**

① fenestration ② caloric test ③ Romberg's test
④ audiometric test ⑤ tunic folk test

166 **눈의 안저(fundus)를 검사 하는 방법은?**

① funduscopy ② otoscopy ③ tonometry ④ enterometry ⑤ pelvimetry

167 **다음 중 서로 맞게 연결된 것은?**

① visual acuity - 시야검사 ② visual field test - 시력검사 ③ optician - 검안사
④ diopter - 굴절도 ⑤ optometrist - 안경사

168 **안과적 검사가 아닌 것은?**

① visual acuity ② visual field test ③ tonometry
④ funduscopy ⑤ audiometry

169 **다음 중 약어의 설명이 잘못된 것은?**

① AD : 오른쪽 귀 ② OU : 양안 ③ VF : 시력의 정확도
④ ENT : 이비인후과 ⑤ OS : 왼쪽눈

170 **오른쪽 귀를 의미하는 약어는?**

① AD ② AS ③ HD ④ ENT ⑤ BC

---

159. ⑤ 160. ④ 161. ③ 162. ② 163. ① 164. ④ 165. ③ 166. ① 167. ④ 168. ⑤ 169. ③ 170. ①

171 left eye를 뜻하는 것은?

① OD ② AD ③ OS ④ OU ⑤ AS

172 약어와 그 풀이가 맞는 것은?

가. AD-right ear	나. AS-left ear	다. AU-both ear	라. AP-posterior ear

① 가, 나, 다 ② 가, 다 ③ 나, 라 ④ 라 ⑤ 가, 나, 다, 라

173 양쪽 눈을 의미하는 약어는?

① OD ② OS ③ LE ④ OU ⑤ B.C

174 약어와 그 풀이가 맞는것은?

가. OD-oculus dexter	나. OB-oculus both
다. OS-oculus sinister	라. OU-oculus unit

① 가, 나, 다 ② 가, 다 ③ 나, 라 ④ 라 ⑤ 가, 나, 다, 라

175 약어의 해설이 잘못된 것은?

① OS-left eye ② OU-both eye ③ OD-right eye
④ VF-visual field ⑤ VA-visual aid

176 왼쪽의 귀를 의미하는 약어는?

① AD ② AS ③ HD ④ ENT ⑤ BC

177 귀와 관련된 약어는?

가. AS	나. OD	다. AD	라. OS

① 가, 나, 다 ② 가, 다 ③ 나, 라 ④ 라 ⑤ 가, 나, 다, 라

178 귀와 관련된 약어의 해석이 잘못된 것은?

① AC-both ear ② AD-right ear ③ AS-left ear
④ HD-hearing disturbance ⑤ Oto.-otology

179 귀에 생긴 질환을 다루는 학문은?

① ophthalmology ② otorhinolaryngology ③ etiology
④ oncology ⑤ endocrinology

180 시력을 검사하는 사람은?

① optician ② ophthalmologist ③ optomertist
④ ophthalmology ⑤ ophthalmopathy

---

171. ③ 172. ① 173. ④ 174. ② 175. ⑤ 176. ② 177. ② 178. ① 179. ② 180. ③

13 감염 및 기타

감염 및 기타 문제

01 접두어와 그 해석이 맞지 않는 것은?

① xero-dry ② semi-half ③ iso-simple ④ bi-two ⑤ con-together

02 접두어의 해석이 적절치 못한 것은?

① eu-well, good ② dys-difficult ③ dis-bad ④ xero-dry ⑤ neo-new

03 접두사의 해석이 잘못된 것은?

① scleo-hard ② ortho-straight ③ malaco-light
④ cry-cold ⑤ thermo-heat

04 hyper의 뜻은?

① 선천적 ② 정상 이하 ③ 정상 이상 ④ 결핍 ⑤ 비대

05 together를 뜻하는 접두어는?

① ad, ab ② syn, sym ③ an, ana ④ con, contra ⑤ bi, tetra

06 con, co, syn의 접두사의 의미는?

① other ② against ③ not ④ without ⑤ together

07 접미어의 해석이 잘못된 것은?

① ptosis-하수증 ② scopy-경검사 ③ lithasis-유착증
④ rrhexis-파열 ⑤ rrhage-출혈

08 incision을 의미하는 접미어는?

① -plasty ② -pexy ③ -ectomy ④ -stomy ⑤ -tomy

09 수술용어의 접미사 해석이 잘못된 것은?

① -pexy : separation ② -plasty : surgical repair ③ -stomy : anastomosis
④ -tomy : incision ⑤ -etomy : excision

10 irrigation 뜻을 갖는 접미사는?

① -class ② -clysis ③ -desis ④ -lysis ⑤ -trypsy

---

1. ③ 2. ③ 3. ③ 4. ③ 5. ② 6. ⑤ 7. ③ 8. ⑤ 9. ① 10. ②

11 **봉합을 뜻하는 용어는?**

가. puncture	나. rrhaphy	다. centesis	라. suture

① 가, 나, 다　② 가, 다　③ 나, 라　④ 라　⑤ 가, 나, 다, 라

12 **접미사의 해설이 잘못된 것은?**

① -scope : 들여다 보는 기구
② -scopy : 들여다 보는 검사법
③ -gram : 기록된그림, 도표
④ -graph : 기록하는 검사법
⑤ -metry : 측정하는 검사법

13 **색(color)를 뜻하는 용어는?**

가. leuko	나. cyano	다. purpuro	라. polio

① 가, 나, 다　② 가, 다　③ 나, 라　④ 라　⑤ 가, 나, 다, 라

14 **red를 뜻하는 용어는?**

가. erythro	나. rhodo	다. rubbero	라. albino

① 가, 나, 다　② 가, 다　③ 나, 라　④ 라　⑤ 가, 나, 다, 라

15 **chromocyte에서 chromo란?**

① green　② yellow　③ color　④ white　⑤ red

16 **yellow를 뜻하는 접두사가 아닌 것은?**

① xantho　② cirrho　③ polio　④ flavo　⑤ luteo

17 **흰색을 뜻하는 용어끼리 모아진 것은?**

① chloro, xantho　② leuko, albino　③ cyano, leuko　④ polio, albino　⑤ flavo, albino

18 **색의 해석이 잘못된 것은?**

① erythro, rubo-red
② cyano-blue
③ melano-black
④ alba, albino-yellow
⑤ purpuro-purple

19 **chloroma에서 chloro의 뜻은?**

① yellow　② red　③ black　④ green　⑤ white

20 **above(위)를 뜻하는 용어는?**

가. epi	나. extro	다. supero	라. infra

① 가, 나, 다　② 가, 다　③ 나, 라　④ 라　⑤ 가, 나, 다, 라

---

11. ③　12. ④　13. ⑤　14. ①　15. ③　16. ③　17. ②　18. ④　19. ④　20. ②

21 **under(아래)를 뜻하는 용어는?**

가. infra	나. hypo	다. sub	라. infero

① 가, 나, 다 ② 가, 다 ③ 나, 라 ④ 라 ⑤ 가, 나, 다, 라

22 **into(안)을 뜻하는 접두사가 아닌 것은?**

① inner ② infra ③ intra ④ en ⑤ endo

23 **out(밖)을 뜻하는 접두사가 아닌 것은?**

① external ② extra ③ ecto ④ latero ⑤ ex

24 **operation을 뜻하는 접미사는?**

가. stomy	나. scopy	다. lysis	라. metry

① 가, 나, 다 ② 가, 다 ③ 나, 라 ④ 라 ⑤ 가, 나, 다, 라

25 **반대(against)의 의미를 갖는 접두어는?**

가. contra	나. anti	다. counter	라. con

① 가, 나, 다 ② 가, 다 ③ 나, 라 ④ 라 ⑤ 가, 나, 다, 라

26 **against, opposite의 뜻을 가진 접두사는?**

① a, an ② con ③ homo ④ contra, anti ⑤ ansi

27 **adhesion과 같은 의미는?**

① crypto ② ankylo ③ mal ④ eu ⑤ pseudo

28 **출혈을 뜻하는 용어는?**

가. bleeding	나. rrhea	다. rrhage	라. rrhexis

① 가, 나, 다 ② 가, 다 ③ 나, 라 ④ 라 ⑤ 가, 나, 다, 라

29 **통증을 뜻하는 용어는?**

가. pain	나. algia	다. dynia	라. colic

① 가, 나, 다 ② 가, 다 ③ 나, 라 ④ 라 ⑤ 가, 나, 다, 라

30 **방향을 나타내는 용어가 아닌 것은?**

① supero ② infero ③ latero ④ xero ⑤ medio

---

21. ⑤ 22. ② 23. ④ 24. ② 25. ① 26. ④ 27. ② 28. ② 29. ⑤ 30. ④

31 구강과 관련된 용어는?

가. oral cavity	나. stomato	다. oro	라. costo

① 가, 나, 다 ② 가, 다 ③ 나, 라 ④ 라 ⑤ 가, 나, 다, 라

32 방향을 나타내는 접두사의 해석이 잘못된 것은?

① anterior-before ② superior-above ③ cephalo-head
④ dorso-abdomen ⑤ inferior-below

33 dextro의 반대 방향은?

① sinistro ② latero ③ intero ④ extero ⑤ postero

34 비슷한 용어끼리 연결되지 않은 것은?

① semi-hemi ② poly-multi ③ macro-megalo
④ hypo-sub ⑤ hyper-oligo

35 같은 뜻끼리 연결되지 않은것은?

① algia-dynia ② semi-hemi ③ plegia-paralysis
④ rrhage-discharge ⑤ orrhexis-rupture

36 같은 뜻끼리 연결되지 않은 것은?

① dacryo-lacryo ② mucus-myxo ③ sangui-hemo ④ sialo-sudor ⑤ hydro-aqua

37 macro와 반대의 뜻은?

① megalo ② ultra ③ micro ④ oligo ⑤ poly

38 tachy와 반대의 뜻은?

① cyclo ② brady ③ chrono ④ nycto ⑤ acutus

39 true의 반대는?

① ortho ② eu ③ pseudon ④ ambi ⑤ neo

40 수를 나타내는 접두어의 연결이 잘못된 것은?

① nulli-first ② bi-two ③ tetra-four ④ penta-five ⑤ tri-three

41 diplopia에서 diplo는?

① tri ② tetra ③ bi ④ uni ⑤ deca

42 quadri와 같은 뜻은?

① diplo ② hemi, semi ③ primi ④ tetra ⑤ quinque

---

31. ① 32. ④ 33. ① 34. ⑤ 35. ④ 36. ④ 37. ③ 38. ② 39. ③ 40. ① 41. ③ 42. ④

43 **febrile에서 febro는?**

① bad ② fever ③ dry ④ straight ⑤ well

44 **관련된 용어끼리 연결되지 않은 것은?**

① -emia : blood ② -uria : urine ③ hydro : fluid
④ cholo : bile ⑤ dacryo : sweat

45 **both의 뜻을 가진 접두어가 아닌 것은?**

① bi ② ambi ③ amphi ④ ampho ⑤ dia

46 **접미사의 해석이 틀린 것은?**

① phonia-sound ② phagia-eat ③ phasia-speech
④ phobia-fear ⑤ philia-deficiency

---

43. ② 44. ⑤ 45. ⑤ 46. ⑤

14 종양학

종양학 문제

01 islet cell tumor가 원발 부위로 생기는 장기는?

① stomach ② spleen ③ pancreas ④ kidney ⑤ duodenum

02 만성 골수성 백혈병(chronic myelogenous leukemia)의 원발 부위는?

① 척수 ② 골수 ③ 신우 ④ 연골 ⑤ 근육

03 전암(前癌)단계의 병변으로 구강 또는 혀에 비후성의 흰 반점이 생기는 것은?

① leukorrhea ② leukolysis ③ leukoplakia ④ leukopenia ⑤ leukoderma

04 신장에 생기는 악성종양으로 주로 성인에게 발생하는 질환은?

① Wilm's tumor ② hypernephroma ③ nephrolithiasis
④ pyelonephritis ⑤ nephrotic syndrome

05 난자의 변성으로 인한 비정상적인 임신이며 융모의 수포 변성으로 자궁 내강을 채우는 것은?

① hydrosalpinx ② hydramnios ③ hydatidiform mole
④ hyperemesis gravidarum ⑤ ovarina tumor

06 청년층에 빈번한 임파절의 신생물 질환으로 비장, 림프조직이 증가하는 질환은?

① lymphocytosis ② Hodgkin's disease ③ sarcoidosis
④ Parkinson's disease ⑤ lymphocytic leukemia

07 백혈병(leukemia)에 대한 내용으로 틀린 것은?

① 백혈구가 과잉 증식되는 신생물성 질환 ② 전신불쾌감, 식욕부진, 출혈 증세
③ 치료는 항암제의 병합요법과 방사선 요법 등 ④ 간, 비장, 임파절이 커짐
⑤ chronic leukemia는 어린이에게, acute leukemia는 성인에게 발생

08 악성종양의 특징이 아닌 것은?

① 미분화 ② 재발 ③ 침윤성 ④ 피막형성 ⑤ 전이

09 glioma가 아닌 것은?

① glioblastoma mutiforme ② astrocytoma ③ medulloblastoma
④ ependymoma ⑤ granuloma

---

1. ③ 2. ② 3. ③ 4. ② 5. ③ 6. ② 7. ⑤ 8. ④ 9. ⑤

10 **brain에 생기는 종양은?**

① meningeal sarcoma ② leukemia ③ neuroblastoma
④ seminoma ⑤ ganglion

11 **다음 내용 중 틀리게 설명된 것은?**

① BPH란 노년에 많은 선성 섬유성 근성 종양
② seminoma는 고환의 악성종양으로 미분화된 태생 성선의 원시 생식 세포에서 생김
③ teratoma는 주로 난소나 고환에서 발생하는 기형종
④ Wilm's tumor는 성인에 발생되는 신장의 악성종양
⑤ Intracerebral tumor는 glioma이다.

12 **뼈의 양성 종양으로만 연결된 것은?**

① osteoma-osteosarcoma-Paget's disease
② osteochondroma-ganglion-adenocarcinoma
③ Ewing's tumor-Paget's disease-ganglion
④ osteoma-osteochondroma-adenoma
⑤ osteochondroma- osteosarcoma-papilloma

13 **암 환자에게 1차로 수술요법을 시행한 후 보조적 치료 방법으로 항암제를 투여 했다면 항암제 치료는 (　　)therapy라고 한다.**

① adjuvant ② curative ③ symptomatic
④ palliative ⑤ conservative

14 **유방암 환자에서 종양이 작은 경우, 덩어리를 제거하고 유방은 남겨 두는 수술은?**

① modified radical mastectomy ② complete mastectomy
③ radical mastectomy ④ mastotomy
⑤ lumpectomy

15 **현미경 검사 또는 수술에서 "암의 발생장소에 국한 상태"와 관련없는 것은?**

① nonivasive ② noninfiltrative ③ regional
④ intraepithelial ⑤ stage O

16 **T.N.M 분류법을 설명한 문항 중 틀린 것은?**

① 종양의 병기를 임상적으로 분류하는 방법이다.
② 악성종양의 행동양식을 나타내 주는 분류법이다.
③ 원발장기의 종양의 크기, 종양이 침투된 깊이 또는 퍼진 정도를 나타낸다.
④ 이차적으로 임파절 및 장기에 전이된 정도를 나타내준다.
⑤ T(tumor), N(node), M(metastasis)으로 나누어 각각 분류해준다.

17 **암의 퍼진 정도를 나타내 주는 척도는?**

① differenciation ② behavior ③ morphology
④ stage ⑤ disseminated

---

10. ① 11. ④ 12. ④ 13. ① 14. ⑤ 15. ③ 16. ② 17. ④

18 **ICD-O-3rd에서 언급하고 있는 부위 특이적 종양이 아닌 것은?**

① epidermoid cell carcinoma
② osteosarcoma
③ meningioma
④ melanoma
⑤ basal cell carcinoma

19 **한국 암등록 조사서 작성 대상이 아닌 질병은?**

① 신아세포종
② 급성 골수성 백혈병
③ 신경초종
④ 다발성 골수종
⑤ 흑색종

20 **암의 최종 진단 방법에서 특수 생화학적 또는 면역학적 검사에 속하는 것은?**

① Needle aspiration Bx
② Liver Scan
③ peritoneoscopy
④ Frozen Section
⑤ AFP

18. ① 19. ③ 20. ⑤

일반적으로 악성종양은 암종(carcinomas), 육종(sarcomas), 혼합 조직 종양(mixed tissued tumors)으로 분류된다.

표 14-1. 종양발생 조직에 따른 분류

조 직	대표적인 예
상피조직(epithelial tissue)	선종(adenoma), 유두종(papilloma), 암종(carcinoma), 선암종(adenocarcinoma)
결체조직(connective tissue)	섬유종(fibroma), 섬유육종(fibrosarcoma), 평활근종(leiomyoma), 평활근육종(leiomyosarcoma)
신경조직(nervous tissue)	수막종(meningioma), 신경교종(glioma)
조혈조직(hematopoietic)	백혈병(leukemia), 골수종(myeloma)
혈관 및 림프관조직 (blood vessel & lymph vessels tissue)	림프종(lymphoma), 혈관종(hemangioma)

표 14-2. 상피종양(epithelial tumor)

	양성종양	악성종양	원발부위
상피 (epithelium)	편평세포유두종 (squamaous cell papilloma)	암종(carcinoma) 유피암종(epidermoid carcinoma) 편평세포암종 (squamous cell carcinoma)	skin, buccal, mucosa, tongue, larynx, lung, bladder, anus
		귀리세포암종 (oat cell carcinoma)	lung, esophagus
		기저세포암종 (basal cell carcinoma)	skin
간세포 (liver cells)	간세포샘종 (liver cell adenoma)	간세포암종 (hepatocellular carcinoma)	liver
	담관샘종 (bile duct adenoma)	담관암종 (bile duct carcinoma = cholangiocarcinoma)	bile duct
	샘종(adenoma)	선암종(adenocarcinoma)	breast, pancrease, ovary, digestive system
	낭선종(cystadenoma)	낭포선암 (cystadenocarcinoma)	ovary
		자궁내막양암종 (endometrioid carcinoma)	endometrium

신장(renal)	신관선종 (renal tubular adenoma)	신세포암종 (renal cell carcinoma)	kidney
요로계 (urinary tract)	이행 세포유두종 (transitional cell papilloma)	이행세포암종 (transtional cell carcinoma)	bladder
배아조직 (embryonal tissue)	포상기태 (hydatidiform mole)	융모막암종(choriocarcinoma)	placenta
	고환선종 (testicular adenoma)	정상피종(seminoma)	testis
색소조직 (pigment forming tissue)	모반(nevus)	흑색종(melanoma)	skin

표 14-3. 결체조직, 조혈, 혼합형

조직	양성종양	악성종양	원발부위
결체조직 (connective tissue)	연골종(chondroma)	연골육종(chondrosarcoma)	연골(cartilage)
	지방종(lipoma)	지방육종(liposarcoma)	지방(fat)
	섬유종(fibroma)	섬유육종(fibrosarcoma)	섬유조직(fibrous tissue)
	평활근종(leiomyoma)	평활근육종(leiomyosarcoma)	평활근, 내장근(smooth, visceral muscle)
	가로무늬근종 = 횡문근종 (rhabdomyoma)	횡문근육종(rhabdomyosarcoma)	횡문근, 골격근 (striated, skeletal)
	골종(osteoma)	골육종(osteosarcoma)	뼈(bones)
		유잉육종(Ewing's sarcoma)	
조혈/혈액학 조직 (hematopoietic or hematologic tissue)		백혈병(leukemia)	골수(bone marrow)
		다발성 골수종 (multiple myeloma) = 형질세포종양 (plasma cell tumor)	
		호지킨병(Hodgkin's disease)	림프절(lymph codes), 비장(spleen), 흉선(thymus), 편도(tonsil), 위(stomach), 창자(intestine), 유방(breast)
		비호지킨병 (Non-Hodgkin's lymphoma)	

<table>
<tr><td rowspan="3">혈관조직
(vascular tissue)</td><td>혈관종(angioma)</td><td>혈관육종(angiosarcoma)</td><td rowspan="2">혈관조직
(blood vessel tissue)</td></tr>
<tr><td>혈관종(hemangioma)</td><td>혈관육종(hemangiosarcoma)</td></tr>
<tr><td>림프관종
(lymphangioma)</td><td>림프관육종
(lymphangiosarcoma)</td><td>림프관(lymphatic vessels)</td></tr>
<tr><td rowspan="10">신경조직 또는 기타
(nerve tissue or other)</td><td></td><td>신경아교종(glioma)</td><td rowspan="5">뇌(brain)</td></tr>
<tr><td></td><td>별아교세포종(astrocytoma)</td></tr>
<tr><td></td><td>뇌실막세포종(ependymoma)</td></tr>
<tr><td></td><td>다형성교아세포종(glioblastoma multiforme, GM)</td></tr>
<tr><td></td><td>핍지교종(oligodendroglioma)</td></tr>
<tr><td></td><td>속질모세포종(medulloblastoma)</td><td>소뇌(cerebellum)</td></tr>
<tr><td></td><td>수막육종(meningeal sarcoma)</td><td>수막(meninges)</td></tr>
<tr><td></td><td>신경모세포종(neuroblastoma)</td><td>배아신경조직
(embryonic nerve tissue)</td></tr>
<tr><td>신경초종
(neurilemmoma)</td><td></td><td>신경(nerve)</td></tr>
<tr><td>신경섬유종
(neurofibroma)</td><td>신경섬유육종(neurofibrosarcoma)</td><td>신경(nerve)</td></tr>
<tr><td rowspan="2">한 조직이상의 종양
(neoplasms of more than one tissue)</td><td></td><td>신아세포종(nephroblastoma)
= 윌림스종양(Wilm's tumor)</td><td>콩팥 = 신장(kideny)</td></tr>
<tr><td>기형종
(teratoma, mature)</td><td>악성 기형종
(malignant teratoma)</td><td>난소(ovaries), 고환(tests),
후복막(retroperitoneal)</td></tr>
</table>

15 방사선학 및 약리학에 관한 용어

방사선학 문제

01 방사선 검사에서 환자의 위치와 그 신체부위의 설명이 틀린 것은?

① 외전(abduction) : 신체의 일부가 중심축이나 신체에서 밖으로 향하게 하는 것
② 내전(adduction) : 신체의 일부가 중심축이나 신체를 향하여 당기는 것
③ 앙와(supine) : 배를 대고 눕는 것
④ 외번(eversion) : 외부로 향하는 것
⑤ 신전(extension) : 고정된 사지를 뻗거나 곧게 하는 것

02 다음 연결된 의미가 틀린 것은?

① fluoro - obscure ② gram - record ③ radio - x-ray
④ therapeut - treatment ⑤ graphy - process of recording

03 다음 용어에 대한 의미가 틀린 것은?

① brachytherapy - 단거리 요법 ② in vivo - 시험관내
③ lethal - 치사의 ④ mucositis - 점액염
⑤ interstitial therapy - 간질(성)치료

04 방사선에 조사되어 발생되는 피부염은?

① allergic dermatitis ② actinic dermatitis ③ contact dermatitis
④ exfoliative dermatitis ⑤ atopic dermatitis

05 요오드 물질을 조영제로 사용한 검사가 아닌 것은?

① angiocardiography ② pneumoencepalography
③ venography ④ IVC
⑤ cholecystography

06 간(liver)의 이상 유무를 보기 위하여 방사선 물질을 정맥내로 주사하는 검사는?

① UGI series ② liver scan ③ cholecytography
④ steroscopy ⑤ fluroscopy

07 myelography란 어느 부위의 X선 검사법인가?

① 뇌실 ② 골수 ③ 흉골 ④ 척수 ⑤ 심실

---

1. ③ 2. ① 3. ③ 4. ② 5. ② 6. ② 7. ④

08 **요추천자(lumbar puncture)는 어디에서 무엇을 추출하는 검사법인가?**

① arachnoid membrane - serum
② arachnoid membrane - cerebrospinal fluid
③ subarachnoid space - cartilage
④ subdural space - cerebrospinal fluid
⑤ subarachnoid space - cerebrospinal fluid

09 **방사선학에서 X-선의 촬영방향을 나타내는 것이 아닌 것은?**

① AP view 전후면
② PA view 후전면
③ lateral view 측면
④ oblique view 사면
⑤ reversion view 역행면

10 **방사선 진단 기술 중 X-선을 사용하지 않는 것은?**

① 대조연구
② CT
③ MRI
④ 혈광경 검사
⑤ 단층촬영술

11 **방사선 불투과성 물질인 황산바륨을 마신 후 형광투시 검사나 X-선 촬영을 하는 검사는?**

① lymphangiography
② IVP
③ myelography
④ IVC
⑤ upper GI series

12 **검사법의 약어가 잘못 설명된 것은?**

① MRI : Magnetic retrograde imaging
② IVP : Intravenous pyelography
③ KUB : Kidney, ureters, bladder
④ CT : Computed tomography
⑤ UGI Series : upper gastrointestinal series

13 **다음 용어의 뜻이 틀린 것은?**

① nuclear medicine - 핵의학
② nuclear physician - 핵의학자
③ radiographers - 방사선 촬영기사
④ radiologist - 방사선기사
⑤ radiology - 방사선학

14 **다음 설명이 틀린 것은?**

① 방사선학은 발견자 Wilhelm Conrad Roentgen의 이름을 따서 렌트겐학이라 한다.
② 방사선 치료는 내부에 주입된 방사능 물질만을 사용하여 질환을 치료하는 것이다.
③ 방사선학은 X-선 연구와 관계된 의학의 전문분야이다.
④ 핵의학에는 α입자, β입자, 투과선이 있다.
⑤ 핵의학은 질병의 진단에 방사능물질을 사용하고 그 특성을 연구하는 학문이다.

15 **X-선의 특성이 아닌 것은?**

① 감광판(photographic plate)을 노출시키는 능력이 없다.
② X-선은 인체의 여러 물질을 정도가 다르게 투과한다.
③ X-선은 그것이 투과하는 물질을 이온화(ionization) 시키는 능력이 있다.
④ X-선은 보거나 듣거나 만져서 감지할 수 없다.
⑤ X-선이 어떤 물질을 만나게 되면 산란된다(scattering).

8. ⑤ 9. ⑤ 10. ③ 11. ⑤ 12. ① 13. ④ 14. ④ 15. ①

약리학 문제

16 **피부에만 관련된 구성요소가 아닌 것은?**

① cutano ② kerato ③ dermato ④ albino ⑤ melano

17 **다음 중 투약 경로(routs of drug administration)가 아닌 것은?**

① inhalation ② parenteral ③ rectal ④ submandibular ⑤ topical

18 **다음 설명 중 틀리게 설명된 것은?**

① heparin은 피를 엉기지 않게 하는 항응고제(anticoagulant)이다.
② norepinephrine은 교감신경 말단에서 분비되는 신경전달 물질이다.
③ diuretics는 소변의 양을 감소시켜 치료하는 약물이다.
④ famotidine(Gaster)는 위, 십이지장궤양 치료제로 사용되는 약물이다.
⑤ diazepam(Valium)은 항불안약으로 사용되는 약물이다.

19 **교감신경 흥분으로 나타나는 증상으로 맞는 것은?**

① 동공축소 ② 심박동수 감소 ③ 위장운동 촉진
④ 기관지 확장 ⑤ 기관지 수축

20 **caffeine은 어떤 종류의 대표적인 것으로, 무엇을 자극하는 작용인가?**

① analeptics, CNS ② analegesics, PNS ③ hypnotics, CNS
④ tranquilizers, CNS ⑤ sedatives, PNS

21 **정맥(vein)을 의미하는 것은?**

① angio-, vaso- ② veno-, phelbo- ③ valvo-, angio-
④ arterio-, atrio- ⑤ vaso-, venule-

22 **다음 결합형(combing forms)의 의미가 다른 것은?**

① hypno - 혼미 ② chemo - 약물 ③ pharmaco - 약물
④ estheso - 감각 ⑤ vaso - 혈관

23 **통증(pain)을 의미하는 접미어로 연결된 것은?**

① -lysis, -dynia ② -penia, -pathy ③ -dynia, -algia
④ -lysis, -algia ⑤ -penia, -dynia

24 **Bis in Die란 하루에 몇 번이라는 의미인가?**

① 5 ② 4 ③ 3 ④ 2 ⑤ 1

25 **국소마취(local anesthesia)에 속하는 것은?**

① epidural ② open drop ③ endotracheal ④ IV ⑤ IM

---

16. ① 17. ④ 18. ③ 19. ④ 20. ① 21. ② 22. ① 23. ③ 24. ④ 25. ①

26 alcohol 또는 마약류 등을 끊었을 때 생기는 금단 증후군을 의미하는 것은?

① dumping syndrome ② Horner's syndrome ③ Marfan's syndrome
④ sick sinus syndrome ⑤ withdrawal syndrome

27 심장근의 S-A node를 차단하여 고혈압 치료제로 사용되는 약물은?

① propranolol(Inderal) ② atropine ③ lorazepam(Ativan)
④ bromhexime(Bisolvon) ⑤ phenobarbital(Luminal)

28 중추신경 작용을 억제하는 약물이 아닌 것은?

① sedatives ② LSD ③ hypnotics ④ barbiturates ⑤ tranquilizers

29 혈관 확장약과 기관지 확장약으로 맞게 연결된 것은?

① acetaminophen(Tyrenol) - carbachol(Doryl)
② isoxsuprine(Vasodilan) - acetylcholine
③ ritodrin(Yutopar) - physostigmine(Eserine)
④ nylandrin(Arlindin) - acetylcholine
⑤ nylandrin(Arlindin) - fenoterol(Berotec)

30 다음 약물에 대한 설명으로 틀리게 설명된 것은?

① 길항약이란 수용체와 결합하지만 활성화를 저해하여 본래의 작용을 차단하는 약물이다.
② fluoxetine(Prozac)은 serotonin의 재흡수를 선택적으로 억제하여 항우울약으로 사용한다.
③ chloramphenicol은 세균의 단백질 합성을 억제하는 항생제이다.
④ 관상혈관 확장제인 nitroglycerin은 협심증 치료약으로 적당한 약물이다.
⑤ 단백분해 효소인 stretokinase(Streptase)는 혈전을 응고시키는 약물이다.

31 다음의 약어에 대한 용어가 틀린 것은?

① ac : before meals ② tid : three times a day
③ po : by mouth ④ npo : nothing by mouth
⑤ qod : four times a day

32 심혈관 약물들 중 고혈압 치료제에 속하지 않는 것은?

① beta-blockers ② calcium channel blockers
③ diuretics ④ vasodilators
⑤ nitroglycerin

33 다음 중 마약 성분에 포함되지 않는 것은?

① morphine ② heroin ③ penicillin ④ opium ⑤ demerol

34 다음 약어의 풀이가 잘못된 것은?

① sig. : 용법 ② g.s. : 1일 4회 ③ supp. : 좌제
④ div. : 나누어라(쪼개라) ⑤ h.s. : 취침전

---

26. ⑤ 27. ① 28. ② 29. ⑤ 30. ⑤ 31. ⑤ 32. ⑤ 33. ③ 34. ②

방사선 검사에 관한 용어

A

abdominal arteriography (복부동맥 조영검사법)
대퇴동맥 또는 상완동맥에서 카테터를 삽입하여 복부대동맥과, 여기서 분지하는 복강동맥, 골반부동맥, 또한 이것에서 분지하는 동맥에 대해서 개관조영, 선택적 조영, 초선택적 조영을 하는 검사법의 총칭이다.

abdominopneumography (복막강 조영검사법)
복강 내에 음성조영제를 주입하는 방법이며, 복강내장기의 윤곽, 병변 윤곽과 장기와의 관계를 살피기 위해서 쓰인다. 복강에 대한 천자는 보통, 좌 또는 우측의 전상장골극이 안쪽 3~4cm에서 시행한다. 촬영은 복부단순촬영에 준한다.

alveolo-bronchography (기관지폐포 조영검사법)
폐구역에 카테터로 분무조영제를 주입하는 촬영. 폐기종, 폐쇄증을 진단하는 데 쓰인다. → 선택적 폐포기관지조영

amniography (양막 조영검사법)
기형, 태아의 생사, 태반 부착부의 진단을 위해 시행하는 것으로 경피적으로 복벽에서 자궁을 통해서 직접 천자로 양막중에 조영제를 주입한다. 촬영은 단순한 태아촬영법에 준한다.

angiocatheterization (혈관 카테터법)
1929년 Forssmann에 의해서 처음으로 행해진 방법으로 정맥이나 동맥에 카테터를 삽입하여, 혈액 측정과 혈액 채취에 의한 기능검사, 조영제 주입에 의한 조영검사, 또는 카테터에 의한 각종 치료법을 말한다.

aortography (대동맥 조영검사법)
흉부대동맥과 복부대동맥의 조영검사로 이분되며, 경동맥성 또는 경정맥성인가에 따라 조영한다. 경동맥성 대동맥조영은 대퇴동맥 또는 상완동맥에서 카테터를 삽입하여 카테터 선단을 상행대동맥에 놓고 흉부대동맥조영, 또는 하행대동맥 하단에 놓고 복부대동맥을 조영한다. 경정맥성 대동맥조영은 경정맥에 주입하여 보통 DSA를 사용해서 조영한다.

attenuation(감약, 감쇄)
광자가 물질을 통과할 때 물질과의 상호작용에 의해서 그 광자량의 감소, 일반적으로 기하학적 감소는 제외한다.

azygography (기정맥 조영검사법)
보통 seldinger 법에 의해서 분지하는 기정맥기시부에 카테터를 삽입하여 조영한다. 기정맥은 흉복벽의 혈액 일부를 모으는 혈관으로 상부는 종양이나 대동맥류에 의해서 위치가 변하기 쉬우므로 식도암, 악성 종격종양, 상대정맥의 폐쇄나 폐동맥 환류이상을 진단하는 데 목적이 있다.

B

bone marrow scintigraphy (골수 신티그래프)
골수에 자주 집적하는 방사성 의약품을 사용해서 imaging 하여 골수기능을 판정하는 검사법. ^{99m}Tc-주석코로이드를 정주하여 망내계 골수기능을 관찰하는 방법과 $^{111}InC1_3$를 정주하여 조혈계 골수기능을 관찰하는 방법이 있다. 골수병변 및 혈액질환 진단에 쓰인다.

bowel gas echo (장관 가스에코)
장관가스의 고유음향 impedance는 인체의 장기보다 대단히 낮기 때문에 대부분의 소리를 반사하여 매우 강한 echo를 생기게 하는데, 뒤로는 소리를 전하지 않는다. 이 결과 초음파 영상에서는 배후에 음향 음영이 밝은 모양으로 나타낸다.

buscopan(부스코판)	부교감신경 억제제이며, 보통 위의 연동운동을 지연시키는 것을 목적으로 쓰인다. 전 처리로서 검사 전 약 10분 전에 근육주사 하는 것이 일반적이다.

C

calcification of abdomen (복부 석회상)	복부단순촬영에서 볼 수 있는 높은 흡수를 보이는 것에, 뼈, 결석, 이물, 조직의 석회가 있다. 석회화에는 대동맥, 비동맥, 신동맥, 간장, 담낭, 췌장, 비장, 신장, 부신, 자궁, 전립선, 림프절, 정관, 정낭, 종양, 낭종, 농양, 근육 등 모든 장기, 병변에 일어날 수 있다.
calcification of artery (동맥 석회 침착)	동맥에 석회가 침착되어 일어나며, 동맥경화에서 자주 볼 수 있다. 죽상경화의 경우, 내막에 있는 소상의 섬유성이 비후되고, 지방질의 침착과 아테롬이 생기며, 합병병변으로 석회침착, 궤양, 혈전을 동반한다. 중막경화(Monckeberg 형 경화)의 경우는 중막에 윤상의 석회가 일어난다.
carotid angiography (경동맥 조영검사법, CAG)	경동맥 내에 조영제를 주입하고, 연속적으로 X-선을 촬영하여 두개 내외의 혈관주행, 상태에서 진단 정보를 얻는 방법. 촬영은 정면, 측면의 두 방향을 기본으로 하는데, 목적혈관에서 접선방향의 것이나, Towne 법 등을 추가하는 방법이 있다.
cerebral angiography (뇌혈관 조영법;CAG)	뇌혈관 자체의 질환이나 뇌종양 유무, 위치를 진단하는 목적으로 경동맥, 또는 추골동맥으로 조영제를 주입하는 방법.
cholecystocholangiography (담낭담관 조영검사법)	간내담관, 담낭관, 담낭, 총담관 등의 담도를 조영검사하는 방법이며, 조영제의 배설기능을 이용하는 경구법, 경정맥법, 천자법, 내시경 이용법 등이 있다.→경구담낭 조영법, 경정맥성 담낭조영법, 경피경간 담도 조영법, 경간 담낭 천자조영법, 점적주입 담낭·담관조영법 등이 있다.
coronary angiography (혈관 심장 조영검사법, CAG)	조영제를 혈관 또는 심장 내에 주입하여 연속으로 X-선 촬영을 하여, 혈관과 심장의 형태를 관찰, 혈행 동태나 심기능을 계측하는 방법. 말초혈관에서 카테터를 삽입하여 선단을 목적 부위까지 진입시켜 조영제를 주입하는 방법을 선택적 심장 혈관 조영(selective ACG)이라 한다.
contrast medium enhancement method (조영제 증강법)	물리적 약리적으로 목적하는 조영부위의 조영효과를 높혀, 증강시키기 위한 방법이나 물리적 방법에는 조영부위를 따뜻하게 하여 혈관확장을 촉진시키거나 사지정맥조영에 있어서는 환자를 입위로 하여 주입부위보다 상부를 구혈하는 방법.

D

double contrast method (주장 이중 조영검사법)	소량의 조영제와 공기를 경항문적으로 주입하여 대장점막면의 미세한 변화를 직접관찰한다. 음성과 양성의 조영제를 병용함으로써 contrast를 강조하여 보다 선명한 상을 얻으려고 하는 방법.

E

endoscopic retrogradecholangio pancreatography (내시경적 역행성 췌담관조영술, ERCP)	투시할 때 내시경으로 유두구에 관을 삽입하여 췌관과 담관을 역행성으로 조영하는 방법.

H

hysterosalpingography (자궁난관 조영법 ; HSG)	자궁 난관에 조영제를 주입하여 내강을 조영하는 방법. 자궁의 위치, 발육상태, 종양, 임신 등의 형태학적 변화, 난관 협착 및 폐색에 의한 난관 통과장애 등을 검사한다.

I

inferior mesenteric arteriography (하장간막 동맥 조영검사법)	대퇴동맥에서 카테터를 삽입하여 제3요추 근처에서 나오는 하장간막동맥을 선택적으로 조영한다. 하장간막동맥은 복부대동맥의 좌전면에서 S자결장동맥을 좌측으로 분기하면서 하직장동맥으로 된다. 장질환의 경우, 부위에 따라서 복강동맥과 병행하여 촬영한다.
inferior venacavography (하퇴정맥 조영검사법)	Seldinger 법으로 우대퇴정맥에서 차례로 카테터를 삽입시켜 선단부를 총장골정맥에 위치한다. 조영제를 가능한 한 급속 주입하여 주입이 끝나기 조금 전에 촬영을 시작한다.→하지정맥조영검사법
intercostal arteriography (늑간동맥 조영검사법)	흉부대동맥조영으로 개관상을 얻거나, 최상늑간동맥, 10대의 후늑간동맥, 늑하동맥의 선택적 조영을 한다. 늑골의 육종, 전이성 종양, 동정맥의 이상형성 등을 진단하기 위한 목적으로 시행한다.
intravenous pyelography (경정맥성 신우 조영검사법, IVP)	주정맥에서 조영제를 주입하여 신실질을 조영하는 방법. 조영제의 유실을 지연시킬 목적으로 양쪽 요관을 복벽 위에서 압박대로 누르거나 머리를 아래쪽으로 10~30도 정도 기울게 하는 경우도 있다.

J

jugular venography (경정맥 조영검사법)	양쪽 내경정맥을 천자하거나 카테터를 대퇴정맥에서 삽입하여 내경정맥까지 집어넣고 카테터 선단을 하수체정맥동에 위치하여 조영한다. 해면정맥동, 횡정맥동, S자정맥동, 그리고 경정맥 등의 진단정보를 얻는다. DSA를 사용해서 뇌혈관 조영으로 충분한 정맥조영상을 얻는다.

K

knee arthrography (슬관절 조영 검사법)	슬관절포에 공기 또는 수용성 조영제를 주입하는 조영법. 조영제 주입후 검사부를 측위로 하여 관절간격을 넓게 해서 수평방향으로 X-선을 입사한다. 특히 관절포 내면에 부착한 외측 반월, 관절강 내의 슬입자인대와 관절포 주변의 보조인대 등을 명료하게 관찰하려면 X-선중심선을 경골관절면에 따라서 입사한다.

L

lumbar radiography (요추 촬영법)	요추의 단순촬영법이며 정면, 측면을 기본으로 하여 추궁부 추간관절의 관찰을 위한 사위촬영, 운동동태 관찰의 측방향 전후굴촬영법, 생리적 만곡을 보정한 하부요추 정면촬영법이 있다.
lymphography (림프 조영법)	사지 말단 피하에 색소를 주사하여 림프관을 찾아내서 요오드조영제를 주입하는 것으로 흉관, 복부, 사지의 림프계를 조영한다.

M

mammography (유방 촬영법)	유방을 대상으로 전용장치로 사용하는 연 X-선촬영, 정면상(cranio-caudal), 측면상(medio-lateral), 액와부(axillary)의 촬영을 기본으로 전체압박법, 압박 spot법, 액침법, 확대촬영, 2중 fillm법, 전자사진 법 등이 있다.
maxillary radiography (상악골 촬영법)	상악골은 안와저에서 구개돌기까지의 안면에 위치하며 복잡한 모양을 하고 있다. 일반적으로 두부정면상과 waters 상에서 관찰되는데, 구개돌기는 치과영역의 교합법으로 촬영한다. 이외에 사위촬영과 측면촬영이 있다.
mediastinography (종격 조영검사법)	종격 내에 음성 또는 양성 조영제를 주입하여 조영하는 방법. 종격동내 장기와 주위 장기를 분리하여 병소의 발생부위, 크기, 형태와 인접장기와의 관계를 보기 위한 조영법 흉골 후천자법, 기관외측천자법, 척추외측천자법; 경기관법과 catheter 법 등이 있다.

O

optic canal radiography (시신경관 촬영)	나비형 골소익 후단에 있는 시신경관을 관축방향으로 정면투영하는 촬영법. 복와위로 두부정면을 37。검측으로 기울게 하여 독일 수평선을 12。후하방으로 기울게 한다. 상은 안와내의 외하연에 투영된다.
orbital venography (안와정맥 조영검사법)	안와정맥은 상안정맥, 하안정맥, 망막중심 정맥으로 나뉘어지며, 안와내 종양, 안와내 혈관성 병변, 안와근방종양을 진단하기 위해 날개가 있는 튜브침을 사용하여 전두정맥 천자법으로 조영검사하는 것이 일반적이다. 조영효과를 높이기 위해 후두부에서 전두부에 걸쳐 머리띠를 동이고, 비근부와 안와외측부를 압박하면 무방하다.

P

palliative radiotherapy (완화적 방사선요법, 고식적방사선 요법)	치유에 가능성이 적은 증례에 대해서 증상경감, 생명연장을 목적으로 한 방사선 치료.
papilla of Vater (바터 유두)	담관과 췌관이 십이지장에 개구하는 유두모양의 부분으로 십이지장유두라고 한다.
paranasal sinuses radiography (부비강 촬영법; 코곁굴 촬영법)	전두동, 사골동, 접형골동, 상악동의 촬영법으로 각 강은 방향투영으로는 관찰이 불가능하다. 중복, 장해음영을 분리하기 위해서 많은 촬영법이 있으나 보통, 사골동, 접형골동을 중심으로 한 두부정면(또는 Caldwell 법으로 하는데, 이때는 전두동도 관찰된다)과 상악동, 전두동을 주로 한 Waters 법이 쓰인다.

percutaneous obliteration (경피적 경간적 식도정맥 색전술; PTO)
식도정맥류에서 출혈에 대한 지혈법. PTP법으로 조영 후, 측부혈행로에 steel coil과 색전물질을 정맥류 부근에 주입한다. interventional radiology의 하나다.

portal venography (문맥 조영검사 ; PV)
경피적 비문맥조영검사, 경피경간 문맥 조영.

R

renal arteriography (신동맥 조영검사법)
대퇴동맥에서 카테터를 삽입하여 제1과 제2요추부근에 카테터 선단이 위치한 복부대동맥으로도 개관상을 얻을 수 있지만 일반적으로 좌우 신동맥을 seldinger 법을 이용하여 선택적으로 조영하고 연속촬영을 병용한다. 이 조영검사법은 신종양, 신결핵, 낭포성질환, 수신증, 신염, 신위축과 신혈관성 고혈압증 진단에 쓰인다.

renal venography (신정맥 조영법)
혈전이나 종양세포로 인한 신정맥 폐색을 진단하는 데 쓰인다. 대퇴정맥에서의 경피적 카테터법을 사용하여 조영한다.

retrograde cystography (역행성 방광조영법)
→역행성 요로조영법. 뇨도를 경유하여 역행적으로 조영제를 주입시켜 조영하는 방법, 방광내외의 기질적 병변 및 배뇨이상 등의 기능적 변화를 본다. 공기를 병용주입하여 이중조영을 행하기도 한다.

S

signal (신호)
(1) 정보를 전달하거나 표현하기 위해 사용하는 양, 또는 상태.
(2) 전송로를 따라 전송되어 수신장치를 작동시키는 전기적 파형

skull radiography (두부 촬영법)
뇌두개, 안면두개의 모든 촬영법의 총칭. 촬영법분류의 대항목. 일반적으로 두부촬영이라면 두부정면과 측면촬영을 말한다.

T

taper effect (감소효과)
보통 미세한 조직과 병소는 확대하면 보기 쉬워진다. 그러나 이들의 X-선 흡수가 상대적으로 작아지면 contrast 가 극단적으로 저하되어 때로 식별이 불가능하게 된다.

U

ultrasonically guided puncture (초음파 천자술)
천자침의 체내 진입 위치나 방향을 초음파 영상으로 브라운관 위에 비치게 하여, 이것을 보면서 침끝을 목적하는 장소에 찔러 넣고 조직의 채취, 침출액의 배제, 약액의 주입 등을 하는 것.

ultrasonic attenuation (초음파 감쇄)
초음파가 매질중을 진행해 나가는 중에 흡수, 산란, 확산(소리의 확산)에 의해서 그 강도를 감소시키는 것. 흡수와 산란으로 인한 감쇄는 주파수가 높을수록 크다.

uptake rate (섭취율)
isotope를 주어진 양에 대해서 어떤 장기조직내로 섭취된 양의 백분비.

- 저자약력 -

최은미 한양대학교 대학원 의학 박사(산업의학 전공)
현재 가톨릭관동대학교 의료융합대학 의료경영학과 교수

김선희 연세대학교 보건학 박사(보건학 전공)
현재 한림성심대학교 의무행정과 교수

의학용어 핵심 문제집

2009년 8월 30일 초판 발행
2017년 12월 30일 2판 발행
2019년 2월 20일 2판2쇄 발행

지은이 / 최은미, 김선희
펴낸이 / 이상태
펴낸곳 / 청구문화사
주 소 / 03706 서울특별시 서대문구 성산로11길 15
전 화 / 02) 332-0541 팩 스 / 02) 337-9577
등 록 / 1990년 11월 2일 제9-247호

가격 23,000원

ISBN 978-89-5616-759-6 93510

※ 낙장이나 파본은 교환해 드립니다.
※ 본 도서의 무단복제나 전재를 법으로 금합니다.